[with 양생 프로그램]

# 자가면역질환 다스리기

# 자가면역질환
# 다스리기

초판인쇄 2019년 10월 31일
초판발행 2019년 10월 31일

지은이 정윤섭

펴낸곳 이모션북스

등 록 2016년 10월 1일 제571-92-00230호
전 화 02)2263-6414 | 팩스 02)2268-9481
이메일 emotion_books@naver.com

ISBN 979-11-89876-14-2
값 20,000원

이 도서의 국립중앙도서관 출판예정도서목록(CIP)은 서지정보유통지원시스템 홈페이지(http://seoji.nl.go.kr)와
국가자료공동목록시스템(http://www.nl.go.kr/kolisnet)에서 이용하실 수 있습니다. (CIP제어번호 : CIP2019036835)

[with 양생 프로그램]

# 자가면역질환 다스리기

의학박사 정윤섭

이모션북스

# 서론

나는 이 책을 쓰기 위해 10년 이상 이 분야를 공부를 했다. 사실 나는 의학 분야에서 세부 전공이 흉부외과학이었기 때문에 과거에는 솔직히 자가면역질환에 대해 별로 아는 것이 없는 상태였다고 말할 수 있다. 그러나 개원을 하고 나서 여러 자가면역질환자들을 만나면서부터 이 질환군에 관심을 갖게 되었고 그래서 관련 분야를 나름 공부하게 된 덕분에 이제 내 방식대로 나는 면역시스템과 면역 작용에 대해 많은 것을 알고 깨달을 수 있게 되었다.

내가 처음 쓴 책이 “**몸속 대청소**”란 책인데 이것은 몸 안에서 일어나는 염증이 과연 무엇이고 이것을 어떻게 해결하는 것이 가장 현명한 방법인지를 내 나름대로 정리해 본 책이다. 이를 통해 나는 각종 만성 질환의 기저에 면역시스템에 의한 염증 반응이 자리잡고 있음을 강조하였고 “**몸속 대청소**”야 말로 모든 만성 질환 관리에 있어 기본이 되어야 한다고 강하게 느껴 그 뒤부터 이른바 “**양생 의학**”을 만들고 이를 추구하기로 마음먹었던 것이다.

“**양생 의학**”은 몸 속의 생명력을 길러주고 보강해주는 의학으로 병이 생기고 나서 약으로 증상만을 가리는 임시방편적인 대증 의학이 아니라 병이 생기지 않도록 예방하고 건강한 인체를 만들고 이를 지켜나가는 새로운 개념의 재건 의학이다. 나는 이와 같은 **양생 의학**을 세상에 널리 펼치기 위해 약을 사용하지 않고 병을 치료하는 방법에 대해 연구를 하다 보니 자연스레 급성 질환보다는 자가면역질환과 같은 만성 질환의 치유에 더 많은 관심을 갖게 되었던 것이다.

이런 관점에서 오늘날 주변 현실을 돌아보면 참으로 안타까운 일들이 많이 벌어지고 있다. 많은 사람들이 만성 질환을 치료하기 위해 여러 종류의 약을 매일 한 주먹씩 복용하고 있다. 솔직히 말해 의사로서 약은 급성 질환에만 필요한 수단인데도 많은 의사들과 환자들이 만성 질환에까지 약을 무분별하게 사용하고 있는 것이다. 당뇨, 고혈압, 심장병, 암 등과 같은 대사성 질환은 물론 알레르기, 민감성 반응, 자가면역질환과 같은 면역성 질환에도 많은 사람들이 약을 사용하고 약에 의존하여 살아가고 있다. 그래서 약을 평생 죽을 때까지 먹으라고 말하는 사람들과 이를 무조건 믿고 따르는 사람들이 주류를 형성하고 있다. 이런 안타까운 현실을 바라보고 접하면서 나는 만성질환자들에게 약을 처방하지 않고 그 사람의 **'몸 속 환경'**을 바꿔 염증과 같은 문제들이 몸에서 진행되지 않도록 만들어주는 청소 및 정리 작업을 해주는 것이 올바른 방법임을 다시 한 번 확실하게 깨닫게 되었다. 이는 실제 임상에서 각종 만성질환자들에게 **'몸 속 환경'**을 바꿔주는 **"몸속 대청소"**작업을 시킨 결과 놀라운 성과를 체험하였기에 그런 것이다. 물론 여기에는 이 책의 주제인 자가면역질환자들도 많이 포함되어 있다. 그래서 감히 말하는 바 나는 현재 약을 사용하지 않고 모든 만성질환자들을 치료하고 있다고 스스로 자부하고 있는 상태다. 나는 그런 사람들에게 **'몸 속 환경'**을 깨끗하게 정화시켜주는 일을 함으로써 병의 근본인 몸 속 염증을 다스리고 치유하는 방법을 내 나름대로 제공하고 있는 중이다. 자가면역질환에서의 문제는 염증으로 어느 특정 조직이나 장기가 손상을 받는 것이 아니라 면역시스템을 흥분된 상태로 변하게 만든 '**몸 속 환경**'의 변화에 있는 것이다. 그러므로 특정 조직이나 장기의 손상을 일으킨 염증은 문제의 원인이 아니라 결과이며 진짜 원인은 면역시스템을 자극하고 흥분시킨 "**몸 속 환경**"에 있다고 보는 견해가 올바르다고 생각한다. 이와 같은 관점의 차이로 인해 나는 염증을 약으로 진정시키는 것이 아니라 "**몸속 대청소**"와 같은 '**몸 속 환경**'을 변화시키는 청소 작업과 이를 보조하는 수단을 통해 염증을 사라지게 만들고 있으며 그 성과가 약을 사용하는 것보다 월등하다는 것을 많은 환자들에게 알리고자 이 책을 쓰게 되었다.

현재 많은 자가면역질환자들은 절망과 좌절 속에서 불안해하며 힘들게 살고 있다. 이 병의 특성상 몸 속 어느 조직이라도 손상을 줄 수 있기 때문에 희귀난치성 질환에 걸린 사람들이 많고 면역시스템과 장내 신경시스템의 불안정으로 말미암아 근심 걱정과 불안감이 항상 이들의 심리적 기저에 깔려 있다. 그래서 이들은 항상 자신의 미래에 대해 회의적인 시각을 갖고 하루하루를 근근이 버티며 살고 있다. 이에 나는 이런 사람들에게 앞서 말한대로 생각을 바꾸면 희망이 보인다는 뜻을 확실하게 전달하기 위해 10년을 준비하여 이 책을 썼다. 그리고 이 책에서 못다한 실천적인 사항들을 모아 "**몸속 대청소 실천 프로토콜**"이란 또 다른 책으로 조만간 출간할 예정이다.

이 책에서 나는 그 동안 공부하면서 배운 **'몸 속 환경'**을 어지럽히는 여러 원인들을 나름대로 정리해서 하나의 표로 만들었다. 일명 **'자가면역질환 치유를 위한 전략 상황판'**이 그것이다. 자가면역질환은 단일 요인에 의해 발생하는 단순한 질환이 아니라 여러 요인들이 복합적으로 작용해서 만들어지는 다차원적 질환이기 때문에 여러분이 이 상황판을 잘 활용하여 각 항목들을 빠뜨리지 않고 모두 점검하고 실천하게 되면 자가면역질환을 다스리고 그것의 고통에서 빠져나올 가능성이 높아진다는 점을 보장할 수 있다. 그래서 나는 여러분이 이 표를 항상 자신의 방에 붙여 두고 수시로 이를 들여다보며 자신 상태를 점검해 나갈 것을 권하는 바이다.

여러분이 내가 말한 대로 생각을 바꾸고 그에 따라 여러분의 **'몸 속 환경'**을 변화시키기 위한 조치들을 열심히 실천한다면 더 이상 여러분을 불안하게 만드는 면역시스템의 불균형도 사라지고 그것이 안정화되어 여러분을 염증의 고통과 절망으로부터 벗어나게 만들어 줄 것이라 확신한다. 부디 잘못된 관념에서 깨어나 여러분 모두가 건승하길 바란다.

**양생 의사 정윤섭**

# 목차

# PART 02

## 자가면역질환의 치유 및 관리법 (양생 프로그램)

# 부록

PART

01

# 자가면역 질환에 대한 지식 쌓기

## 제1장

# 면역시스템 이해하기

### 면역시스템의 역할과 구성

면역시스템은 우리 몸을 각종 위협으로부터 보호해주는 역할을 수행하도록 설계되어진 방어 시스템이다. 그래서 이를 흔히 몸 속의 군대 또는 경찰에 비유하곤 한다. 국가가 사회의 안녕과 질서를 유지하기 위해 군대를 통해 외부 침입자들을 막아내고 경찰을 동원하여 내부 소요를 일으키는 자들을 잡아 처벌하는 것처럼 우리 몸에도 외부에서 유입된 이물질과 침입자들을 제거하고 내부에서 발생된 각종 쓰레기와 노폐물들을 청소하는 작업을 담당하는 세포와 조직들이 있다. 그것이 바로 면역시스템인 것이다. 이 점에 대해서는 본인의 다른 저서인 '**몸속 대청소**'에 좀더 자세한 내용이 적혀 있다. 그렇지만 여기서 간략하게 우리 몸의 면역시스템에 대해 다시 한 번 정리해 보자.

몸의 방어시스템에는 크게 물리적인 방어벽과 기능적인 방어벽이 있는데 전자의 물리적인 방어벽을 흔히들 **면역 조직**이라고 부르고 후자의 기능적 방어시스템을 **면역 기능**이라 말하고 있다. 이들이 함께 우리 몸의 **면역시스템**을 구성한다고 이해하면 된다.

1. **물리적 방어벽 :** 피부와 점막은 몸 속과 밖을 경계 짓는 역할을 하며 그 주변에 면역 조직들이 많이 모여 있다.

**인체의 4대 면역 조직**

- 위장관 점막 주변의 면역 조직 : 전체 면역 조직의 70-85%를 차지함.
- 간의 면역 조직 : Kupffer 세포
- 혈액의 백혈구 세포들
- 뇌신경 조직의 교세포들(glial cells)

**면역 구조물**

- 상피세포층
- 섬모들
- 점액, IgA, 타액, 기타 분비액

**2.**기능적 방어벽

- **선천적 내재면역 기능 :** 모든 생명체가 본질적으로 자신을 방어하기 위해 가지고 있는 기전으로 침입자에 대해 즉각적으로 대응하는 기능이다. 이것은 해당 침입자에 대한 정확한 정보는 갖지 않은 상태에서 우선적으로 **몸 속 환경**을 방어하기 위한

차원에서 상대를 구분하지 않고 바로 대응하는 반응이기 때문에 몸의 일차방어선과 관련이 있고 이로 인해 몸 안에서는 국소적인 염증 반응을 촉발시키는 작용을 하게 된다. 그 결과 **발열**, **통증**, **발적**, **부종** 같은 전형적인 4가지 염증 증상 및 신호들이 나타나게 되는 것이다. (**참고** : 염증 반응에 대해서는 본인의 다른 저서인 "**몸속 대청소**"에 좀 더 자세히 적혀 있다.) 대식세포, 자연살상세포(NK cell), 단핵구 세포, 비만 세포들이 비특이적인 선천성 내재 면역시스템을 구성하는 주요 세포들이다. 따라서 선천적 내재면역 반응은 주로 세포들이 작용하는 반응이라 할 수 있다. 그리고 이들은 기억 작용을 가지고 있지 않다는 특징을 지니고 있다. (**참고** : 아토피 피부염은 피부의 일차 방어선이 파괴되어 선천적 내재면역 기능이 항진된 대표적인 예라 할 수 있다.)

- **후천적 적응면역 기능 :** 이는 면역세포가 일단 한 번 접촉한 침입자를 기억하고 있다가 다음 번에 그것과 다시 만날 경우 그것에 대해 특별히 신속하고 효과적으로 대응하기 위해 발달된 기능이라 할 수 있다. 발동이 걸리는데 약간의 시간이 소요되지만 선택적이라서 매우 효과적인 대응을 할 수 있다. 이 기전은 너무나도 많은 외부 요인들이 반복적으로 몸을 위협하기 때문에 그 중에서 주요 요인들을 골라서 이들로부터의 공격을 효과적으로 차단시키기 위해 진화 과정에서 필요에 의해 발달한 기전인 것이다. 특히 움직이는 동물들에게 있어서는 매우

효율적인 면역 기전이 아닐 수 없다. 이 기전은 면역세포들 중에 림프구가 관여하는 기전이다. 게다가 인간은 이 기전을 이용하여 각종 감염성 질병을 예방하고 관리하기 위한 백신 접종법을 개발하여 현재 사용하고 있는 중이다.

후천적 면역 기능에는 다시 다음 두 가지가 있다.

◆ **(1)세포 면역 :** T 림프구에 의해 면역 반응이 발생하는 기전을 말한다. T 림프구에는 면역 반응 과정에 있어서의 역할에 따라 T helper 세포, T suppressor 세포, cytotoxic T 세포, T regulatory 세포가 존재한다.

면역세포들이 자기 기능을 발휘하기 위해 방출하는 각종 신호전달 물질들을 사이토카인(cytokine)이라 부른다. 이것에는 염증 반응을 조장시키는 친염증성 사이토카인들과 염증을 억제시키는 항염증성 사이토카인들이 있다.

이들이 염증 반응에 관여하는 역할에 따라 T helper 림프구를 다음과 같이 다시 두 그룹으로 나눌 수 있다. 하나는 **친염증성 당분 연소 그룹**(Th1**과** Th17)이고 다른 하나는 항**염증성 지방 연소 그룹**(Th2**와** Treg)이다. 여기서 Treg 세포(일명 T 조절세포)는 전체적으로 세포 면역 반응을 조절하는 작용을 하고 안전요원들처럼 염증이 줄기차게 진행되는 것을 차단하여 면역시스템을 안정화시키는 보호작용을 한다.

◆ **(2)체액 면역 :** B 림프구가 특정 침입자에 대한 **항체**(**면역글로불린**)를 생산하여 대응하는 경우를 말한다.

항체는 모두 똑같이 만들어지는 것이 아니다. 특정 침입자에 대한 특징을 기억해 두었다가 그에 맞는 항체가 만들어지는데 그 종류가 여러 가지이고 작용방식이나 속도도 다르다. 그래서 각종 다양한 위협에 적절하게 대응할 수 있도록 다양한 형태로 발달되어 있는 특징을 가지고 있다. 그 중 대표적인 항체는 IgG, IgA, IgE 3가지다. (**참고** : 이 밖에 IgM, IgD 등도 있음.)

**IgE :** 침입자를 발견하자마자 아주 빠르게 염증 반응을 일으킨다. 그래서 이 항체가 일으키는 반응을 급성 '**알레르기 반응**'이라고 따로 구분하여 부르고 있다. 이 경우에는 선천성 내재면역 자원까지 동원하여 히스타민 같은 염증성 화학물질들을 급격하게 방출시켜 몸을 방어하게 만든다. 그래서 자칫 침입자가 일으키는 반응보다 그에 대한 대응 반응이 더 지나쳐서 상황을 심각하게 만들기도 한다. 가장 대표적인 경우가 **급성 아나필락시스 반응**으로 기관지 점막이 부어서 숨을 제대로 쉴 수 없는 위험한 상황을 연출하기도 한다. (**예** : 땅콩 알레르기)

**IgG :** 이것은 IgE보다는 느리고 강도도 약한 염증 반응을 일으킨다. 그래서 이런 반응을 알레르기라고 부르지 않고 '**민감성 반응**'이라고 따로 구분하여 부르고 있다. 이 항체가 일으키는 반응은 눈에 확 띄게 나타나지 않고 발현 시간도 침입자를 발견하고 나서 바로 나타나는 것이 아니라 72시간 이후까지 지연되었다가 나타나는 특징을 지니고 있다. 그래서 대부분의 사람들이 그 인과관계를 인지하기 힘들다. 이런 이유로 많은 사람들이 자신의 민감성 반응이 특정 항체가 일으키는 염증 반응이란 사실을 깨닫지 못해 같은 실수를 되풀이하는 경향을 보인다. 그 결과 각종 만성 염증성 질환들이 이 기전에 의해 일어나고 있음에도 그 인과 관계를 제대로 파악하지 못해 모르고 지나치는 경우가 많이 발생하게 된다.

**IgA :** 이 항체는 가장 흔한 형태로 장점막에서 주로 발견되지만 호흡기도와 비뇨생식기관에서도 발견되고 또한 침, 눈물, 모유 같은 분비액 속에도 들어 있다. 이 항체의 주된 작용은 세균이나 바이러스 같은 외부 침입자들이 점막에 들러붙어 침투하거나 군집을 형성하지 못하도록 방어하는 작용을 하는 것이다. 만약 면역력이 저하되어 이 항체가 부족한 상태가 되면 점막층에 이스트가 증식하는 일이 발생할 수 있다.

**IgM :** 이 항체는 침입자를 인식하면 가장 먼저 생산되는 항체로 자신이 일단 침입자들을 상대해 보지만 이와 동시에 자신보다 더 큰 역할을 하는 IgG와 같은 다른 항체들의 생산을 자극하는 역할을 한다.

**IgD :** 이 항체는 그 역할과 기능이 아직 명확하게 밝혀져 있지 않다.

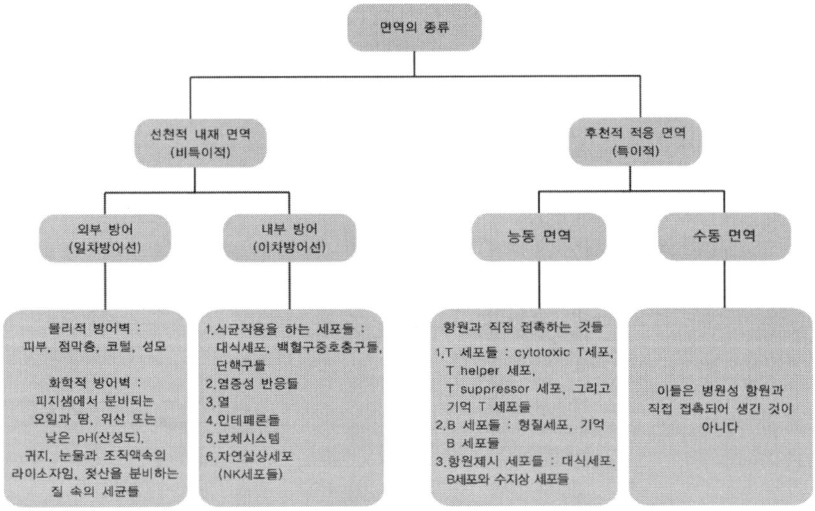


그림. 면역시스템의 구성 : 면역 반응의 종류

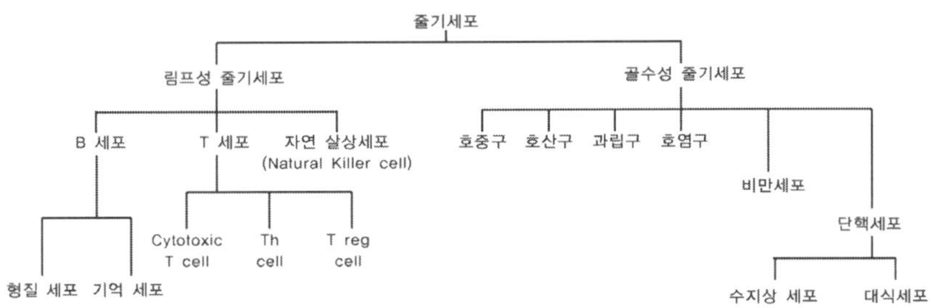


그림. 면역시스템의 구성 : 면역세포들의 분화 및 종류

## 건강한 면역시스템의 조건

면역시스템의 핵심 구성원은 면역세포들이다. 우리 몸은 매일 외부의 병원균(바이러스, 세균, 곰팡이, 기생충 등), 독소, 이종단백질 등에 노출되고 있기 때문에 이들의 침입으로부터 우리 몸을 보호하기 위해 면역세포들이 염증 반응을 일으켜 '**몸 속 환경**'을 깨끗하게 유지시키는 정화 활동을 하고 있다.

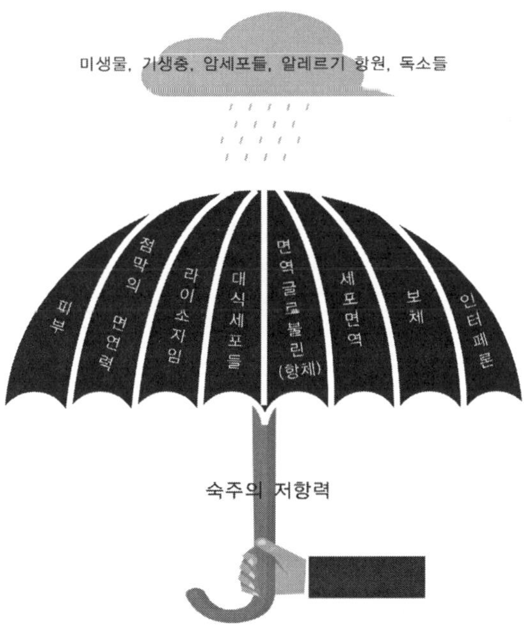


**그림. 숙주 면역력(방어력)의 결정 조건**

이들이 이런 작업을 수행하기 위해서는 제자리에 가만히 있는 것이 아니라 전신 어디로든 이동할 수 있어야 효율적이다. 그 중에서 가장 중요한 역할을 하는 것이 바로 림프구다. 림프구는 백혈구의 일종으로 혈액과 림프액을 타고 전신을 돌며 병원균과 같은 독소들로부터 우리 몸을 보호해주는 작용을 한다. 만약 림프구가 제대로 순찰 활동을 하지 않는다면 감염증이 발생하고 암세포가 생겨나도 이를 감지하지 못하게 된다. 반대로 림프구들이 너무 예민해서 검열, 검색을 자주하게 되면 알레르기나 자가면역질환 같은 민감성 반응들이 일어나게 된다.

림프구 부대를 구성하는 병사에는 크게 두 종류가 있다. 첫째가 이물질과 침입자들을 찾아내서 이들을 직접 공격하는 킬러(살상) T세포다. 이들의 공격은 세포 대 세포 간의 공격이다. 다른 한 종류는 B세포들이다. 이 세포들은 항체를 생산한다. 항체는 면역시스템이 생각하기에 이물질 또는 위험한 물질이라고 생각하는 것들에 달라붙어 이들을 꼼짝하지 못하게 포위하는 단백질 분자들을 말한다. 항체들이 이물질을 포획한 상태가 되면 면역시스템이 더 큰 염증 반응을 촉발시켜 침입자들을 물리치게 된다. 이처럼 림프구는 적과 직접 맞서 싸우는 T세포와 총알을 만들어 발사하는 B세포 두가지로 구성된다는 점을 알고 있어야 한다. 따라서 건강하고 완벽한 면역시스템의 첫 번째 조건은 킬러 T세포와 항체를 생산하는 B세포 같은 구성원들이 각자 균형 잡힌 상태로 있어야 한다는 점을 들 수 있다.

다음 림프구를 자세히 들여다보면 T세포가 한 가지 종류가 아니라 그 밑에 여러 종류가 있다는 것을 알 수 있다. 킬러 T세포와 B

세포는 최종 행동 대원이고 이들의 행동을 조절하는 T세포들도 있음을 알 수 있다. 그것이 바로 T-helper 세포와 T-regulator 세포다. 이들의 역할은 킬러 T세포와 B세포의 행동을 조절하는 것이다. 몸속으로 침입자가 들어왔을 때 이들을 물리치기 위한 염증 반응이 일어나는 것도 중요하지만 그에 못지않게 침입자를 처리하고 나면 킬러 T세포와 B세포 같은 행동 대원들을 다시 안정된 상태로 원대 복귀시키는 작업이 일어나야 한다. 만약 이들이 계속 흥분된 활성 상태를 유지하게 되면 염증 반응이 끝나지 않고 계속 이어져 조직과 장기에 많은 손상을 입힐 수 있다. 그러므로 건강한 면역시스템을 이루기 위한 두 번째 조건은 여러 T세포들 사이에서 균형된 상태가 유지되어야 한다는 점을 들 수 있다.

면역시스템이 감염균이나 독소로부터 몸을 보호하기 위해 경계를 하고 있는 동안에도 이들은 또 한편으로는 자신의 세포들을 침입자로 잘못 오인하여 그것들에 손상을 주지 않도록 정신을 바짝 차려야 한다. 다시 말해 너무 지나치게 예민하여 공포 분위기를 조성하면 안되는 것이다. 그래서 면역시스템의 초기 발달과정 중에는 면역세포들이 자기 몸의 자연적인 부분 즉 "자신(self)"과 외부 물질 즉 "비자신(non-self)"과의 차이를 배우는 일을 하게 된다. 이런 차이를 배우는 것을 전문적 용어로 면역 관용(immune tolerance)을 습득한다고 말한다. 만약 면역세포들이 성숙 과정에서 면역 관용을 배우지 못한다면 몸 속은 항상 전쟁터가 되어 염증불이 꺼지지 않고 일어나게 될 것이다. 그래서 건강한 면역시스템의 세 번째 조건은 자신의 조직에는 공격을 하지 않고 오직 외부 침입자들만을 공격하는 면역 관용의 상태를 갖추는 것이라 할 수 있다.

이상을 정리하여 건강한 면역시스템의 정의를 내리면 다음과 같다.

1. 킬러 T세포들과 항체를 생산하는 B세포들과의 균형이 잡힌 상태
2. T-helper(도움)세포들과 T-regulator(조절)세포들 사이의 균형으로 면역시스템의 활동성이 적절하게 조절되는 상태(다른 표현으로 면역 반응 스위치의 on/off 기능이 잘 조절되는 상태)
3. 바이러스나 세균들과 같은 외부 침입자(non-self)와 자신의 세포나 조직들과 같은 몸의 자연적인 부분(self)과를 구분할 줄 아는 능력을 갖춘 상태

즉, 위와 같은 3가지 조건을 모두 갖추고 있을 때에만 우리는 면역시스템이 건강하다고 말하게 된다.

## 현대인의 면역시스템은 과부하 상태

오늘날 현대 사회를 살고 있는 현대인들은 과거 우리 조상들에 비해 너무나도 많은 스트레스를 받고 있으며 염증 유발요인들이 매우 많이 증가된 환경 속에서 살고 있다. 이로 인해 현대인들의 면역시스템은 과거 그 어느 때보다도 많은 과부하를 받고 있는 상태라

고 말할 수 있다. (**참고** : 제3장 자가면역질환의 유발요인들)

우선 양적인 측면을 보자. 하루 24시간, 일주일 내내, 그리고 일년 365일 경쟁하면서 일을 해야만 하는 현대 사회 속에서의 생활은 면역시스템으로 하여금 우리 몸을 보호하기 위해 쉴 틈 없이 작동하도록 만들고 있다. 미생물은 물론 현대인이 접하는 각종 화학물질들의 양이 큰 폭으로 증가된 상태이기 때문에 이들을 감시하고 처리해야 하는 면역시스템의 부담은 양적으로 크게 증가된 상태라고 말하지 않을 수 없다. 그래서 현대인들의 면역시스템은 제대로 휴식할 시간을 갖지 못해 항상 지쳐서 제 기능을 상실할 위험에 처해 있다고 말을 해도 절대 과언이 아니다.

다음으로 질적인 측면을 살펴보자. 과거 우리 조상들은 몇 가지 세균, 바이러스, 기생충의 공격만을 집중적으로 받아왔다. 그래서 면역시스템도 그에 적응하여 몇 가지 대응만으로도 침입자들로부터 몸을 보호할 수 있었다. 그러나 현대 사회 속에서는 면역시스템을 공격하는 요인이 이런 몇 가지 미생물만 있는 것이 아니다. 각종 변형된 음식물, 새로운 화학물질과 독소들, 농약, 제초제, 항생제, 중금속 등 몸 안으로 들어와 면역시스템을 자극하는 이물질 또는 염증 유발요인들의 종류가 너무나도 다양해지고 많아졌다. 심지어 미생물 침입자들 중에는 슈퍼 박테리아 같은 새로운 변종 미생물들도 포함되어 있는 상태다. 이에 반해 우리 몸의 면역시스템은 그 능력에 제한이 있어 이와 같은 다양한 침입자들을 모두 상대할 수 있을 정도로 충분히 발전되지 못한 상태에 있다.

이처럼 현대인의 면역시스템은 늘 과부하 상태여서 나중에 적군과 아군을 효율적으로 구분하지 못해 자가면역질환이 발생할 기회가 점점 늘어나고 있는 상태에 있다고 말할 수 있다. 그래서 오늘날 우리가 현대 사회에서 과거 그 어느 때보다도 자가면역질환의 대유행을 목도하고 있는 것이다.

## 면역 피로

앞서 말한대로 현대 사회에서는 면역시스템을 자꾸 피곤하게 만드는 일이 너무나도 많이 일어나고 있다. 그래서 많은 의사들이 스트레스를 받지 말고 삶의 속도를 줄이며 여유 있게 살라고 충고하고 있다. 너무 바쁘고 긴장되게 살다 보면 당연히 면역시스템을 자극하는 침입자나 이물질들과의 접촉이 빈번해질 수밖에 없다. 이는 어쩔 수 없는 필연적 현상이다. 그렇다고 이 세상에 태어나 열정을 가지고 열심히 살아가는 각 개인들에게 그럴 권리를 제한하라고 말하는 것도 이치에 맞지 않는다. 그래서 선택의 고민거리가 생기게 되는 것이다.

면역시스템이 쉬지 못하고 자꾸 자극을 받게 되면 우리 몸의 기본 방어선인 선천적 내재면역 기능까지 망가지고 관련 자원이 고갈되어 소모전을 치르게 된다. 나는 이런 상태를 면역 피로 상태라고 부르며 이런 상황을 극복하기 위해서는 자신의 인생에서 일정 기간 면역시스템에 휴식을 주는 치유기간을 가져야 한다고 주장한다. 그래서 그런지 요즘 많은 사람들이 인생을 살면서 중간에 안식 또는 치유의 시간을 가지려고 노력하는 모습을 자주 볼 수 있다. 이는 매우 고무적인 현상이라고 생각한다.

나는 의학적으로 면역 피로를 극복하기 위해서는 일주일에 한 번 쉬는 정도로는 부족하고 적어도 3개월간은 충분한 휴식을 취해주는 것이 필요하다고 생각한다. 이런 이유로 나는 3개월간 몸을 쉬게 만들고 '**몸 속 환경**'을 깨끗하게 정화시키는 '**몸속 대청소**' 프로그램을 만들어 운용하고 있다.

## 염증의 의미와 종류

나는 "**몸속 대청소**"란 책에서 면역시스템이 일으키는 반응을 다른 말로 **염증 반응**이라고 말한 바 있다. 그래서 염증 반응은 대결구도의 입장에서 보면 몸을 방어하는 **면역 반응**인 셈이다. 이를 좀 더 자세히 부연하면 다음과 같다.

면역시스템이 외부 침입자나 독소들로부터 몸을 방어하는 과정에서 염증 반응을 일으켜 이들을 물리치게 되는데 나는 "**몸속 대청소**"란 책에서 이와 같은 염증 과정을 '몸 속 쓰레기를 태우는 소각작업'이라 말한 적 있다. 그래서 나는 염증의 본래 의도가 나쁜 것이 아니라 우리 몸을 방어하기 위한 좋은 의도를 가진 것이라는 점을 늘 강조하고 있다.

그래서 일단 우리 몸 속에서 염증 반응이 일어나면 면역세포들이 활성화되어 각종 사이토카인들과 항체를 만들어내서 침입자들을 파괴시키고 이들이 다른 부위로 퍼져 나가지 못하도록 진지를 구축하는 일을 하게 된다. 그 결과 침입자와 염증 반응은 널리 다른 곳으로 확산되지 못하고 가능한 국소적으로 국한되는 경향을 띠게 된다. 염증의 4대 신호 중에서 열이 나고 발적이 생기는 것은 염증 부위로 혈류가 많이 공급되도록 하여 백혈구를 모으기 위함이고 부종이 발생하는 것은 침입자가 다른 곳으로 빠져나가지 못하도록 방어하기 위함이라 설명할 수 있다.

다만 이런 반응이 너무 격렬하거나 지나칠 경우에는 침입자와 이 물질을 제거하고자 하는 본래의 취지에서 벗어나 몸 속의 정상 세포들과 조직 심지어 장기 전체에 손상을 입힐 수 있기 때문에 항상 그 수위를 적절하게 조절하는 것이 중요하다. 그래서 우리는 항상 염증이 지나치지 않도록 잘 관리하여 조기에 진화될 수 있게 만드는 조치를 강구해야 하며 이렇게 하기 위해 사전에 "**몸속 대청소**"를 미리 실천하여 염증을 선제적으로 예방하고 최소화시키는 전략을 취하는 것이 가장 좋은 방법이라고 다른 책에서 강조한 바 있다.

또한 염증에는 단기적으로 화끈하게 타올랐다가 짧은 시간 안에 종료되는 **급성 염증 반응**이 있는가 하면 일정 기간이 지났음에도 종료되지 않고 지속되는 **만성 염증 반응**이 있다고도 말했다. 급성 염증 반응은 환자 자신은 물론 제3자의 눈으로도 쉽게 인지될 수 있기 때문에 그에 대한 대책을 빨리 세울 수 있으나 만성 염증 반응은 염증불이 강력하지 못해서 환자 자신 및 제3자가 이를 심각하게 인지하지 못해 대응책을 미루거나 소극적으로 대처하여 오랜 시간이 흐름에도 불구하고 염증불이 해결되지 않고 지속 또는 자꾸 재발되는 경우라고 말했다. 그러면서 이렇게 염증이 만성화 되는 이유가 면역시스템이 침입자를 완전 제압하지 못하거나 또는 제압한다고 해도 지속적으로 몸 속으로 유입되는 침입자나 이물질의 양과 수가 많기 때문에 그렇게 될 수 있다고 설명한 바 있다.

우리가 생각하기에 가장 이상적인 상태는 몸 속에 염증 반응 또는 방어적 면역 반응이 하나도 일어나지 않고 있는 평화적 상태라고 할 수 있다. 이런 상태에서는 면역시스템이 완전 휴식을 취하고 있는 상태라서 당연히 우리 몸의 입장에서도 면역력이 최고조인 상태 또는 아주 강한 상태에 있다고 말할 수 있다. 반면 면역력이 약화된 경우라 하면 외부로부터 침입자나 독소들이 들어올 때마다 몸 속에서 염증 반응이 강하게 일어나고 그 정도도 심하게 나타나 지친 경우라고 할 수 있다. 이런 관점에서 보면 '가랑비에 옷 젖는다'는 말처럼 급성일 때만 건강상에 문제가 되는 것이 아니라 만성적인 염증일 때 오히려 더 큰 잠재적 위협과 문제가 발생할 수 있음을 깨달을 수 있다.

오늘날 거의 모든 형태의 만성 질환 속에는 이와 같은 만성 염증의 요소가 강하게 자리잡고 있다. 반복적인 여드름 발생에서부터 심혈관질환, 심지어는 암에 이르기까지 그 뿌리를 살펴보면 밑바탕에 만성 염증이 관여하고 있음을 발견하게 된다. 특히 이런 만성 염증 반응은 그 특성상 본 책의 주제인 자가면역질환의 발생 및 진행 과정 전반에 있어서도 아주 중요한 역할을 하게 된다. 게다가 만성 염증은 급성 염증처럼 눈에 잘 띄지 않은 채 진행되고 있어 초기에는 많은 사람들로부터 대수롭지 않은 것으로 무시당하거나 또는 자연스런 노화 과정의 일환으로 취급받는 일이 자주 있다. 예를 들어 혈관 속의 염증으로 죽상동맥 플레이크가 형성되는 경우 이를 사전에 알아차리는 사람은 거의 없다. 이 경우는 얼굴에 여드름 뾰루지가 생기는 것과는 달리 자신의 몸 안에서 염증이 일어나고 있는 것이라서 이를 사전에 인지하여 혈관벽의 염증이 더 이상 진행되지 않도록 미리 제어할 기회를 갖지 못하는 경우가 대부분이다. 그 결과 항상 몸이 더 많이 망가지고 난 뒤에 부랴부랴 이를 치료하려고 하는 불편한 진실이 만성염증의 이면에는 숨겨져 있다.

우리 몸 속에서 이렇게 만성 염증이 진행되면 이는 곧바로 퇴행성 변화들로 이어지게 된다. 그로 인해 체지방 증가, 피로, 우울, 불안, 만성 통증, 관절통, 근육통, 불면증 같은 다양한 증상들이 나타날 수 있다. 이중에서 체지방 증가는 특히 염증을 악화시키는 요인으로 모든 부분에 기여할 수 있는 요인이 된다. 복부 내장에 쌓이는 체지방 조직은 그 자체가 염증의 결과인 동시에 이들이 많은 친염증성 사이토카인들을 방출하기 때문에 또 다른 만성 전신성 염증의 원인이 되기도 한다. 그래서 식생활습관을 고치지 않는 한 해결이 안 되는 악순환의 고리를 만든다고 말할 수 있는 것이다.

이처럼 몸 안에서 일어나는 만성 염증 반응은 세포의 퇴행성 변화를 촉발시키고 당뇨, 심장병, 파킨슨병, 알츠하이머병과 같은 신경퇴행성질환, 암과 당뇨 같은 대사성 질환은 물론 알레르기 질환, 자가면역질환과 같은 면역학적 질환까지 거의 모든 만성 질환을 일으키는 공통의 요소라고 말할 수 있다.

## 항체 생산 면역 반응의 문제점

자가면역질환은 면역 반응 중 항체를 생산하는 것과 관련이 있다.

면역시스템은 자꾸 반복적으로 침입하는 미생물 또는 이물질에 효율적으로 대응하기 위해 기억 B **세포**(memory B cells)들을 만들어 간직하고 있다. 그래서 해당 침입자가 다시 들어오면 항체 생산 라인을 가동시켜 신속하게 이를 생산해 내는 체계를 갖추고 있다. 이 체계는 해당 침입자를 파괴시킨 뒤에도 당분간 2-3달 동안은 해당 항체를 혈류 속에 그대로 잔류시키는 양상을 지니고 있다. 그래서 침입 사건이 진압된 후에도 몇 달 간은 계속 순찰을 돌면서 남은 잔당들을 처리하는 일을 한다. 나는 바로 이점을 우리가 면역시스템을 파악할 때 간과해서는 안될 중요한 사항이라고 생각한다.

많은 사람들은 증상이 나타나지 않으면 별 문제가 없는 줄 알고 있다. 그러나 이처럼 혈액 속에 항체 레벨이 높다고 하는 것은 면역시스템이 아직도 긴장된 상태로 순찰을 돌고 있음을 의미하는 것이다. 이는 몸 속에 아직도 염증 레벨이 높거나 염증이 일어날 가능성이 많은 상태임을 나타내 주는 소견이기도 하다. 그래서 비록 증상이 뚜렷하지 않다고 해도 혈중 항체 역가가 높게 나온다면 앞으로 염증으로 인해 조직과 장기 손상이 일어날 가능성이 매우 높음을 알려주는 경고 신호로 받아들여야 한다. 실제 증상은 항체 레벨만 높다고 생기는 것이 아니라 면역시스템이 조직을 파괴하는 작용을 해야만 발생하는 것이기 때문에 그 때까지 시간적 차이가 있을 수 있는 것이다.

그러므로 몸 속에 면역 항체가 높게 존재하는 사람은 항상 더 많은 주의를 기울여야 한다. 급성 감염성 질환을 앓고 난 경우에 회복되는데 상당한 시간이 필요하고 이 기간 동안에 몸을 깨끗한 상태로 유지해야만 면역시스템의 균형을 원래대로 회복시킬 수 있다는 점도 이런 맥락에서 중요한 포인트라 생각된다. 만약 이 시기에 또 다시 무절제한 생활로 몸에 침입자나 이물질이 들어오게 허락한다면 면역시스템은 다시 업무 과다로 시달리게 되어 짜증을 부리게 된다. 바로 이 때 자가면역질환이 생길 수 있게 되는 것이다. 이 점과 관련하여 최근에 새로 등장한 이론이 바로 **자가면역질환의 미생물 모델설**이다. 이는 면역시스템이 인체내에 상존하고 있는 각종 미생물들의 반복적인 몸 속 습격으로 인해 발생하게 된다는 주장이다. 다시 말해 몸 속에 존재하는 미생물들의 균형이 깨져서 이상증(dysbiosis)이 생기게 되면 이들이 몸 안으로 들어와 면역세포들을 자극하고 그로 인해 만들어진 항체가 분자 단위에서 구조적으로 유사한 조직 단백질과 결합하여 자가항체 역할을 하기 때문에 조직을 파괴시키는 염증이 발생하게 된다는 주장인 것이다. (**참고** : 이 점에 대해서는 다음 **제2장 자가면역질환에 대한 이해**에서 좀 더 자세히 설명하기로 한다.)

한편, 먹는 음식의 경우에 있어서도 마찬가지다. 만약 글루텐에 민감성 반응을 보이고 있는 사람이라면 몸 속에 글루텐에 대한 항체가 분명 존재할 것이다. 이 경우 그 사람이 글루텐 프리 식단을 하면 해당 항체 레벨이 떨어지게 된다. 그러나 1달 만에 다시 한 번 글루텐을 섭취하였다고 하면 기억 세포들의 작용에 의해 해당 항체가 다시 증가하는 일이 생기게 된다. 이 때 1달에 한 번이란 드문 횟수로 글루텐을 먹었기 때문에 실제 증상은 나타나지 않을 수 있다. 그렇지만 면역시스템을 다시 자극한 셈이 되므로 기능적으로는 해당 물질에 대한 경계 경보를 해제할 수 없고 도리어 이를 다시 강화하는 계기로 작용하게 된다. 이런 기전 때문에 항체 생산 시스템이 몸으로 들어오는 위험한 침입자를 효과적으로 제압하는데 도움을 줄 수 있을지 모르지만 이는 도리어 면역시스템을 끊임없이 긴장시키는 요인이 되기도 한다. 즉 장단점을 지니고 있는 것이다. 따라서 우리는 면역시스템을 강화시키기 위해 면역시스템에 충분한 휴식 시간을 주어 기억 세포들이 다시 긴장하는 일을 만들지 않도록 하는 주의가 필요하고 또한 그것이 얼마나 중요한 일인지 여기서 새삼 깨달을 수 있다. 내 생각으로는 적어도 3개월 이상은 같은 자극으로 면역시스템을 다시 흥분시키는 일을 삼가는 것이 옳지 않을까 생각한다.

이처럼 기억 세포의 작용에 의해 항체를 생산하는 기전이 효율적인 장점을 가지고 있는 것은 사실이지만 자칫하면 면역시스템을 항상 긴장 상태로 변하게 만들어 몸에서 필요이상으로 염증 반응이 과도하게 일어나게 만드는 요인으로 작용할 수도 있다는 단점도 지니고 있다는 사실을 기억해 두고 있어야 한다. 그리고 이와 같은 점이 몸의 노화 및 퇴행 과정을 설명하는 한 학설로까지 자리잡고 있다는 점도 기억해 둘 필요가 있다.

## 제2장

# 자가면역질환에 대한 이해

### 자가면역질환의 정의

면역이란 외부에서 침입한 병균이나 이물질로부터 우리 몸을 방어하는 작용을 말한다. 그러므로 생존하는데 있어 없어서는 안될 중요한 기능이다.

그러나 이 기능이 잘못되어 면역세포들이 우리 몸의 장기나 조직을 공격하여 해당 장기나 조직의 기능을 저하시키는 상황을 만들게 되면 이를 자가면역질환(autoimmune disease)이라 부르게 된다. 이런 기전으로 발생되는 질병에는 여러 가지가 있다. (**참고** : 이 점에 대해서는 다음에 나오는 '자가면역질환의 종류 : 스펙트럼'에서 좀 더 자세히 설명하기로 한다.) 그렇지만 이들의 공통점은 **면역시스템의 기능에 문제가 있어서 생기는 질환**이라는 점이다. 다시 말해 어느 부위의 조직이나 장기가 손상을 입든 상관없이 이런 자가 조직의 손상이 면역시스템의 기능 이상 때문에 생기게 된다는 사실이다. 그리고 그 손상 기전을 좀 더 자세히 설명하면 항체 매개에 의한 염증 반응도 있고 면역세포에 의한 파괴 반응도 있을 수 있다. 그러나 현재 자가면역질환이라 함은 대부분 자가항체에 의한 조직 파괴 질환을 의미하고 세포성 면역질환은 아직 그 성격이 정확하게 밝혀져 있지 않은 상태다. 아무튼 **자가면역질환은 면역시스템의 기능 이상(항진)으로 인해 항체나 면역세포들이 자가 조직을 상대로 염증 반응을 일으키는 면역성 질환군이라 정의해 볼 수 있다**.

면역성 질환에는 자가면역질환 말고도 알레르기와 민감성 반응이란 것이 있다. 이들이 하나의 거대한 스펙트럼을 형성하고 있다고 생각하면 된다. 알레르기와 민감성 반응은 일과성이지만 자가면역질환은 지속성을 지닌다. 따라서 자가항체가 만들어지거나 면역세포에 의한 자가 조직의 공격이 지속되는 경우에만 자가면역질환이라고 부른다는 차이점을 알고 있어야 한다. 그렇지만 이들은 모두가 면역 기능이 항진되어 발생한다는 공통점을 가지고 있다. 알레르기와 민감성 반응은 유발인자가 있을 때에만 일어나고 종료되지만 자가면역질환은 유발인자가 사라지고 난 뒤에도 면역세포들의 흥분이 가라앉지 않고 당분간 계속되어 자기 세포들을 괴롭히는 일을 하게 된다는 차이점을 가지고 있는 것이다. 그래서 **자가면역질환에서는 면역세포가 자가(self) 조직과 비자가(non-self) 조직을 구분하는 능력이 저하되어 있다는 사실이 가장 큰 특징으로 등장하게 된다**. 그리고 이런 면역 반응들은 우리 몸 어느 곳에나 생길 수 있기 때문에 다양한 증상들이 표출되고 그 양상도 무궁무진할 수밖에 없다. (참

고 : 염증 반응이 강하게 나타나면 이는 면역시스템의 기능이 항진된 상태에 있음을 의미한다.)

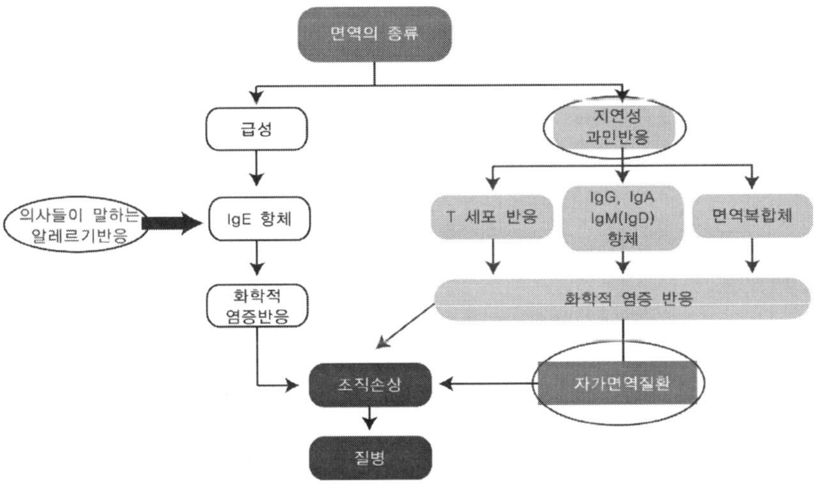


그림. 면역 반응의 양상 : 급성 vs. 지연성 vs. 자가면역질환

### 알레르기와 민감성 반응의 차이 ❗

어린 아이가 치즈를 많이 먹어서 늘 코가 막히고 비점막이 점액으로 가득 차 있을 경우에 엄마들은 아이들을 데리고 병원에 가서 유제품 알레르기 검사를 받는다. 이 검사는 아이의 혈액 속에서 유제품에 대한 IgE 항체가 존재하는지 여부를 알아보는 것이다. 만약 이 검사에서 음성이 나오면 의사는 알레르기가 아니라고 말한다. 이 말은 맞는 말이다. 왜냐하면 알레르기란 IgE 항체가 관여하여 일으키는 반응이기 때문이다. 그럼 계속해서 아이에게 치즈를 먹으라고 허락해도 되는가?

실제 그렇지 않다. IgE 항체 말고도 IgA, IgG, IgM 항체들이 면역 반응을 일으키는 데 관여할 수 있기 때문에 이것들에 대한 검사도 해 보아야 한다. 그래서 만약 IgE가 아닌 다른 항체에 의한 면역 반응이 존재할 경우에는 이를 **민감성 반응**(sensitivity reaction)이라고 부르게 된다.

IgE 항체에 의한 반응은 주로 급성 또는 아급성(subacute)으로 나타난다. 반면에 IgG 항체로 인한 반응은 천천히 나타난다. 이는 면역 반응에 참여하는 세포와 항체들이 다르기 때문에 그런 것이다.

이 밖에 T세포에 의한 세포성 면역반응도 있다.

### IgG 항체가 관여하여 일으키는 민감성 반응의 증상들

침입자가 발견된 후 2-3일(심지어는 5일~3주까지도) 경과하여 지연성 형태(delayed type)로 IgG 항체가 생성되면 다음과 같은 다양한 반응들이 일어날 수 있다.

**소화기관의 문제** : 가스 참, 헛배 부름, 소화불량, 구역, 변비, 설사 등

**뇌신경기관의 문제** : 두통, 불안, 우울, 감정 변환이 심함, 경기(seizure), ADD/ADHD, 정신이 멍함, 집중력 저하, 기억력 약화, 수면 장애, 피곤함, 졸음 등

**대사 문제** : 체중 증가, 체중 감량의 어려움

**호르몬 문제** : 월경 불순, 얼굴 화끈거림, 호르몬 불균형

**근골격계 문제** : 관절통, 관절 부종, 근육통, 요통 등

**피부 문제** : 발진, 여드름, 뾰루지, 발적, 가려움 등

아이러니하게도 이런 증상들은 실제로 몸에 위협이 가해져서 생기는 증상들이 아니다. 오히려 몸을 보호하기 위해 면역시스템이 염증을 일으키기 때문에 생기는 증상들이라 할 수 있다.

## 자가면역질환의 발생 기전 : 분자 양태(Molecular Mimicry)

그럼 우리 몸을 보호하는 작용을 하는 면역시스템이 어떻게 면역관용을 상실하고 자가 조직을 공격하게 되는가?

이 점을 설명하기 위해 등장하는 이론이 바로 분자 레벨에서의 구조적 유사성을 의미하는 **분자 양태**(molecular mimicry) 이론이다.

**분자 양태는 분자 단위에서의 구조가 부분적으로 동일한 것들이 서로 교차반응 할 수 있음을 일컫는 용어다**. 다시 말해 단백질의 아미노산 배열과 구조가 비슷한 부분이 있는 분자들끼리는 서로 같은 분자로 인식되어 동일한 수용체와 반응할 수 있다는 주장인 것이다.

자가면역질환에서 자가 조직에 대한 **자가항체**(autoantibodies)가 생성되어 작용하는 기전을 설명할 때 이 이론을 사용한다. 그러므로 이 이론은 자가면역질환을 이해하려면 꼭 알아야 하는 핵심 기전이라 할 수 있다. 이 이론에 따르면 자가항체의 생산은 사실 엄밀히 말해 외부 이물질에 대한 항체인데 이것이 면역시스템의 피로로 인해 또는 유전자 발현의 이상(B세포의 형질 변화)으로 인해 기능 이상이 발생하여 분자 구조가 비슷한 자가 단백질을 항원으로 착각함으로써 그들과 결합하여 항원-항체 반응과 염증성 파괴 현상을 일으키게 된다는 것이다.

이와 같은 일이 발생하려면 면역시스템이 지속적으로 자극을 받아 항체를 많이 만들어내는 상황이 전제되어 있어야 한다. 그러기 위해서는 인체 방어벽의 손상으로 외부에서 병원성 미생물, 화학적 독소, 음식 단백질 등이 계속 유입되는 상황이 먼저 연출되어야 하는 것이다. 그렇게 되면 이들에 대한 항체를 만드는 B세포가 노화되어 **노화관련 B세포**(ABCs; age-associated B cells)로 변해 이들이 자가 조직에 대한 자가항체를 만들어 내게 되는 것이다. 한마디로 말해 면역세포들이 피로해져 빨리 노화되어 버림으로써 이와 같은 변화가 일어나는 것이 아닌가 추정되고 있다.

(**참고** : 2017년 발표된 한 동물(쥐) 실험에서는 B세포 속의 전사인자인 T-bet가 노화관련 B세포(ABCs; age-associated B cells)를 만들고 이 노화관련 B세포가 자가면역질환을 유발시킨다고 발표하였다. 그 내용을 보면 B 세포 표면에 존재하는 여러 수용체(TLR7, Interferon-gamma와 the B-cell receptor)들이 외부 항원으로 자극받을 때 T-bet라는 전사인자가 B세포 속에서 발현되어 B세포 속의 DNA와 결합하여 유전자 한 개이상을 발현시키게 된다는 것이다. 노화관련 B세포들은 2011년 처음 발견되었다. 이것은 자가면역질환 발생은 물론 사르코이도증, 과민성 폐간질염(hypersensitivity pneumonitis), 만성베릴륨병(chronic beryllium disease) 같은 질환과도 관련이 있는 세포다. 이를 근거로 사람에서도 자가면역질환의 발생이 나이를 먹는 것과 관련이 있고 특히 여성들에서 많은 이유도(80%) 이런 전사인자의 발현과 관련이 있는 것으로 추정되고 있다.)

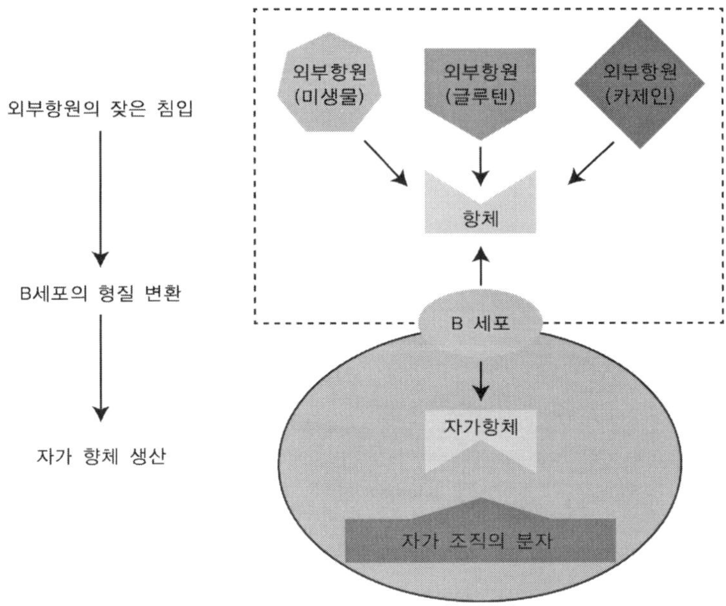


그림. 식품 속의 항원 분자들이 반복적으로 면역시스템을 자극하면 B 세포에서 전사인자(예 : T-bet)에 의해 유전자 형질 변화가 일어나 자가항체를 만들어 자가조직의 분자들과 결합하게 된다.

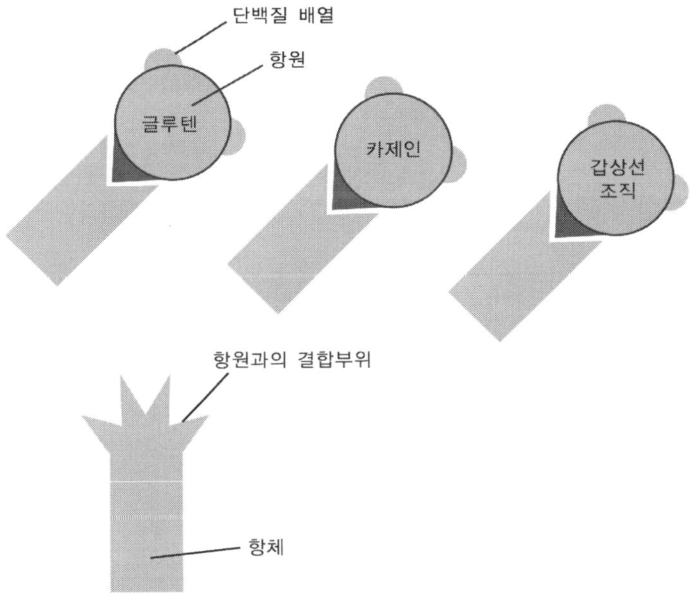


그림. 분자 양태(molecular mimicry). 분자 양태란 분자 레벨에서의 구조가 비슷함 것을 일컫는 말이다. 침입자(항원)의 모양이 자가 조직의 모양과 비슷한 경우라서 면역시스템이 착각을 일으켜 항체가 침입자(글루텐 또는 카제인)를 공격하는 것 대신에 자가 조직(갑상선 조직)을 공격하는 일을 할 수 있다. 이 말을 다시 설명하면 글루텐, 카제인, 그리고 갑상선 세포의 단백질은 모두 다른 단백질이지만 그들의 일부분에서 똑같은 아미노산 배열을 공유하고 있다면 글루텐이나 카제인에 대한 항체가 갑상선 세포에도 교차반응을 할 수 있다는 것이다.

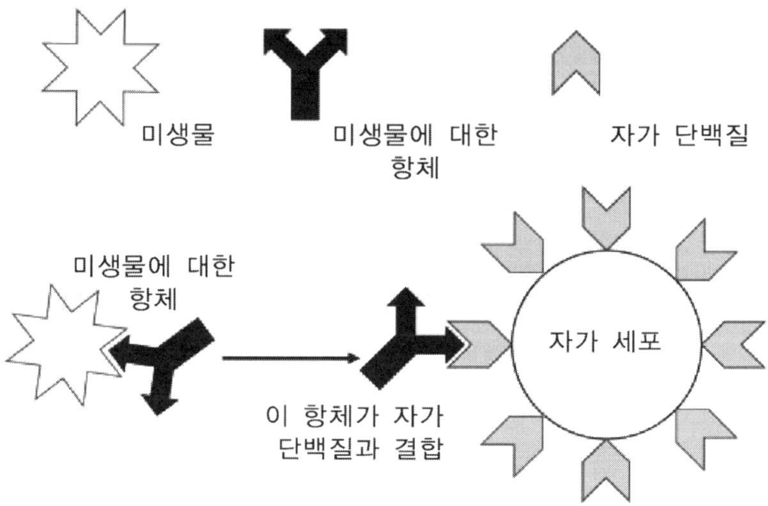


**그림. 미생물에 대한 항체가 자가 세포가 만든 자가 단백질과 교차반응하는 모습**

한 예를 들어보자. HLA-B27 유전자를 가진 사람이 Klebsiella균에 감염되어 장내세균이상증(dysbiosis)에 걸리면 이 사람은 강직성 척추염이란 자가면역질환에 걸릴 가능성이 높아진다. 이는 분자적으로 Klebsiella 세균 단백질과 HLA-B27 분자의 6개짜리 아미노산 배열이 같기 때문이다. 면역시스템은 이 두가지를 구분하지 못해 Klebsiella 세균에 대한 항체가 척추 주변의 조직과 결합하여 염증 반응을 일으켜 강직성 척추염이 발생하게 되는 것이다. 그러므로 장내환경을 개선하고 장점막벽의 방어선을 복원시키는 것이 면역시스템으로 하여금 자꾸 외부 침입자들과 접촉하여 불필요한 항체를 만들지 않도록 예방하는 근본적인 대책이 될 수 있다.

## 자가면역질환에서 자가 조직의 손상 과정을 설명하는 이론

1. **자가항체 유인 반응**

침입자와 유사한 구조를 가진 단백질을 보유한 자가 세포들이 자가항체들을 유인하여 자가항원-자가항체 결합을 형성한 뒤 면역세포들이 이를 인지하고 파괴시키는 경우

2. **면역복합체 질환**

항원-항체 복합체가 몸 속을 순환하다가 관절이나 근육, 혈관벽 등 다른 조직 속에 침착되어 면역 반응을 일으키는 경우. 정상적으로는 면역시스템은 면역복합체들을 혈액 속으로부터 제거하는 역할을 한다. 아이러니하지만 면역시스템이 정상으로 작동하기 위해서는 면역복합체가 필요하다. 그러나 면역복합체가 너무 많을 경우에는 이들을 다 몰아내지 못하고 넘치는 것들이 혈액 밖의 다른 조직이나 장기에 축적되어 그 곳에서 염증 반응을 일으키고 그로 인해 면역세포들이 몰려들어 조직에 손상을 일으키는 자가면역 반응을 일으키게 된다. 그래서 이런 경우를 특히 자가면역질환 중에서 **면역복합체 질환**이라 따로 부르기도 한다. 류마티스 관절염에서 발생하게 되는 관절의 부종이나 통증 등도 바로 이런 과정에 의해 생기는 염증의 증상이라 할 수 있다.

3. **구경꾼 효과**

면역시스템이 침입자나 면역복합체를 공격하는데 과정에서 그 주변 조직까지 염증으로 인해 손상을 받는 경우를 말한다.

## 자가면역질환의 종류 : 스펙트럼

자가면역질환은 자가항체가 자가 조직이나 장기를 파괴하는 면역성 질환이다. 그러므로 자가항체의 종류만큼 다양한 형태의 신체적 상황 또는 조건이 만들어질 수 있다. 그래서 아주 많은 양상의 질병들이 생겨날 수 있는 구조이기 때문에 암처럼 하나의 질환군으로 간주되어야 한다. 현재까지 약 100여개가 넘는 질병들이 이런 자가항체에 의한 질병 즉, 자가면역질환군으로 분류되고 있다. (**참고** : 자가면역질환군에 속하는 질병들 목록)

심지어 한 질병에서 여러 개의 자가항체들이 동시에 발견되는 경우도 흔히 있다. 예를 들어 루푸스의 경우 현재 7개의 자가항체들이 발견되고 있다. 이렇게 관련 자가항체의 종류가 많을수록 해당 질병의 증상들은 다양해질 수밖에 없다. 그리고 일단 자가면역질환에 걸리면 다른 자가면역질환에 추가로 걸릴 위험성도 높아진다. 그래서 시간이 갈수록 다른 조직이나 장기에서 자가면역성 질환이 함께 진행될 가능성이 증가하게 된다.

다음은 우리가 흔히 보는 자가면역성 질환들이다.

- (원형) 탈모증
- 알츠하이머병
- 근위축성측색경화증(일명 루게릭병, ALS)
- 제1형 당뇨

- 염증성 장질환(크론병, 궤양성 대장염)
- 다발성 경화증
- 신장병증
- 신경병증(뇌와 신경조직 질환)
- 골관절염
- 파킨슨병
- 건선
- 류마티스 관절염
- 갑상선염(그레이브스병, 하시모토 갑상선염)

이를 통해 우리는 인간이 경험할 수 있는 각종 질병들을 면역시스템의 관점에서 재조명해 볼 필요가 있다. 즉, 인간의 몸에서 발생하는 모든 질병을 하나의 스펙트럼 상에 위치한다고 보고 면역시스템의 기능이 정상적일 때가 건강한 상태이고 이것의 기능이 항진된 상태가 자가면역질환의 발생 기전이 작동되는 영역이고 반대로 면역력이 저하된 상태가 암과 같은 종양의 발생이나 감염증이 진행되는 상황이라고 파악해 볼 수 있는 것이다.

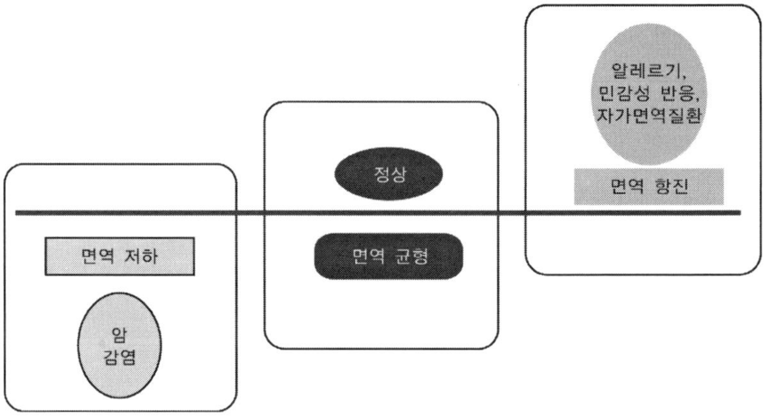


그림. 면역력과 질병 발생의 관련성

표. 자가면역질환군에 속하는 질병들 목록(출처 : 미국 자가면역관련협회 자료)

| 급성 파종성 뇌척수염 | 급성 괴사성 뇌염 | 애디슨씨병 |
|---|---|---|
| 무감마글로불린혈증 | 원형 탈모증 | 아밀로이드증 |
| 강직성 척추염 | 항-GBM/항-TBM 신염 | 항인지질 증후군 |
| 자가면역성 혈관부종 | 자가면역성 재생불량성 빈혈 | 자가면역성 자율신경실조증 |
| 자가면역성 간염 | 자가면역성 고지혈증 | 자가면역성 면역결핍증 |
| 자가면역성 내이질환 | 자가면역성 심근염 | 자가면역성 난소염 |
| 자가면역성 췌장염 | 자가면역성 망막질환 | 자가면역성 혈소판감소증 |
| 자가면역성 갑상선질환 | 자가면역성 두드러기 | 축색과 신경의 신경병증 |
| 발로병 (Balo Disease) | 베쎄병 (Behcet Disease) | 수포성 유사천포창 |

| 심근병증 | 캐슬만병 | 셀리악병 |
|---|---|---|
| 만성염증성탈수초화다<br>발성신경병증(CIDP) | 만성재발성다초점<br>골수염(CRMO) | 흉터<br>유사천포창/양성점막<br>유사천포창 |
| 샤가스병 | 처그-스트라우스<br>증후군 | 만성피로 증후군 |
| 코간 증후군 | 한랭응집소증 | 선천성 심장 방실분리 |
| 콕사키 심근염 | CREST 증후군 | 크론병 |
| 탈수초화신경병증 | 포진형 피부염 | 피부근염 |
| 데빅병(시속척수염) | 원판형 홍반성 낭창 | 드레슬러 증후군 |
| 자궁내막증 | 호산구성 식도염 | 호산구성 근막염 |
| 결절 홍반 | 필수혼합<br>한랭글로불린혈증 | 에반스 증후군 |
| 실험적 알레르기<br>뇌척수염 | 섬유근육통 | 섬유성 폐렴 |
| 거대세포 동맥염<br>(측두 동맥염) | 거대세포 심근염 | 사구체신염 |
| 굿파스처 증후군 | 저감마글로불린혈증 | 그레이브씨병 |
| 길레인-바 증후군 | 하시모토 뇌염 | 하시모토 갑상선염 |
| 용혈성 빈혈 | Henoch-Schonlein<br>자색반 | 임신포진 |
| 육아종성 림프종<br>+ 다발혈관염 | 혈전성 혈소판감소성<br>자반(TTP) | 특발성 혈소판감소성<br>자반(ITP) |
| IgA 신병증 | IgG4 관련 경화증 | 면역조절 지단백증 |

| 봉입체<br>(Inclusion Body) 근염 | 간질성 방광염 | 연소자형 관절염 |
|---|---|---|
| 연소자형<br>당뇨병(제1형) | 연소자형 근염 | 가와사키병 |
| 램버트-이튼 증후군 | 백혈구파괴 혈관염 | 편평태선 |
| 경화성 태선 | 목질결막염 | 선형 IgA병 |
| 루푸스<br>(전신홍반성난창) | 라임병-만성 | 메니에르병 |
| 현미경적 다발혈관염 | 혼합결합조직질환<br>(MCTD) | Mooren 각막 궤양 |
| Mucha-Habermann병 | 다발성 경화증 | 중증근무력증 |
| 근염 | 기면증 | 호중구 감소증 |
| 눈의 흉터유사천포창 | 시신경염 | 재발성 류마티즘 |
| 방종양성 소뇌 변성 | 발작성야간헤모글로빈뇨 | Parry-Romberg 증후군 |
| Parsonage-Turner<br>증후군 | 평면부염<br>(말초맥락막염) | 천포창 |
| 말초신경병증 | 정맥주변 뇌척수염 | 악성빈혈 |
| POEMS 증후군 | 결절성동맥주위염 | 다선성 증후군 |
| 류마티스성 다발근통 | 다발성근염 | 심근경색후 증후군 |
| 심막절개술후 증후군 | 일차성 담즙성<br>간경화증 | 원발 경화성 담관염 |
| 프로제스테론 피부염 | 건선 | 건선성 관절염 |
| 진성 적혈구계<br>무형성증 | 괴저성 농피증 | 레이노드 현상 |

| 반응성 관절염 | 반사성 교감신경성 이영양증 | Reiter 증후군 |
|---|---|---|
| 재발성 다발 연골염 | 하지불안 증후군 | 후복막 섬유증 |
| 류마티스 열 | 류마티스 관절염 | 사르코이도증 |
| Schmidt 증후군 | 공막염 | 피부경화증 |
| 쇼그렌 증후군 | 정자와 고환의 자가면역증 | 전신근강직 증후군 |
| 아급성 세균성 심내막염(SBE) | Susac 증후군 | 교감성 안염 |
| 다까야수 동맥염 | 특발성 폐섬유증 | Tolosa-Hunt 증후군 |
| 횡단성 척수염 | 궤양성대장염 | 미분화결합조직질환 (UCTD) |
| 포도막염 | 혈관염 | 물집수포성 피부병증 |
| 백반증 | 베그너 육아종증 | 자극성 장증후군(IBS) |

## 자가면역질환 병명 체계의 문제점

자가면역질환은 면역시스템이 계속해서 자가 세포나 조직을 공격하여 염증불을 일으키는 질환으로 이론적으로 몸 속 어느 조직에서나 생길 수 있다. 이런 까닭에 자가면역질환에 속하는 질병의 종류 및 양상에는 여러 가지가 있으며 앞서 살펴본 대로 현재까지 적어도 100여가지 이상의 질병이 이 부류에 속하는 것으로 알려져 있다. 그러므로 자가면역질환은 특정 질병을 지칭하는 병명 용어가 아니라 같은 기전으로 발생되는 여러 질환들을 통칭하는 포괄적 질환군 용어에 해당된다. 다시 말해 자가면역질환군 속에는 수많은 질병들이 있고 그들이 모두 비슷한 면역학적 발생 기전(자가항체의 생산 또는 T세포의 과잉 파괴 행동)을 가지고 친염증성 소견을 보인다는 공통점을 지니고 있다.

그러나 실제 많은 환자들이 자가면역질환에 대한 위와 같은 크고 정확한 기본 개념을 갖지 못하고 개별 병명에 사로잡혀 자신의 질병이 면역시스템에 문제가 있어서 생긴 질환이라는 사실을 깨닫지 못하고 있다. 예를 들어 하시모토 갑상선염, 류마치스 관절염, 전신홍반성 난창(일명 루푸스), 쇼그렌 증후군, 셀리악병, 다발성 경화증, 건선, 원형탈모증, 백반증, 자극성 장증후군(IBS) 등과 같은 병을 앓고 있는 사람들에게 물어보면 그들이 각자 다른 병을 가지고 있다고 생각하고 있는 경우가 많다. 그러나 이들은 실제 완전히 다른 별개의 질환이 아니라 자가면역질환의 기전으로 생긴 병이란 공통점을 가지고 있는 것이다. 다만 자가항체의 구조가 달라서 염증이 일어나는 위치가 다르기 때문에 다른 병명을 가지고 있을 뿐이란 점을 알아야 한다.

그래서 나는 여기서 현행 자가면역질환의 병명 체계에 있어서의 문제점을 지적해 보고자 한다. 오늘날 여러 자가면역질환들은 병명이 복잡하고 병명만 들어봐서는 그것이 자가면역질환인지 알기가 힘들고 또한 이 질병이 어느 부위에서 염증을 일으키고 어떤 손상을 주는지를 일목요연하게 파악할 수 없다는 문제점을 가지고 있다. 게다가 현행 의학계에서 이런 질환을 희귀 난치병으로 간주하여 그 속에 이들을 집어넣고 있다. 매우 드문 유전질환 같은 것이 희귀 난치병에 속하는 것은 이해가 되지만 자가면역질환을 그 속에 포함시키는 것은 조금 어폐가 있다고 생각한다. 왜냐하면 자가면역질환은 이론상 면역시스템의 기능 이상으로 전신 어느 조직에서든 염증 반응을 일으킬 수 있기 때문에 그렇다. 그래서 나타나는 임상 증상 및 양상도 매우 다양할 수밖에 없기 때문에 임상 양상이 다양하다고 이를 희귀병으로 분류하는 것은 해당 질환을 치유시키는데 있어 치유 의욕을 저하시키는 요인으로 작용하게 된다고 생각한다. 희귀병이니까 치료가 안되니 난치병이 되는 것이고 그래서 아무런 조치도 해줄 것이 없다는 뜻으로 해석될 소지가 다분하다고 할 수 있다.

예를 들어 가장 대표적인 자가면역질환으로 루프스란 질병이 있다. 사람들이 이 병명만 들어서는 그것이 도대체 무슨 병인지 명확하게 인식하기 어렵다. 반면에 하시모토 갑상선염 같은 질병도 병명에 갑상선이란 특정 조직 이름이 붙어있어 갑상선에만 국한되어 발생하는 염증 질환이란 인상을 심어주고 있다. 그렇지만 이들은 모두 전신 증상을 동반할 수 있는 대표적인 자가면역질환들이다. 이처럼 대부분의 자가면역질환들은 그 병명만 들어봐서는 이 질병이 어디에서 왜 발생하는 것인지 정확하게 파악하기 어렵기 때문에 환자를 포함하여 일반인들에게 질병에 대한 정확한 실체와 특성을 분명하게 전달해주지 못한다는 단점을 지니고 있다.

더구나 오늘날과 같이 면역시스템을 자극할 수 있는 독소들이 넘쳐나는 세상에서는 더욱 더 많은 양상의 이상한 자가면역질환들이 얼마든지 새롭게 등장할 가능성이 높다. 실제로 나는 임상에서 특정 병명을 붙일 수 없는 자가면역질환자들을 가끔 보면서 이와 같은 현행 병명 시스템에 상당한 문제점이 있음을 여러 번 깨달았다. 그래서 정말로 희귀한 증상이나 임상 양상을 호소하는 환자들에게는 "당신의 병은 자가면역질환 기전에 의해 일어난 것으로 구체적인 병명은 아직 정해지지 않았으니 일단은 당신의 이름을 따서 '아무개 병'이라고 합시다. 그러니 진단을 못 받았다고 불안해하지 말고 자가면역질환의 치료에 준하여 몸 속 염증을 우선적으로 치료하고 개선하도록 합시다."라고 말해주곤 한다. 그러면 환자도 불안해하지 않고 자신의 문제를 면역학적 관점에서 명확히 재판정 해보는 시야와 기회를 얻을 수 있게 된다.

그래서 나는 자가면역질환에 있어서 개별적인 병명을 붙이려고 노력하는 것보다 차라리 질환의 성격을 파악하고 면역시스템의 기능을 안정화시키는 쪽으로 더 많은 신경을 기울이는 것이 훨씬 효과적이라는 생각을 자주 하게 되었다. 너무 개별적인 병명을 붙이려고 노력하다 보면 염증이 확연한데도 이를 적극적으로 치료하지 못하고 좀 더 구체적인 양상이 나타날 때까지 기다리거나 또는 불필요한 검사만을 반복하는 타성에 빠지게 됨으로써 중요한 치료 시기를 놓치기 쉽다. 그래서 나는 병명을 붙이기 위해 애쓰는 것보다 자가면역질환의 특징인 염증을 한시라도 빨리 진정시키는데 우선순위를 두는 것이 훨씬 합리적이라는 생각을 하게 된 것이다.

그렇지만 아쉽게도 현행 주류의학에서는 병명을 붙이지 않으면 그 어떤 약이나 치료를 시행하는 것도 인정하지 않고 있다. 특히 건강보험에서는 이런 경우에 많은 제약을 두고 있어서 조기에 제대로 된 치료를 할 수 없게 만들고 있다. 이런 점은 만성 질환인 자가면역질환을 조기에 예방하고 관리하는 측면에서 보면 매우 불합리한 점이 아닐 수 없다. 나중에 제2부 **자가면역질환의 치료 및 관리법**에서 다시 설명하겠지만 자가면역질환은 '**몸 속 환경**'을 정화시키는 측면으로 접근하여 몸 속 염증을 진정시켜주면 모든 문제를 근본적으로 해결할 수 있게 된다. 따라서 개별 병명을 먼저 붙이고 그에 맞춘 표준 치료를 하도록 강요하는 현행 '**선병명-후치료 프레임**'은 매우 획일적인 행정편의적 규제라고 생각한다. 하루 속히 이런 쓸데없는 규제를 던져 버리고 '**몸 속 환경**'을 정화시킴으로써 몸 속의 염증불을 진정시키는 방향으로 근본 치료를 권장하고 이를 인정해주는 그런 날이 오기를 바래 본다.

(**참고** : 자가면역질환도 암처럼 인체의 어느 조직에서나 생길 수 있다. 암의 경우 암이 발생한 해당 조직이나 장기의 이름을 사용하여 무슨 암이라고 접미어를 붙이는 방식으로 병명 체계를 가지고 있다. 예를 들어 유방 조직에 생긴 암은 유방암, 대장 조직에 생긴 암은 대장암, 피부 조직에 생긴 암은 피부암 등으로 말이다. 아쉽게도 자가면역질환에서는 다양한 자가항체의 형성 때문에 이런 식의 병명 체계를 사용하지 못하고 있는 실정이다. 즉, 유방 조직에 생긴 자가면역질환, 대장 조직에 생긴 자가면역질환, 피부 조직에 생긴 자가면역질환 등으로 말이다.)

## 자가면역질환의 경고 신호들

아래와 같은 증상이나 징후들이 나타나면 면역시스템이 관여하는 염증 반응이 몸 안에서 일어나고 있거나(그래서 나중에 자가면역질환이 발생할 위험이 큼.) 또는 자가면역질환이 발현되어가고 있음을 시사한다. 그러므로 아직 구체적인 병명을 찾을 수 없다고 증상 치료만 하거나 치료를 미루지 말고 염증 진행의 큰 과정 중에서 나타나는 한 증상이라고 이해하려는 넓은 시야를 가져야 한다.

- 위산 역류
- 여드름
- ADD/ADHD
- 안구/피부/구강 건조
- 피부 습진
- 피로

- 알레르기
- 알츠하이머병
- 불안
- 관절염
- 기관지 천식
- 비타민 B12 부족
- 혈전 생성
- 정신이 멍함(집중이 안되거나 명료하지 못함
- 심혈관질환
- 우울증
- 소화기 문제(가스 참, 헛배부름, 소화불량, 변비, 설사, 속쓰림 등)
- 알레르기 증상들
- 지방간
- 체중감소
- 피부 발적
- 복통, 설사
- 유방의 섬유성 낭종
- 담석
- 탈모
- 두통
- 불임, 유산
- 관절통
- 근육통
- 비만, 과체중, 특히 복부와 허리 둘레
- 췌장염
- 수면 장애, 불면증
- 관절의 부종, 발적, 통증
- 자궁의 섬유종, 근종, 내막증
- 부비동염
- 당뇨
- 손발 떨림/ 감각이상
- 햇빛 민감성 반응
- 구강내 궤양

여러분 몸에서 이런 증상이나 징후들이 나타나면 혹시 그것이 몸속의 염증으로 인해 나타나는 신호가 아닌지 고민해 보아야 한다. 그리고 만약 이런 염증 증상들이 쉽게 수그러들지 않고 오랜 기간 지속되면 언제든지 자가면역질환이 발생할 수도 있다는 점도 알고 있어야 한다. 만약 이런 태도가 너무 지나치다고 생각한다면 그 사람은 태풍이 오는 줄 뻔히 알면서도 자신만은 그것을 피할 수 있을 것이라며 아무런 대비를 하지 않는 무모한 사람과 같다고 할 수 있다. 부디 그런 객기를 부리지 말고 미리 사전에 염증불이 더 이상 번지지 않도록 대비책을 세우는 자세를 갖길 바란다. 이것은 바로 그 사람의 판단 능력에 속하는 문제라서 일일이 강제할 수는 없다. 다만 내가 말해줄 수 있는 점은 안타깝게도 이런 능력이 없는 사람은 항상 먼저 세상에서 도태되는 길로 갈 수밖에 없다는 사실이다. 부디 여러분도 이런 현실의 냉혹함을 잊지 말길 바란다.

## 자가면역질환 증상의 두 가지 특성 : 비특이적 전신 증상 + 특이적 국소 조직의 기능저하 증상

앞서 100 여가지가 넘는 병명들이 거대한 자가면역질환 그룹에 속해 있다고 말했다. 이들을 전체적으로 살펴보면 모두가 그 발생 기전에 면역시스템의 기능 이상이 작용해서 만성적으로 염증 반응이 일어나서 생긴 질환이란 공통점을 가지고 있다. 면역시스템은 염증이란 작용을 통해 뇌를 포함하여 우리 몸의 어느 조직이라도 자극하고 손상시킬 수 있다. 따라서 자가면역질환이 일으키는 증상은 염증이 일어나는 부위에 따라 매우 다양하게 나타난다는 점을 알고 있어야 한다. 그러나 이들을 자세히 분석해보면 크게 두 부류로 나눠 볼 수 있다. 피곤함, 얼굴이나 몸이 부음, 근육통 또는 관절통, 설사와 같은 복부 불편함, 정신이나 생각을 집중하기 어려움 등과 같은 **비특이적인 전신 증상**들과 특정 조직이나 장기의 기능저하로 인해 나타나는 **특이적 국소 증상**들이 그것으로 보통 이 두 가지가 혼재되어 나타나는 경우가 대부분이다.

비특이적인 전신 증상들은 면역시스템에 의한 염증 반응이 전신적으로 진행되기 때문에 나타나는 증상들이고 특이적 국소 증상들은 특정 조직이나 장기가 염증 반응으로 침범되어 그 기능에 이상이 생겨서 나타나는 증상들이다. 이런 점 때문에 비특이적인 전신 증상들만 나타나는 초기에는 의사들조차 확실한 진단을 내리지 못하는 경우가 많다. 환자들도 자신의 몸이 예전과 달리 막연하게 잘못되어 가고 있다는 느낌만을 받는다. 그렇지만 이는 아직까지 질병 진행의 초기 단계라서 그런 것이고 진행되는 염증을 그대로 방치하여 중기 이후로 넘어가면 확연히 질병이 자신의 특징적인 모습을 갖추며 등장하는 것을 목격할 수 있다. 이런 점에서 나는 앞서 말한대로 자가면역질환을 하나의 거대 질병군으로 보고 염증을 조기에 진정시키기 위한 관점에서 접근하는 것이 올바른 태도이지 각 개별 질병이 본 모습을 드러낼 때까지 기다리거나 방치하는 태도는 잘못되었다고 지적하고 싶다.

이런 까닭에 나는 자가면역질환의 이와 같은 특징에 주목하여 그것에서 해결의 실마리를 찾는 것이 현명한 방법이라고 생각한다. 다시 말해 증상들을 개별적으로 중요시하며 그것들을 다스리려는 증상 치료만 하지 말고 **그들이 전부 몸 속에서 진행되는 염증 반응의 산물이란 점에 집중해서 몸 속의 염증을 진정시키려는 방향으로 근본 치료를 해야 한다고 주장하는 것이다**. 실제로 최근의 여러 연구들에 따르면 자가면역질환에서 염증이 발생하는 특정 장기나 국소 조직의 기능저하에 집중하는 접근법보다는 몸 전체에서 염증 레벨을 전반적으로 낮추려는 시도가 훨씬 효과적이라 말하고 있다. 특히 최근에 우리 몸 속에 존재하는 여러 미생물총의 불균형과 이상증(dysbiosis)이 자가항체 발생의 주된 유발 및 매개 요인으로 지목되고 있는 실정이라서 '**몸 속 환경**' 전체를 정화시키고 이들 미생물총의 불균형과 이상증을 바로잡으려는 방식으로 접근하는 것이 더 합리적인 전략이라는 호응과 지지를 받고 있는 실정이다.

앞서 제시한 자가면역질환군에 속하는 다양한 질병 목록을 들여다보면 인간이 경험할 수 있는 대부분의 질환이나 증상들이 염증에 의해 일어나는 것임을 알 수 있다. 염증은 우리 몸의 면역시스템의 작용에 의해 일어나는 반응이기 때문에 이를 통해 결국은 면역시스템의 안정과 균형이 건강을 유지하는데 있어서 얼마나 중요한 것인지 새삼 깨달을 수 있다. **그래서 나는 우리가 나이를 먹으면서 퇴행되고 노화되어 가는 과정도 결국은 이런 자가면역질환의 기전으로 일어나는 것이라는 생각을 갖게 되었다**.

(**참고** : 면역시스템의 기능 이상에는 자가면역질환처럼 면역세포들의 기능이 비정상적으로 변형, 항진되어 나타나는 측면도 있지만 암과 같은 경우에는 반대로 면역세포들의 기능이 저하되어 염증 반응을 제대로 일으키지 못해 종양의 증식을 허락함으로써 나타나는 경우도 있을 수 있다는 점을 알고 있어야 한다.)

### 자가면역질환의 발생 및 진행 과정 : 만성 염증으로부터

수많은 질병들이 외부 침입자에 대해 면역시스템이 일으키는 염증 반응으로 인해 일어나고 있다. 그래서 이 과정을 자세히 들여다보면 그것이 바로 자가면역질환의 발생 및 진행 과정과 일치하거나 겹치는 부분이 많다는 점을 깨닫게 된다.

염증은 외부 위협으로부터 몸을 보호하기 위한 방어 기전이라서 본래 파괴적인 성질을 가지고 있다. 그래서 염증이 오랜 시간 몸 속에서 진행되면 비록 그것이 아무리 낮은 강도의 염증이라 하더라도 몸에 손상을 입히기 때문에 가능한 빨리 염증을 종료시키는 것이 바람직하다. 그러나 이는 항상 우리의 바램일 뿐 실제 상황에서는 늘 그렇게 되지 않는다. 만약 외부 위협들이 사라지지 않고 지속적으로 존재하거나 또는 반복해서 출현하게 되면 이에 대응하는 면역시스템은 항시 긴장하게 되고 염증은 지속되며 결국에는 몸이 지치고 망가지는 상황으로 빠져들 수밖에 없다. 이런 상황에서 면역시스템은 과로한 업무로 인해 예민해지게 된다. 그 결과 자기가 보호해야 할 조직이나 장기를 적으로 오인하는 실수까지 저지르게 되는데 이런 상황이 바로 자가면역질환에서 자가항체가 생겨나는 이유를 설명해주고 있는 것이다.

다음 장에서 자가면역질환을 발생시키는 유발요인에 대해 좀 더 자세히 알아보겠지만 여기서 그것들을 간략하게 요약하면 다음과 같다. 면역시스템을 지속적으로 긴장시키고 피곤하게 만들어 실수를 저지르게 만드는 요인들로는 (1) 장누수 현상을 일으키는 요인들, (2)음식 중에 염증을 유발시키는 성분들(**예** : 글루텐, 카제인, 곡물 속의 렉틴 성분 등), (3)환경 독소들 중에 들어 있는 각종 화학물질이나 중금속, 방사선 물질들, (4)미생물에 의한 감염, (5)일상의 과도한 스트레스 같은 것들이 있다.

(**참고** : 이중에서 최근 자가면역질환의 모델로 가장 주목을 받고 있는 것이 **미생물 모델설**이다. 이것은 인체 속에 상주하는 미생물총의 균형이 깨지면서 병원성 미생물들이 인체 속으로 유입되어 항체를 만들고 이 항체의 구조적 특성이 자가 단백질의 수용체와 잘 결합하여 면역 반응을 유발시키기 때문에 자가 세포나 조직이 손상을 입게 된다는 주장이다. 이 모델에 따를 것 같으면 모든 자가면역질환의 발생 과정 중간에는 인체내 상존하는 미생물총의 불균형 또는 이상증(dysbiosis)이 존재하거나 새롭게 유입된 병원성 미생물들의 침입으로 인해 만들어진 항체가 자가항체 역할을 하기 때문에 자가면역질환이 발생한다는 주장을 함축하고 있다. 과거에는 미생물의 인체내 감염 여부를 확인할 수 있는 방법이 도말 및 배양 방법 밖에 없었지만 21세기 들어와 DNA 염기분석 방법이 보편화되면서 많은 자가면역질환에서 세균을 포함한 미생물 감염의 흔적을 확인할 수 있게 됨으로써 미생물 침투로 인해 자가면역질환이 발생하게 된다는 이 모델의 주장이 더욱 확실하게 주목을 받고 있는 중이다.)

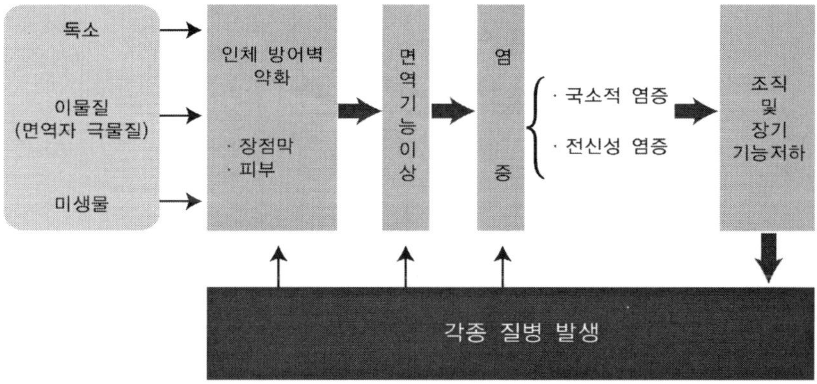


**그림. 각종 만성질환의 발생과정.**

대부분의 사람들은 처음에 건강한 상태로 지내다가 상기 유발요인들에 의해 첫 증상이 나타나면 일차 진료기관인 동네 병원에 가서 검사를 받는다. 그러나 대부분 이 단계에서는 특별한 진단명을 부여받지 못한다. 그래서 약으로 증상을 다스리는 치료만 받으며 시간을 보내게 된다. 다행히 증상이 가라앉는 경우 염증은 진정되어 사람들의 뇌리 속에서 잊혀지게 된다. 그러나 만약 증상이 가라앉지 않고 계속된다면 이에 불안감을 느낀 환자들은 여러 병원을 찾아다니면서 문제의 원인이 무엇인지 발견하려 애쓰게 된다. 그러나 이 때에도 진단을 내리기에는 아직 병이 숙성되지 않았기 때문에 각 병원에서 온갖 검사만 하고 확실한 병명을 붙여주지 않는다. 결국 시간이 한참 더 흘러서 진단에 적합한 기준이 될 때까지 병이 무르익어야 마침내 병명을 붙이게 되는 일을 겪게 된다. 이처럼 염증을 그대로 방치하여 병이 한창 무르익게 놔두면 당연히 무슨 병명이든 이름을 붙이기 쉬워진다. 예를 들어 다시 루푸스의 경우를 살펴보자. 루푸스 진단을 내리기 위한 조건을 살펴보면 11가지 증상이나 징후 중에 4가지 이상이 있어야 루푸스 진단을 내릴 수 있다. 이처럼 대부분의 자가면역질환에서는 질병 발생의 초기 과정에는 진단을 내리지 못하고 미적거리다가 나중에 병이 많이 진행된 뒤에야 진단을 내리는 경향을 보이고 있다.

본래 자가면역질환에서는 시간이 가면 점점 더 염증이 진행하여 증상들이 더 많이 나타나게 되어 있다. 그러나 이런 진행 과정을 미리 의심하고 빨리 유발요인들을 차단하며 "**몸속 대청소**"를 통해 '**몸 속 환경**'을 정화하고 면역시스템을 안정화시켜주면 체내 미생물총의 불균형과 이상증(dysbiosis) 그리고 장누수와 같은 현상들을 바로잡을 수 있어 염증으로 인한 조직이나 장기의 손상을 최대한 줄일 수 있다. 따라서 우리는 이런 진행 상의 시나리오를 미리 사전에 알고 이를 명심하고 있어야 한다. 특히 전문가는 이런 과정을 알고 환자에게 미리 말해줄 수 있는 능력을 갖추고 있어야 한다. 그래야만 병의 진행을 예방하고 이를 역전시키는 상황을 만들어 낼 수 있게 되는 것이다. 이런 관점에서 나는 몸 속에서 염증의 진행을 그대로 방치하는 현행 증상 치료 방법보다 근본적으로 염증을 예방하고 치료하는 **양생 의학적 방법**이 훨씬 효과적이라고 생각한다.

그런데도 현행 주류의학에서는 이런 개념을 전혀 실천하지 못하고 있다. 대신에 약물만을 사용하여 증상만 다스리고 아직 진단을 내릴 시기가 안되었다고 말하면서 맨날 검사만 반복하고 있어 결과적으로 병을 키우는 일만 하고 있다. 이처럼 증상을 없애기 위해 환자들에게 무조건 약을 처방하는 행위는 매우 잘못된 일로 우는 아이에게 사탕을 주는 것처럼 아프다고 징징거리는 환자에게 약을 주어 그 사람을 영영 염증의 수렁에서 못 빠져나오게 만드는 조치를 해주는 것과 같다고 생각한다. 또한 이는 학교 선생들이 열심히 제자들을 가르치기 귀찮아서 실력을 키울 필요가 없고 평등하게 살면 된다고 주장하는 것과도 비슷한 논리라 하지 않을 수 없다. 의사들도 마찬가지다. 만약 의사들이 환자들의 병을 근본적으로 해결해주는 것이 귀찮다고 생각한다면 항상 증상 치료에만 몰두한다. 그리고 좀 더 진행되면 시술이나 수술을 하는 쪽으로만 관심을 둔다. 이처럼 의사들이 약과 수술에만 관심을 가지고 있다면 차라리 동물을 가지고 실험을 하는 것이 낫지 않을까? 사람에게 이런 식의 패러다임을 적용하는 것은 그 환자를 인격체로 보지 않고 가축으로 보는 것과 같다고 생각하는 이유가 바로 이런 점 때문이다. 우리는 이제 지난 50여년간의 각종 임상 연구 및 경험들을 통해 자가면역질환의 진행 시나리오를 다 익힌 상태다. 따라서 의심하며 미루기만 하거나 증상만 없애면 책임을 다했다고 생각하는 태도는 정말 잘못된 것이라 생각된다. 그래서 나는 '**몸 속 환경**'을 바꿔 염증을 근본적으로 최소화시키는 **양생 의학**을 통해 건강에 대한 패러다임을 완전히 바꿔야 한다고 생각한다. 환자는 실험동물 또는 소, 돼지와 같은 가축이 아닌 존엄한 인격체이기 때문에 그런 식으로 잘못된 패러다임의 대상으로 삼아서는 안된다고 생각하는 것이다.

한편 환자들의 입장에서도 현명한 의료소비자가 되어 자신이 그런 임상 실험의 대상이 되지 않도록 똑똑해질 필요가 있다. 그래서 지금은 비록 사소한 염증이지만 이것이 더 진행되어 언젠가는 조직과 장기를 망가뜨리는 위험한 상황이 올 것이란 점을 알고 자신의 몸 속 염증이 더 이상 악화되지 않게 '**몸 속 환경**'과 면역시스템을 빨리 안정화 시켜주는 조치들을 취해주어야만 한다. 그것이 바로 내가 이 책에서 말하는 "**몸속 대청소**"를 통한 면역시스템의 안정화 방안의 핵심 요체인 것이다.

이런 의미에서 나는 환자들에게 다음과 같은 부탁을 하고 싶다. 나는 환자들에게 자신의 증상 및 상태를 파악하고 이를 사전에 더 이상 진행 또는 악화되지 않게 예방하려는 의사들의 노력을 인정해 달라고 요청하고 싶다. 그러나 이런 일은 현재와 같은 저수가 의료보험 정책하에서는 가능하지 않다. 만약 모든 의사들이 선량한 자원봉사자가 되지 않는 한 이런 진료 행태로는 더 이상 의료 서비스의 질적인 발전을 기대할 수가 없다. 교육 평준화로 인해 모든 학생들의 실력이 하향 평준화되듯 전국민 의료보험 제도는 환자들의 건강을 약과 수술로만 다스리도록 강요하고 있어 진료도 역시 하향 최소화되고 있다. 이런 상황에서는 의사들의 정성과 지식이 담긴 진정한 케어 서비스는 제공되기 힘들고 직업적 책임 소재만을 피하기 위해 최소한의 형식적인 의료 서비스만이 제공되는 안타까운 모습만 많이 양산하고 있는 실정이다. 그러면서도 이렇게 하는 최소 치료를 표준 치료라고 우긴다면 그것은 인격적 환자들의 생각과 바램을 완전 묵살하는 처사라고 말하지 않을 수 없다. 그래서 나는 이와 같은 치료를 제일 나쁜 하급 치료라고 생각한다. 환자들도 만약 그들이 최상의 진료를 받고 싶어한다면 최소한의 비용만을 고집해서는 안되고 자신이 기대하는 만큼의 서비스에 대한 비용 지출을 기꺼이 제공할 의지를 가지고 있어야만 한다. 그래야만 각종 염증을 사전에 막고 건강을 돌보는 최고급 서비스를 받을 자격이 생긴다고 생각한다.

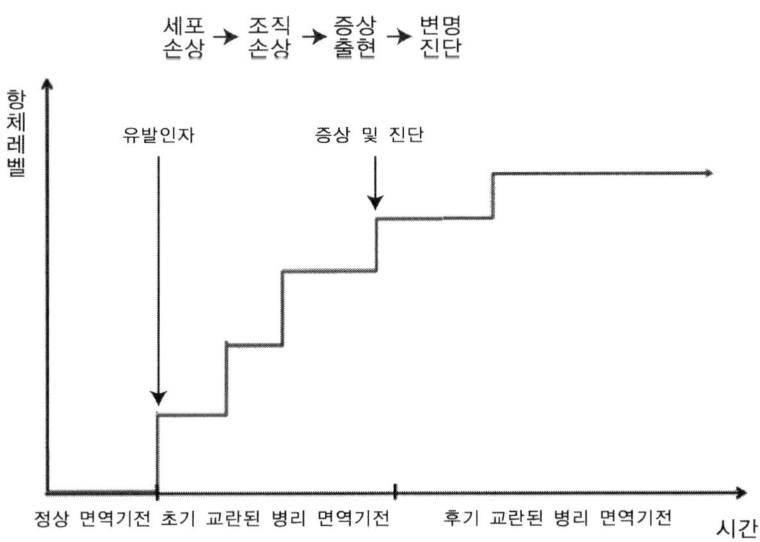


그림. 자가면역질환의 단계별 진행 과정

## 자가면역질환의 다양한 악화 요인 : 면역복합체

자가면역질환은 면역시스템이 착각을 일으켜서 자가 조직을 공격하는 질환이다. 그 유발원인으로는 환경적인 것과 유전적인 것이 있고 그 중간에 인체내 공생 미생물들의 불균형과 장누수와 같은 조건들이 개입되는 복잡한 형국을 이루고 있다.

이런 자가면역질환은 신체 어느 부위에서나 일어날 수 있는데 그 이유는 첫째 (1)신체 어느 부위 조직에 대해서나 그에 대한 자가항체가 만들어질 수 있기 때문에 그렇다고 볼 수 있고 또 다른 이유로는 (2)그로 인해 생성된 면역복합체가 혈류를 타고 어디로든 갈 수 있기 때문에 그렇다고 설명할 수 있다.

**면역복합체**(immune complex)란 이물질(항원)에 대한 항체가 생산되어 이 두 가지가 결합된 상태를 말하는 것으로 장기적으로 몸 안에서 자가면역반응이 생기면 자연스레 자가 면역복합체가 많이 만들어지게 된다. 그리고 이런 면역복합체는 혈류를 타고 몸속 어디로든 이동할 수 있다. 그래서 만약 이들이 관절로 가면 관절이 붓고 열이 나며 관절염이 발생하게 된다.(**예** : 류마치스 관절염)

(**참고** : 아이러니하지만 면역시스템이 정상으로 작동하기 위해서는 면역복합체가 필요하다. 그래서 정상적일 때에는 면역시스템이 면역복합체를 혈액에서 제거시키는 일을 담당한다. 그러나 면역복합체가 너무 많을 경우에는 면역시스템이 이들을 다 몰아내지 못하고 넘치는 것들이 혈액 밖의 다른 조직이나 장기에 축적되어 그 곳에서 염증 반응을 일으키고 그로 인해 면역 세포들이 몰려들어 조직에 손상을 주는 자가면역반응을 일으키게 되는 것이다. 그래서 이런 경우를 특히 '**면역복합체 질환**'이라 따로 부르기도 한다.)

같은 기전으로 면역복합체가 혈관벽에 붙어서 염증을 일으키면 각종 혈관염이 발생하게 된다.

그 결과 혈관벽이 두꺼워져서 혈류 흐름을 막기도 하고 반대로 두꺼워진 혈관벽의 반대편으로 혈류가 쏠리면서 혈관벽이 늘어나 동맥류(aneurysm)가 만들어지기도 한다. 이런 혈관염은 어느 혈관에 생기느냐에 따라 그 임상 양상이 달라지게 된다. 큰 혈관에 생기면 다카야수 동맥염(대동맥궁 증후군), 거대세포 동맥염 등을 만들고, 중간 정도 크기의 혈관에 생기면 가와사키병, 결절성 다발동맥염 등을 만들고, 아주 작은 모세혈관벽에 생기면 현미경적 다발혈관염, 베게너 육아종증, 척스트라우스 증후군, 저보체성 두드러기 혈관염, 면역글로불린A 혈관염, 냉각글로불린 혈관염 등을 만들게 된다.

임상적인 심각성은 작은 혈관에 생길수록 더 커지고 신체 어느 부위에 혈관염이 생기느냐에 따라 달라진다. 일반적으로 피부혈관(홍반, 자색반), 근육 혈관(근육통)에 생기면 큰 문제가 되지 않지만 위장관 속의 혈관에 생기면 복통, 궤양, 혈변 등을 일으킬 수 있고 신경 혈관에 생기면 신경 장애로 보행 동작에 파행을 일으킬 수도 있다.

이보다 더 큰 문제는 장기로 들어가는 혈관에 면역복합체가 들러붙는 경우라고 할 수 있다. 뇌 속 혈관에서 이런 일이 생기면 뇌혈관이 막히거나 터지는 뇌졸중이 발생하고, 안구 속 혈관에서 이런 일이 발생하면 망막 혈관염으로 시력을 상실할 수 있다. 또 폐 속 혈관에서 발생하면 폐출혈, 각혈, 폐렴을 일으킬 수 있고 신장 혈관에서 발생하면 사구체신염을 유발시켜 신부전증을 만들기도 한다.

**(참고 : 이와 같은 자가면역성 혈관염은 그 기전이 죽상동맥경화증의 발생기전과 약간 다르다. 자가면역성 혈관염에서는 면역복합체가 주된 역할을 하며 주로 혈전을 잘 만드는 형태로 진행된다는 차이점을 가지고 있다. 죽상동맥경화증의 발생 기전은 본인의 다른 저서인 "심혈관질환의 예방 및 근본 치유법"에 좀 더 자세히 적혀있다.)**

## 자가면역질환의 진단

자가면역질환은 거대한 질환군으로 그 속에 100여가지가 넘는 질병들이 속해 있다고 앞서 말했다. 이들이 개별적으로 갖는 특징도 있지만 모두가 갖는 공통점은 체내에 자가항체가 존재하여 이로 인해 조직이 손상을 입어 각종 질병을 일으킨다는 사실이다. 이런 이유로 우리가 자가면역질환이라고 말하기 위해서는 그 사람의 몸 속에 자가항체가 있다는 것을 증명해야 한다. (**참고** : 부록의 **자가면역항체 목록**)

그래서 여러분이 병원에 갔을 때 현행 주류의학을 배운 의사가 당신에게 자가면역질환이 있을 것을 의심하면 제일 먼저 혈액에서 항핵항체(ANA)와 같은 자가항체(면역항체) 검사를 해보자고 제안할 것이다. 자가항체 중에는 항핵항체(ANA)와 같이 여러 전신성 자가면역질환에서 나타나는 항체가 있는가 하면 특정 조직의 손상 시에만 나타나는 자가항체도 있다. 자가항체가 전신의 조직 어느 것에나 대응하여 생길 수 있기 때문에 그 종류가 많고 다양하며 지금까지 발견된 것 외에 앞으로도 얼마든지 추가로 발견될 가능성이 많이 있다. 그래서 대부분의 희귀 난치성 질환은 이런 자가항체가 일으키는 자가면역질환의 성격을 가지고 있으면서 자가항체가 희귀한 것이거나 또는 아직 뚜렷한 자가항체가 발견되지 못한 상태의 질환들로 볼 수 있다.

자가면역질환의 진행 과정 중에 종종 제일 먼저 나타나는 항체가 항핵항체(ANA)다. 그래서 만약 항핵항체(ANA)가 양성으로 나오면 그 다음으로 루푸스, 류마티스 관절염, 쇼그렌 증후군, 피부 경화증, 다발성근염, 혼합 결합조직 질환, 피부근염 등과 같은 특정 자가면역질환을 찾기 위한 특별한 검사를 다음 단계로 진행하면 된다. (**참고** : 제4장 **흔히 접하는 자가면역질환**) 그러나 이런 특별 검사에서 다른 자가항체가 음성으로 나오고 오직 항핵항체(ANA)만 양성으로 나오는 경우에는 아직까지 자가면역질환을 가지고 있다고 진단 내리지는 않는다. 그래서 현행 주류의학에서는 증상이 더 악화되고 다른 항체 검사에서 양성 결과가 나올 때까지 환자에게 좀 더 지켜보자고 말하곤 한다.

앞서 말했듯이 나는 이럴 때 아무런 조치도 하지 않고 그 사람을 좀 더 두고 보겠다는 태도는 병을 예방하고 이를 사전에 발견하여 더 이상 진행되지 않도록 막는 조기 치료를 완전 무시하는 태도라서 잘못된 판단이라고 생각한다. 그렇지만 현행 주류의학에서는 '**선병명-후치료**' 라는 프레임에 갇혀 어쩔 수 없다고 말하고 있다. 현행 주류의학의 규정에 따르면 증상이 심하게 나타나고 병이 한참 진행된 뒤에 병명을 붙이고 나서야 치료를 시작하는 것을 원칙으로 삼고 있다. 그러므로 이런 프레임하에서는 질병의 예방을 전혀 기대할 수가 없다. 이런 프레임은 질병을 사전에 예방하여 조직이나 장기가 손상되는 것을 막는 목표를 가진 **양생 의학**의 원칙과는 완전 다른 방식이라 할 수 있다. 현행 주류의학에서는 병명이 붙지 않으면 병이 아니라고 생각한다. 나는 이런 방식이 너무나도 무책임한 방식이라고 생각하기 때문에 이를 버리고 **양생 의학**을 실천하고 있는 것이다.

우리는 과거와 달리 많은 의학적 경험과 자료들이 축적돼 있고 발전된 시설과 장비를 갖춘 환경 속에서 의료 서비스를 제공하고 있다. 그래서 한두 가지 증상을 보고 그 사람의 몸 속에서 염증 반응이 어떻게 진행될 것인지 그 양상을 미리 짐작해 볼 수 있는 환경 속에 살고 있다. 게다가 특정한 병명까지 부여된 상황이 되면 그 질병의 코스 또는 시나리오가 이미 다 나와 있는 상태라고 할 수 있다. 따라서 의사는 이런 사람들에게 앞으로 일어날 상황에 대해 대체적인 윤곽을 충분히 알려줄 수 있고 실제로 이것이 가능하다고 생각한다. 그리고 이를 토대로 몸 안에서 진행 중인 만성 염증 반응을 조기에 차단하는 예방책을 실시하는 것이 정당하다고 생각한다. 그래서 나는 나중에 특정 조직이나 장기에서 염증으로 인한 손상이 발생하여 기능저하가 일어날 위험성이 존재한다는 점을 환자들에게 미리 알려주고 이를 사전에 막도록 환자들의 협조를 구하고 치료에 동참하도록 설득하는 것이 올바른 진료라고 생각하고 있다. 그렇지만 현행 주류의학에서는 이런 식의 진료를 과잉 진료 또는 불필요한 진료라고 규정하고 있다. 이는 자가면역질환의 특성을 전혀 이해하지 못하기 때문에 그런 것이라 매우 씁쓸한 생각을 거둘 수 없다.

**자가면역질환은 특정 자가항체가 나타나기 이전에 개입하여 예방하는 것이 최선이고 진단을 받고 난 뒤에도 그것을 예방하는 것과 같은 방법으로 치료하는 것이 가장 효과적인 질환이다. 다시 말**

**해 예방법과 치료법이 같은 질환인 것이다**.

우리는 누구나 나이를 먹으면 자가면역질환에 걸릴 위험성이 증가한다. 엄밀히 말해 노화 과정도 일종의 자가면역질환적 성격을 가지고 있기 때문에 그런 것이다. 또한 몸 속에 염증 유발요인이 들어오면 그 유발요인이 선호하는 부위와 그 사람의 몸 속에서 가장 취약한 부위에 염증이 잘 발생하는 경향을 보이게 된다. 따라서 진단에 너무 매달리지 말고 염증을 없애는 '**몸 속 환경**' 개선 조치를 취하는 것에 더 집중하는 것이 올바른 결정이라는 점을 기억해 두길 바란다. 그렇게 하면 진단의 기준이라 할 수 있는 자가항체의 역가도 떨어져 몸 속에서 완전히 사라지게 만들 수 있기 때문에 이 목표를 향해 나아가는 것이 더욱 중요하다는 점을 다시 한 번 강조해 두고 싶다.

## 자가면역질환의 일반적인 진행 시나리오 !

자가면역질환이 진행되는 과정을 살펴보면 일련의 스펙트럼이라는 생각을 하게 된다.

처음에는 몸에 나쁜 불량한 식사를 해도 대부분 큰 문제를 일으키지 않는다. 그러나 일부 예민한 사람들은 위장관에 불편한 증상들을 경험할 수 있다. 설사를 하거나 배가 아프거나 헛배가 부르고 위산이 역류하여 속쓰림이 생기고 변비가 오는 사람도 있다. 또는 여드름, 피부 뾰루지, 피곤, 우울한 감정 등과 같이 먹는 것과 전혀 무관해 보이는 증상들을 경험하는 사람도 있다. 꼭 음식이 아니어도 환경 독소나 중금속 또는 세균이나 곰팡이와 같은 미생물에 노출되는 일도 처음에는 대수롭지 않은 증상을 일으키며 면역시스템을 자극할 수 있다.

그러나 이런 각종 스트레스가 모두 처음부터 큰 증상이나 질병을 일으키지 않는다. 우리 몸에는 면역시스템이 작동하고 있기 때문에 처음 몇 번 가해지는 자극에는 잘 대응한다. 그러나 이런 일이 잦아지고 미생물과 독소의 부담이 점점 커지게 되면 몸 안에서는 염증 증상들이 여기저기 하나 둘씩 나타나기 시작한다. 이들이 짧은 기간 안에 사라지지 않고 점차 만성화되면 이 스펙트럼 상의 좀 더 심한 상태로 진행하게 되는 것이다.

위장관 증상들, 관절염, 근육통, 피로, 알레르기 반응들이 나타나고 비만도 나타난다. 왜냐하면 몸 속에 들어온 독소들을 혈류로부터 배제시켜 저장하기 위한 목적에서 체지방량이 증가하는 적응 반응을 보이기 때문이다. 그리고 이렇게 증가된 과잉의 지방은 염증을 일으켜서 몸 속의 염증 레벨을 더 올리고 이를 만성화시킨다. 이로 인해 악순환의 고리가 형성되는 것이다. 체내 염증 레벨이 증가하면 면역시스템이 만성적으로 자극받아 몸에서는 더 많은 염증 신호들이 나타나게 된다.

그러나 이때까지만 해도 아직 자가면역질환이라는 진단은 붙여지지 않는 경우가 많다.
그러다가 염증 증상의 발현 횟수가 더 많아지고 그 강도가 강해지면서 면역시스템이 마침내 그 부담을 견디지 못하고 왜곡된 상태로 자가 조직을 공격하는 상태에 이르게 된다. 이때부터가 바로 본격적인 자가면역질환의 범주에 들어간다고 정의해 볼 수 있다.
물론 이와 같은 진행 과정에는 사람마다 차이가 있다. 자가면역질환의 유발요인들 중에 기여하는 부분이 많을수록 더 빨리 나타나게 된다. 예를 들어 자가면역질환의 가족력이 있는 사람의 경우에는 특히 부모나 형제간처럼 가까운 가족들 간에 자가면역질환이 있는 경우에는 더 빨리 이 과정이 단축되어 나타날 수 있다.

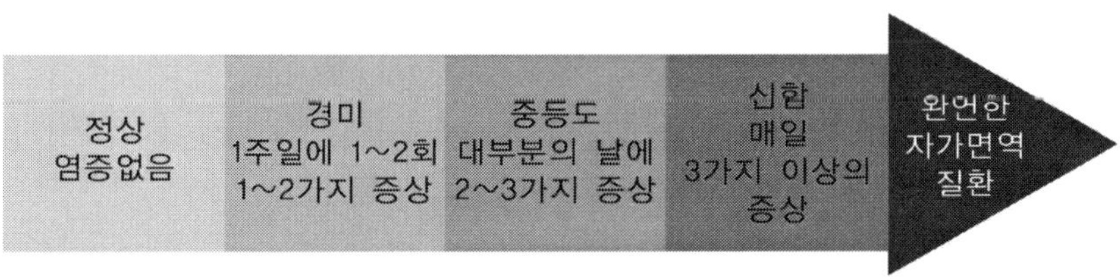


그림. 자가면역질환의 진행과정

## 제3장

# 자가면역질환의 발생 유발요인

자가면역질환은 면역시스템이 자가 조직(self)과 외부 물질(non-self)을 구분하지 못함으로써 생기는 염증성 질환이다. 그럼 도대체 왜 면역시스템이 이런 기능을 상실하게 되었을까? 이 질문에 대한 답은 어느 한가지로 간단하게 정해져 있지 않다. 감염성 질환처럼 특정 원인균이 존재하는 일대일 관계가 아니라 몸 속 환경을 결정짓는 여러 요인들이 복합적 다원적으로 작용하여 그렇게 된 것이기 때문이다.

그래서 나는 자가면역질환이 발생하는데 기여하는 원인을 다음과 같이 크게 6가지로 정리해 보았다.

1. 유전적 소양
2. 환경 독소
3. 식이적 요인(면역학적 자극 요인)
4. 인체 방어선의 파괴(예 : 장누수, 피부 결손 등)
5. 인체 미생물총의 불균형 및 이상증(dysbiosis) : 병원성 미생물의 유입
6. 스트레스 과다와 호르몬 불균형

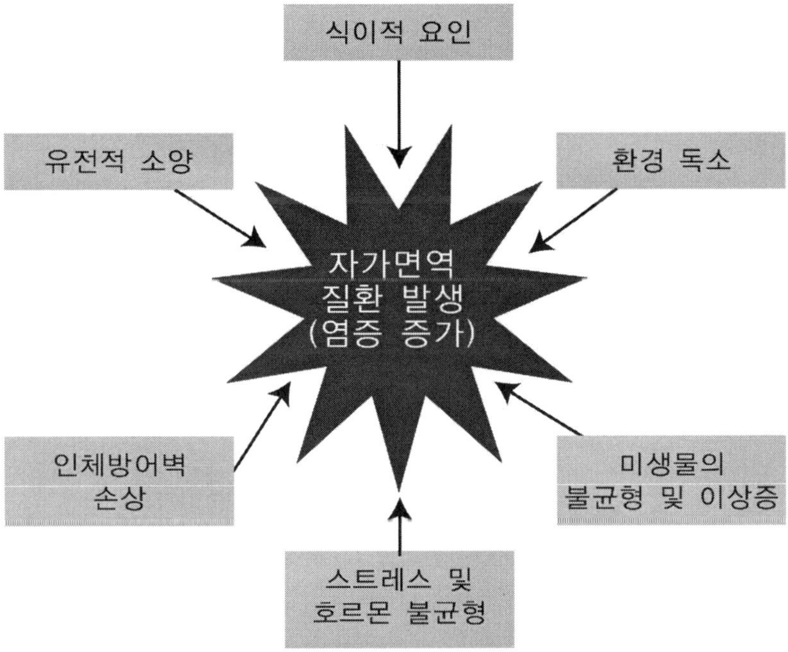


그림. 자가면역질환의 발생에 기여하는 유발요인들

## 1. 유전적 소양

자가면역질환에서 유전적 소양이 차지하는 비중은 과거 생각했던 것에 비해 그리 많지 않은 것으로 밝혀져 있다. 굳이 비율로 따진다면 10%도 채 안된다고 말하고 싶다. 오히려 유전적 소양은 염증 유발물질이 몸 속으로 유입되었을 때 어느 조직이나 장기가 그것에 가장 취약한지를 결정하는 부분에 있어 기여하는 정도로만 관여하고 있는 듯하다. 그래서 나는 최근에 우리 주변에서 자가면역질환이 많이 증가하는 원인이 유전적 요인보다는 환경적 요인이 더 크게 작용하고 있어서 그렇다고 생각한다.

면역세포들이 후천적으로 면역 기능을 획득하기 위해서는 흉선(thymus)의 역할이 중요하다. T 림프구를 훈련시켜 면역 관용을 배우도록 하는데 기여하는 흉선의 기능이 선천적으로 약화된 것도 알레르기나 자가면역질환의 발생에 기여하는 측면이 있으나 이것이 유전적 요인과 연관이 있는 문제인지 여부는 아직까지 확실하게 밝혀져 있지 않은 상태다.

## 2. 환경 독소

우리가 사는 생활 및 생태 환경 속에 각종 염증 유발물질이 증가되고 있어 이것이 인체 속으로 침투해 들어오는 일이 계속 증가하고 있다. 그래서 현대인들은 매일 많은 양의 독성 화학물질과 접촉하고 이를 구강, 위장관, 호흡기 점막이나 피부 등을 통해 조금씩 흡수하며 살고 있다. 이로 인해 면역시스템이 불필요하게 예민해져서 각종 염증 반응 및 자가면역질환들이 그 어느 때보다 자주 발생하고 있는 것이다. 그렇지만 이 문제는 의학적 요인 말고도 워낙 광범위한 사회 환경적 문제가 얽혀 있는지라 이 모든 문제를 다루는 것은 이 책의 주제를 흐리게 하고 핵심을 벗어나게 만들 가능성이 높다. 그래서 나는 여기서 이 문제의 범위를 의학적 범주 안으로만 국한시켜 언급하고자 한다.

오늘날 많은 사람들이

- 면역시스템을 자극하는 식품들을 자주 섭취하고
- 생활 환경 속에서 각종 화학물질, 오염물질, 중금속 등에 수시로 노출되고 있으며
- 몸 밖과 인체 내에 상존하는 수많은 감염성 또는 병원성 미생물의 체내 유입 시도에 시달리고 있다.

이중에서 먹거리 식품의 본질적 문제와 관련하여서는 다음에 나오는 **식이적 요인**에서, 각종 감염성 미생물과 관련하여서는 **감염성 또는 병원성 미생물의 유입**에서 다루기로 하고 여기서는 우리가 살고 있는 생활 및 생태 환경 속에 존재하는 인공적 화학물질들의 체내 유입 문제에 관해서만 이야기하기로 한다.

공업화가 진행되면서 우리가 사는 생활 및 생태 환경 주변에 인간이 만든 수천가지 화학물질들이 새로이 도입되어 잔류하고 있다. 그 중에서 제대로 된 안전성 검사를 받은 것은 1%도 채 안되는 실정이다. 그만큼 우리 주변에 잠재적 위험성을 지닌 각종 화학물질들과 환경 독소들이 넘쳐 나고 있다. 이들은 우리가 들이마시는 공기, 먹는 음식과 물, 입고 덮는 의류, 만져서 사용하는 각종 기구, 청결을 위한 세제 및 위생용품, 미용을 위한 화장품, 치료를 위한 처방약물 등을 통해 수시로 우리 몸 속으로 들어오고 있다. 이들이 들어오는 경로도 다양하여 구강 및 위장관을 통해 들어오는 것도 있고 숨쉬는 공기를 통해 들어오거나 피부 접촉을 통해 들어오기도

한다. 이렇게 많은 양의 화학물질들이 수시로 몸 안으로 들어오다 보니 면역시스템은 그 어느 때보다도 과부하에 걸려 예민해질 수밖에 없다. 그래서 이런 화학물질들에 의해 각종 알레르기 및 민감성 반응들이 증가하고 이들이 결국 자가면역질환의 형태로 발전하는 일까지도 덩달아 같이 증가하고 있는 것이다.

한 연구에서는 현대인들의 몸 속에 약 200여 가지가 넘는 인공 화학물질들이 존재하고 있다는 충격적인 결과를 내놓고 있다. 이처럼 오늘날 화학물질과 환경 독소의 범람으로 각종 피부질환, 호흡기 질환, 소화기 질환들이 큰 폭으로 증가하고 있는데도 많은 사람들은 이를 자신의 생활 환경 또는 생태 환경에서 발생되는 각종 화학물질 또는 오염물질의 탓이라고 생각하지 못하고 문명의 혜택은 절대 포기할 수 없다는 완강한 태도를 보이며 이에 저항하고 있다. 그 결과 인공 화학물질이나 독소와의 접촉을 줄이려는 근본적인 노력은 하지 않은 채 이 문제를 또 다른 인공 화학물질인 약물로만 해결하려고 함으로써 악순환의 덫에 걸려 빠져나오지 못하는 안타까운 길을 걷고 있는 것이다.

이와 같은 인공 화학물질이나 독소들은 면역시스템을 자극하는 것은 물론 대사 및 호르몬 기능도 교란시키고 심지어 세포 핵 속의 DNA 구조에도 영향을 미칠 수 있다. 그렇게 되면 변형된 세포내 단백질 구조가 다시 항원으로 작용하여 자가항체를 만들어내는 역할을 수행하게 될 수도 있다.

이처럼 화학물질과 환경 독소가 인체에 미치는 심대한 영향을 깨달은 사람이라면 가능한 이와 같은 인공 화학물질 및 독소들의 체내 유입을 최대한 줄이려는 노력을 해야 한다. **나의 양생 프로그램**에서도 이를 위해 다음과 같은 제품이나 기구들의 사용을 최대로 줄이고 생태 환경도 보존하는 일에 앞장설 것을 적극 권장하고 있다.

- 먹는 식품을 유기농 식품으로 선택한다. 제철 음식을 자연 그대로 가공하지 않은 채 먹되 각종 인공 첨가물을 넣지 않도록 한다.
- 마시는 물 속에 각종 화학물질들과 오염물질 등이 들어 있기 때문에 반드시 정수한 물을 마시도록 한다.
- 숨쉬는 공기 중에 대기 오염물질들과 미생물, 중금속들이 미세먼지 형태로 흡입될 수 있으므로 실내 환기를 잘 시키고 청소를 자주하며 공기정화기를 사용하도록 한다.
- 가능한 생활 속에서 플라스틱 제품들의 사용을 자제한다. 플라스틱 제품 속에는 각종 가소제가 함유되어 있어 면역세포들을 자극할 뿐 아니라 호르몬 시스템을 교란시키기도 한다.
- 몸의 청결과 단장을 위해 사용하는 인공 세제나 샴푸, 화장품의 사용을 최대한 자제하고 이를 천연 제품으로 바꾸도록 노력한다.
- 집안의 청소를 위해 사용하는 세제나 빨래를 위한 세탁제 역시 가능한 독성이 약한 제품을 선택하고 무분별한 사용을 피하도록 한다.
- 열을 가하는 요리를 할 때 사용하는 기구들 중에서 인공 화학물질을 배출하는 것들을 피하고 음식을 담는 그릇도 플라스틱, 알루미늄 제품보다는 세라믹이나 스테인레스 제품으로 바꾼다.

- 집안의 인테리어 제품, 가구, 소파, 카펫 등에 방염물질을 바른 것들을 피하고 특히 어린 아이들이 만지며 갖고 노는 장남감이나 제품에 각종 화학물질들이 묻어나오는 것을 구입하지 않도록 한다.
- 사무실에서 사용하는 레이저 프린터, 잉크, 감광용지 등도 가능한 사용을 자제한다.
- 새로 지은 집에서 나는 페인트 냄새, 주유소의 휘발유 냄새, 자동차 엔진에서 나오는 배기 가스, 공장에서 나오는 역한 냄새, 식당에서 조리할 때 나오는 기름 냄새 및 미세먼지, 세탁소의 드라이 클리닝 냄새 등을 멀리하도록 한다.
- 불필요한 처방 약물 복용을 중단한다. 인공 합성 약물 대신에 가능한 천연물로 대체하도록 노력한다. (참고 : **병은 약으로 고치는 것이 아니라 '몸속 대청소'를 통해 고치는 것이란 생각을 가져야 한다.**)
- **집안 또는 사무실에 곰팡이 냄새가 나거나 곰팡이 군락이 보이는 경우 이를 제거하고 피해야 한다.**
- 이 밖에 우리 생활 주변에는 많은 인공 화학물질, 오염물질, 중금속, 초미세먼지 등이 존재한다. 이들을 완전 배제할 수는 없지만 그래도 가능한 이들을 최대로 피하고 멀리하려는 노력을 해야 한다. 특히 이미 몸 속에 염증 반응을 심하게 가지고 있는 사람들일수록 이런 노력을 더욱 열심히 경주해야 한다.

### 화학물질에 대한 노출을 줄이자!

제2차 세계대전 이후 약 85,000개 이상의 새로운 화학물질들이 제조되었고 그 중에서 약 3,000개 정도가 아주 많이 사용되고 있다. 그렇지만 이들 중 인체에 안전하다는 검사를 끝까지 다 마친 물질은 하나도 없다. 비록 급성 독성검사는 했을지언정 만성적인 안전성 검사나 장기적 효과에 대해서는 그 어느 것도 분명하게 안전하다고 말할 수 있는 것이 없는 상태다. 그래서 이런 화학물질들이 끊임없이 몸 속으로 유입되어 면역시스템을 자극하고 있어 자가면역질환의 발생에 기여하는 터전을 제공하고 있다.

(**참고** : 인체에 급성 독성 반응을 일으키는 물질들은 이미 그 사용을 제한하고 있다. 그러나 급성 독성은 없다고 하더라도 대부분의 화학물질들은 만성적으로 인체의 면역성, 발암성, 대사기능, 유전성 등에 영향을 끼칠 수 있는데 이 점에 있어서는 아직 확실하게 안전하다고 말할 수 있는 것은 하나도 없는 상태다.)

몇 가지 대표적인 화학물질들을 들어보자. 농약 중에서 대표적인 것으로는 글리포세이트(Glyphosate)란 제초제 성분이 있다. 이것은 위장관 점막에 직접적인 손상을 일으키고 장내 미생물 균형을 파괴시키며 신장 기능저하와 밀에 대한 자가면역질환을 유발시키는 것으로 널리 알려져 있다. 이 밖에 플라스틱 가소제 성분인 BPA, PCBs 등도 자가면역질환을 일으키는데 관련되어 있다고 주장하는 논문들이 많이 나와 있다. 또한 손세정제나 치약 등에 사용되는 항균제인 트리클로산(Triclosan) 역시 면역시스템에 부정적인 영향을 미치는 것으로 발표되어 있다.

이 밖에 중금속, 방부제, 방염제, 분해되지 않는 유기 오염물질, 들러붙지 않는 주방용기나 일회용 그릇에 사용되는 PFOA(perfluoro-octanoic acid), 개인용 청결제품 및 화장품 등에 사용되는 파라벤 같은 각종 화학물질, 처방 약물, 백신, 기타 인공비타민 같은 보충제 등도 모두 면역시스템을 자극할 수 있는 것으로 밝혀져 있다.
**그래서 현대인들은 화학물질과 독소의 환경 속에서 살고 있다고 해도 지나친 말은 아니라고 생각한다.** 그리고 실제로 우리는 이런 화학물질들과의 접촉을 피한 채 살 수 없는 그런 생활 환경 속에 살고 있다. **그래서 이들 비정상적인 인공 화학물질들이 면역시스템을 자극하는 환경을 피할 수 없기 때문에 오늘날 알레르기 질환과 자가면역성 질환이 계속 증가하고 있는 것이다.**
그렇지만 아무리 상황이 안 좋아도 우리는 가능한 이런 화학물질 또는 오염물질들과의 접촉을 피하려고 애를 써야만 한다. 이들은 발암성뿐 아니라 면역성을 자극하는 능력도 가지고 있고 심혈관계 및 대사 작용에도 지장을 주는 등의 여러 만성 독성 효과를 가지고 있기 때문에 가능한 이들과의 접촉을 피하려고 노력해야 한다. 많은 사람들이 '설마 나는 괜찮겠지?' 하며 이런 행동들을 무시하는 경향을 보이고 있는데 그와 같은 태만함이 누적되면 나중에 돌이킬 수 없는 불행을 자초할 수 있다. **무지는 질병을 낳고 나중에 억울하다는 회한의 눈물을 흘리게 만든다.**
그러므로 우리는 교육을 통해 배워야 하고 이런 것들의 문제점을 알고 이들을 피하고 사용하지 않으려는 노력을 부단히 해야만 한다.

### 수은과 자가면역질환

자가면역질환과 관련하여 가장 잘 알려진 중금속 독소는 수은이다. 수은은 아말감이란 치아 충전재를 통해 몸 안으로 들어오기도 하고 석탄이나 나무를 태울 때 생기는 부산물로 대기중에 방출되어 이를 흡입하게 됨으로써 들어오기도 한다. 또한 수은을 함유한 물질이나 물품을 정제하거나 소각시킬 때에도 대기중으로 나오게 된다. 그러면 이들이 토양, 강, 바다물 속에 녹아 들어 이것을 먹는 물고기들의 몸에 축적되고 이들이 먹이사슬의 상층부에 존재하는 참치, 다랑어, 방어, 배스 등과 같은 큰 생선들 그리고 이들을 잡아먹는 인간의 몸 속까지 들어오게 되는 것이다.

연구 결과 수은은 하시모토 갑상선염, 그레이브스병, 루푸스, 다발성 경화증 등과 같은 자가면역질환과 많은 관련이 있다고 알려져 있다. 그 이유는 수은이 자체 분해되지 않기 때문에 이를 포함한 세포나 조직의 구조를 변경시켜 면역세포들로 하여금 그들을 이물질로 인식하게 만듦으로써 강한 면역 반응이 일어나게 하기 때문이다. 따라서 가능한 수은과 같은 독소와의 접촉을 최대로 피하고 이미 몸 속으로 들어와 있는 독소들은 열심히 제거하는 일을 해야 한다. 이 점에 대해서는 **제2부 자가면역질환의 치료 및 관리법**에서 좀 더 자세히 논하기로 한다.

## 환경 독소의 해독 및 제거 : 간 기능의 중요성 ❗

독소와 관련하여 꼭 이해하고 있어야 할 사항은 간 기능과 관련된 부분이라 할 수 있다.

간은 몸 속에서 독소를 중화시켜 이를 배출시키는 매우 중요한 작용을 하는 장기다. 그러므로 몸 속에 너무 많은 독소를 가지고 있을 때에는 이를 해독하는 간이 많은 부담을 느껴 그 기능을 잠시 잃어버리고 기능저하에 빠질 수 있다. 그래서 나는 이것을 일종의 '간 피로'라고 부른다.

이런 이유 때문에 나는 환경 독소와 관련하여 독소와의 접촉을 피하는 것도 중요하지만 다른 한편으로 간 기능을 충분히 지원해주는 조치를 취해주는 것 역시 매우 중요하다는 점을 강조하고 있다.

간은 각종 효소들의 도움을 받아 독소를 해독하는 복잡한 생화학적 과정을 가지고 있다. 그러므로 간의 해독 기능을 지원하기 위해서는 이런 과정에 필요한 충분한 영양소들을 공급해 주어야 한다. 만약 이런 영양소들이 충분하지 못할 경우에는 간에서 독소들을 충분히 해독하지 못해 이들이 몸 안에 체지방의 일부분으로 축적될 수 있다.

또한 간은 자연적으로 몸에서 만들어진 호르몬들이 분해되는 곳이기도 하다. 그래서 간이 독소 부담으로 지친 상태가 되면 호르몬들을 분해하는 작업도 함께 지연된다. 특히 에스트로젠과 같은 호르몬이 간에서 분해되어야 하는데 이 작업이 느려지게 되는 것이다. 그 결과 몸 안에 에스트로젠이 축적되고 이들이 더욱 독성이 강한 형태로 바뀌게 된다. 그래서 이들 이차 생성물질들이 더 강한 독소가 되어 DNA 손상을 일으키고 강한 면역 반응을 야기시키는데 기여하게 된다. 실제로 에스트로젠은 루푸스와 류마치스 관절염 발생 과정에서 매우 중요한 역할을 하는 것으로 알려져 있다.

간에서 독소, 호르몬 등과 같은 화학물질들을 분해시켜 이를 자연스럽게 몸 밖으로 배출하는 작업을 도와주기 위해서는 간 기능을 지원하는 여러 방법들을 적극 사용해야 한다. 이 점 역시 자가면역질환을 예방하고 치료하는데 있어 매우 중요한 역할을 하기 때문에 **제2부 자가면역질환의 치료 및 관리법**에서 좀 더 자세히 설명하기로 한다.

## 3. 식이적 요인들 : 면역학적 자극 요인

먹는 식품도 자가면역질환의 발생에 가장 큰 영향을 미치는 요인 중 하나다. 먹는 음식이 잘못되면 장내 미생물총의 균형이 깨지고 장점막의 방어벽이 무너져서 각종 독소들과 병원성 미생물들이 몸 안으로 침투해 들어오는 기회가 증가된다. 이 점에 대해서는 다음에 나오는 4. **인체 방어선의 파괴** 부분에서 좀 더 자세히 다루기로 하고 여기서는 먹거리가 잘못되면 장내환경이 나빠지면서 장점막의 방어벽이 파괴될 수 있다는 점만 기억하고 넘어가기로 한다.

또한 먹거리의 중요성은 그것을 통해 각종 농약이나 살충제, 방부제, 색소나 향료와 같은 식품첨가물, 세균 및 바이러스 등이 함께 몸속으로 들어가는 운반책 역할을 한다는 점에서도 찾아볼 수 있다. 그러나 이 문제는 앞서 언급한 2. **환경 독소**의 문제와 5. **미생물 유입**의 부분에서 언급되기 때문에 역시 여기서는 이 부분들을 제외하고 식품 자체가 가지고 있는 면역학적 문제점만을 살펴보기로 한다.

식품 속에는 식물이 자신을 보호하기 위해 만든 렉틴이란 성분이

들어 있다. 그 중에서 가장 대표적인 것이 밀, 보리, 호밀, 카무트, 스펠트 같은 곡물 속에 들어 있는데 글루텐이다. 글루텐은 사람의 소화효소로는 분해가 되지 않기 때문에 이것이 몸 안으로 들어가면 이물질로 작용하여 면역시스템을 자극하는 역할을 한다. 그래서 어쩌다 한 번 이것을 섭취하는 것은 별 문제가 되지 않겠지만 지속적으로 글루텐을 섭취하면 면역시스템을 꾸준히 자극하는 셈이 되어 식품민감성 반응과 자가면역질환이 발생하는 단초를 제공할 수 있다. (**참고** : 글루텐에 대한 민감성 반응은 본인의 다른 저서인 "**관절염 치유하기**"에 좀 더 자세한 내용이 적혀 있다.)

이 밖에 현대의 대두콩, 옥수수 같은 농작물들은 유전자 조작으로 인해 그것이 분자 레벨에서 과거 농작물과는 많이 다른 상태로 변해 있는 상태다. 이렇게 된 이유는 병충해에 강하고 더 많은 수확을 가져다줄 수 있는 품종을 얻고자 품종 개량을 많이 했기 때문이다. 그렇지만 그 부작용으로 인간은 새롭게 개발된 품종의 단백질을 잘 소화시키지 못하는 역풍을 맞게 되었다. 이는 실제 동물 실험을 통해서도 분명하게 입증되고 있다. 그 결과 이런 농작물을 섭취하면 식후에 속쓰림, 가스 참, 헛배 부름, 위-식도 역류증 같은 소화장애의 증상들이 두드러지게 나타난다. 또한 이런 식물 속의 단백질들이 위장관에서 면역시스템을 자극하여 자가면역질환의 발생을 촉발시키는 역할을 할 수 있다는 증거들도 계속 나오고 있다.

한편 유제품 속에도 면역시스템을 자극하는 동물성 이종 단백질인 카제인이 들어 있어 이것이 자가면역질환을 일으키는 요인으로 작용하고 있다. 본래 소의 우유에는 A-2 카제인이 들어있는데 이것이 변이를 일으켜 A-1 카제인으로 바뀌면서 사람의 세포에 독소로 작용하고 있는 것이다.

이 밖에 개인적으로 알레르기를 유발시키거나 장점막이나 피부의 방어벽에 손상을 줄 수 있는 단백질을 함유한 식품들은 장기간 섭취할 경우 역시 면역시스템에 부담을 주어 자가면역질환을 일으키는데 기여하게 된다.

그래서 나는 몸 속 염증을 다스리고 면역력을 정상으로 회복시키기 위한 **양생 프로그램**을 하는 사람들에게 항상 다음 4가지 식품을 먼저 중단할 것을 권하고 있다.

- 글루텐
- 유제품
- 옥수수
- 대두콩

오늘날 자가면역질환이 전세계적으로 크게 증가하고 그 양상도 다양해지는 이유 중 가장 큰 요인이 바로 위와 같은 식품들을 가공하여 많은 사람들이 먹기 때문이 아닐까 생각해 본다.

### 식품을 통한 알레르기 및 민감성 반응

현대 사회에서는 식량을 대량 생산하기 위한 농경과 축산 그리고 이를 가공하는 식품산업의 발달로 다음과 같은 변화들이 우리 식탁에서 급격하고도 광범위하게 진행되고 있다.

- ✓ 식량 수확을 늘리기 위해 농약, 제초제, 살충제 등의 무분별한 사용 확대
- ✓ 각종 농작물의 유전자 변형
- ✓ 가축의 질병을 막기 위한 항생제 사용
- ✓ 축산물의 생산성을 높이기 위한 호르몬제의 사용
- ✓ 식품 가공 과정에 들어가는 여러 첨가물들(방부제, 색소, 향료, 감미료 등)
- ✓ 정제한 소금, 곡물, 식용유들의 많은 사용
- ✓ 식품을 포장하는 용기의 문제 : 플라스틱 가소제들
- ✓ 각종 처방 약물의 남용 : 질병을 화학적으로만 치료하려는 경향에서 약물 오남용이 심각한 상태임.

이런 변화들이 모두 인간으로 하여금 먹는 것에 대한 민감성 반응을 증대시키고 있다. 이들은 불행하게도 그것을 먹는 개인들로 하여금 위장관 내에서 미생물 생태계를 교란시키고 염증 반응을 증가시키는 것은 물론 장점막의 투과성을 변화시켜 이런 화학물질들이 몸 속으로 유입되어 각종 알레르기와 민감성 반응을 일으키도록 만들고 있다. 이런 까닭에 가공식품 및 현대식 표준 식사를 주로 하는 사람들은 자신의 면역시스템이 안정을 취할 수 있는 기회를 충분히 얻지 못하고 있는 상태에 있다

### 4. 인체 방어선의 파괴

**몸 속 환경**은 피부와 장점막 같은 일차 방어선을 경계로 외부 환경과 구분된다. 그러므로 이와 같은 일차 물리적 방어선이 제대로 형성되어 있지 않으면 외부 이물질이나 침입자가 몸안으로 쉽게 들어와 면역시스템을 자극하게 된다. 이런 이유로 실제 많은 면역 조직들이 일차 방어선 주변에 위치하여 외부 침입자들을 검열하는 기능을 담당하고 있다.

잘 알다시피 피부 방어선이 파괴되면 아토피 습진, 건선 같은 염증성 질환들이 발생하게 되고 장점막층이 파괴되면 구강이나 장 속에 살고 있던 세균들, 섭취한 음식물 중에 소화가 안된 렉틴과 같은 이종 단백질들이 몸 안으로 쉽게 들어와 면역시스템을 자극하게 된다. 그 결과 선천성 내재면역 기능의 범위를 벗어나 림프구에 의한 후친성 획득면역 반응으로 확대되어 이것이 나중에 자가항체가 생성됨으로써 만성적인 자가면역질환을 유발하는 상태로까지 발전하게 되는 것이다. 따라서 인체 방어선을 튼튼하게 유지시키는 것이 무엇보다 먼저 제일 중요하다는 사실을 깨달아야 한다.

그러나 장점막층의 경우 피부와 달리 눈에 잘 보이지 않고 장내 미생물 집단들과 항상 근접한 상태로 있는 까닭에 항상 더 많이 손상될 위험에 처해 있다. 만약 장점막층이 손상되어 그 방어력이 약화되면(투과성이 증대되면) 그곳을 통해 장내 미생물 또는 그들이 만들어 분비하는 독소들 그리고 섭취한 음식물 중에서 완전 기본 단위로 분해되지 않은 음식 단백질들이 몸 안으로 유입되어 면역시스템을 자극하게 된다. 이와 같은 현상을 과거에는 자가중독증(autointoxification)이라고 불렀다. 그러나 최근에는 이 개념을 모두 **장누수**(Leaky Gut)란 개념에 포함시켜 설명하는 경향을 보이고 있다. 그래서 장누수란 개념이 많은 사람들에 입에 의해 회자되고 있는 실정이다. 이와 같은 장누수의 관점에서 보면 이 상태는 장점막층의 물리적 방어선이 손상된 상태를 의미하는 것으로 장점막의 투과성이 증대되어 몸 속에 존재하는 면역시스템이 많이 자극을 받고 있는 상태라고 규정할 수 있다. 그래서 이런 상태에서는 자연스레 알레르기 및 자가면역성 질환에 걸릴 위험이 증가하게 된다.

(**참고** : **피부 아토피**는 피부의 각질 방어선이 제 기능을 하지 못해 피부 주변의 선천성 내재면역 기능이 항진되고 피부가 만성 염증 상태에 빠지게 된 상황을 말하는 것이다. 그렇지만 주변의 림프구가 참여하여 자가항체를 만드는 것은 아니기 때문에 엄밀히 말해 자가면역질환이라고 할 수 없다. 그렇지만 그 기전은 장점막층이 파괴되어 장내세균들과 이물질이 침입하는 상황과 같기 때문에 비록 자가항체가 존재하지 않는다고 해도 이를 자가면역질환의 일환으로 보자는 견해도 있다는 점을 기억해 둘 필요가 있다.)

그럼 장누수는 왜 생기는가?

장누수의 원인으로는 다음과 같은 것들이 있다.

- 염증성 장질환
- 장내 감염 : 세균, 바이러스, 기생충 등
- 소장내 세균 과다증식(SIBO) : 위산 부족이 장내환경 악화의 주된 요인
- 약물 : 비스테로이드성 소염제(NSAIDs), 제산제 중의 하나인 PPI 제제, 항생제
- 식품 알레르기
- 글루텐 섭취 : 섭취후 4-5시간 뒤에 장점막의 긴밀한 밀착부위(TJ)의 조눌린 단백질이 활성화되어 장투과성이 증대된다.
- 만성 알코올 섭취
- 과도한 운동
- 나이

피부 방어벽의 파괴는 물리적 외상이나 화학적 손상에 의해 생기지만 장점막의 누수 현상은 이와 달리 장내환경과 깊은 관련이 있다. 장 속에는 수많은 미생물들이 살고 있는데 건강에 유익한 장내 미생물들이 수적 우세를 유지하고 있으면 장내환경이 안정된 상태를 이루지만 만약 병원성 세균들이 증가하여 독소를 방출하는 상황에서는 이들에 의해 주변 장점막층이 손상되어 장누수가 발생하게 된다. 그러므로 장누수가 있는 상황에서는 장내 미생물총의 균형이 깨져 있는 경우가 흔히 동반된다. 그래서 이런 상태를 장내세균이상증(dysbiosis) 또는 장내세균의 불균형 상태라고 부른다.

그럼 다시 이와 같은 장내세균이상증은 왜 생기는가? 이것은 장

점막을 자극하는 불량한 식사, 특히 당분이 과다하고 산화된 지방을 많이 함유한 식사를 자주하는 경우에 생길 수 있고 술과 지나친 약물(항생제, 제산제, 소염진통제 등)의 복용 때문에 위산이 부족해진 상황에서도 생길 수 있다. 물론 외부에서 나쁜 병원성 미생물과 독소가 들어와 유익한 세균들을 말살시킨 경우에도 생길 수 있다. 그러므로 장점막의 방어벽을 튼튼하게 만들고 유지시키기 위해서는 우리가 먹는 음식부터 신중하게 고르고 정갈하게 만드는 일부터 시작해야 한다.

일단 장점막의 방어벽이 무너지면 몸 안으로 들어와서는 안될 이종 단백질과 세균 독소들이 장점막을 뚫고 들어와 장점막하 조직층에 위치한 장관련림프조직(GALT) 속의 면역세포들을 자극하게 된다. 그러면 림프조직 속에 머물고 있던 면역세포들이 활동하면서 외부 침입자들에 대항하게 되는데 이 과정을 통해 면역세포들은 자기(self)와 자기가 아닌 것(non-self)를 구분하는 능력을 키우게 된다. 그러나 장내세균이상증과 장누수가 있는 상황에서는 너무나도 많은 침입자가 들어오고 계속되는 염증 반응으로 인해 면역세포들이 충분히 성숙하지 못한 상태에서 방출되어 일선으로 나가게 됨으로써 면역 관용을 제대로 배우지 못할 가능성이 높아지게 된다. 그렇게 되면 당연히 자가면역질환이 발생할 가능성도 따라서 증가하게 되는 것이다.

이를 좀 더 자세히 설명하면 유익한 장내세균들은 장점막하층에서 T-helper 세포들이 정상으로 발달하는 것을 도와주는 작용을 한다. T-helepr 세포들이 정상적으로 발달하면 림프구들이 세균이나 바이러스 또는 소화가 안된 음식 단백질 같은 외부 이물질들과 자기 세포나 조직의 분자들을 구분할 수 있게 된다. 바로 이 점 때문에 우리가 몸 속의 염증불을 끄고 상처 치유를 유도하기 위해 장내 유익균의 증식을 돕고 장점막 방어벽을 복원시키는 일을 매우 중요하게 생각하게 되는 것이다. 실제로 이 방법이야 말로 면역시스템을 건강하게 만들고 안정화시키는 가장 근본적이면서 확실한 방법이라 할 수 있다. 따라서 여러분이 분명하게 명심하고 있어야 할 사항은 **건강한 장내환경 상태가 건강한 면역력의 가장 중요한 요소**라는 사실이다. (**참고** : 장점막의 방어벽을 치유하고 장내환경을 건강하게 만드는 방법에 대해서는 **제2부 자가면역질환의 치료 및 관리법**에서와 본인의 다른 저서인 "**관절염 치유하기**"에서 좀 더 자세히 다루고 있다.)

### 면역세포들의 성숙 과정 : 면역 관용의 습득 ❗

면역세포들은 자가면역질환의 발생 과정에서 중심적인 역할을 담당한다. 특히 킬러 T세포와 항체를 만들어 내는 B세포는 해로운 세균들이나 바이러스 그리고 암세포들과 싸울 때 아주 꼭 필요한 세포들이다. 그러나 이들은 외부 침입자들만 공격하고 자가 세포나 조직을 공격하는 일은 하지 말아야 한다. 만약 자가 세포나 조직을 공격하면 내 몸의 정상 세포나 조직, 장기들이 염증 반응으로 손상을 입어 그 기능을 잃게 된다. 그러므로 면역세포들이 적정선에서 그 작용을 멈춰서 자가 세포나 조직들은 공격하지 않는 **면역 관용**을 배워야 하는 것이다.
면역세포들이 면역 관용을 배우는 과정을 이해하기 위해서는 이들이 어떻게 생겨나고 성장하는지 먼저 알고 있을 필요가 있다.
면역세포들은 골수에서 만들어져 성장하면서 흉선, 림프절, 장관련림프조직(GALT; gut-associated lymphoid tissue)등으로 이동하는 양상을 보여준다. 흉선은 태아가 엄마의 자궁 속에 있을 때 활발하게 작용하기 시작하여 출생 직후에 면역세포들의 성숙에 가장 크게 기여하는 조직이다. 그래서 어린 시절에는 흉선이 면역세포들을 성숙시키고 발달시키는데 중요한 작용을 하기 때문에 그 크기가 크다. 그렇지만 나이를 먹으면 점점 그 역할이 줄어들어 퇴화하게 된다. 대신에 나이가 들어서는 유익한 장내세균들과 장관련림프조직(GALT)이 이런 역할을 떠맡게 된다. 그 이유는 이들이 항상 서로 교감하면서 상호 작용을 하고 있기 때문에 그렇다.
장 속에 있는 장내세균들은 장점막하 조직에 위치한 장관련림프조직(GALT) 속의 면역세포들을 훈련시켜 이들을 성숙한 면역세포들로 만드는데 기여한다. 면역세포들이 잘 성숙하면 자가 세포나 조직을 공격하는 일을 하지 않는다.

이런 이유로 장 속에 서식하는 미생물총의 상태와 장내환경이 자가면역질환의 발생을 결정짓는데 있어 매우 중요한 역할을 하게 됨을 알 수 있다. 만약 장내세균총의 상태가 유익한 균을 중심으로 건강한 상태를 이루고 있지 않는 상황이라면 면역세포들의 건강한 발달 및 성숙 과정에 지장이 생길 수밖에 없다. 그렇게 되면 면역세포들이 면역 관용을 학습하지 못해 자가 세포나 조직들을 공격할 가능성이 증대된다. 이런 점에서 우리는 장 속에 유익한 장내세균의 번식을 유도하고 이를 잘 관리하는 것이 얼마나 중요한 일인지 새삼 깨달을 수 있다.

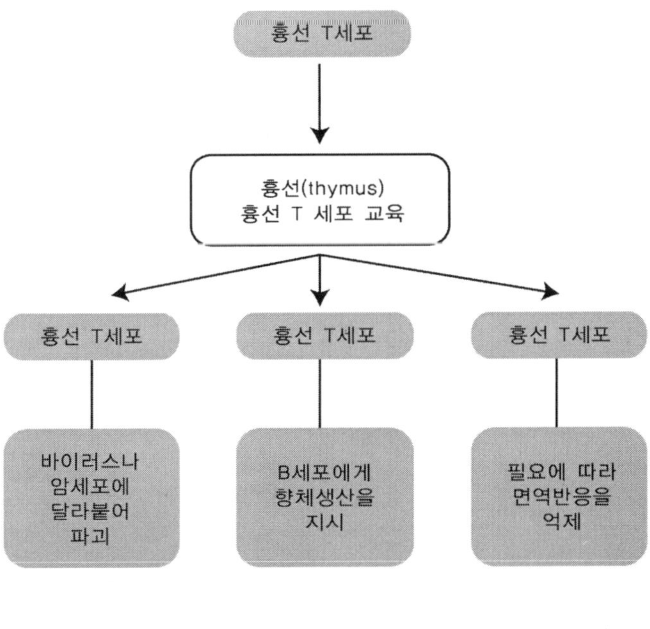

### 위장관 주변의 면역 조직들

위장관 주변에는 전체 면역시스템의 70-80%가 위치하고 있다. 장점막하층에 존재하는 장관련림프조직 GALT (gut-associated lymphoid tissue), 페이에르 팻취(Peyer's patches) 면역글로불린A (IgA), 장내 신경내분비망 조직 등이 모두 이 구성원에 속한다. 그리고 인두부에 있는 편도와 소장과 대장 사이에 있는 충수돌기가 면역 조직의 집합인 대표적인 림프절이라 할 수 있다. 이들이 최일선에서 면역 기능을 담당하고 있는데 만약 몸 안으로 이물질 또는 병원성 미생물들이 들어오면 우선 이런 조직에서 염증 반응이 일어나게 된다.

## 5. 감염성 또는 병원성 미생물의 유입(미생물 모델)

미생물 감염이 자가면역질환을 발생시키는 유발요인이 된다는 의심은 오래 전부터 있어 왔다. 그러나 과거에는 이를 확인할 수 있는 방법이 미생물을 배양하는 방법 밖에 없었기 때문에 자가면역질환에서 미생물의 역할이 분명하게 밝혀져 있지 못했었다. 그러나 21세기 들어 DNA 염기분석 기술이 널리 보편화되면서 여러 자가면역질환에서 미생물의 침입 흔적을 이 기술로 확인할 수 있게 되었다. 그로 인해 자가면역질환에서 미생물의 역할이 새롭게 주목받고 있다. 특히 우리 인체에는 수많은 미생물들이 군집을 형성하며 나름 숙주와 공존의 생태 환경을 조성한 채 살고 있기 때문에 이들이 면역시스템을 자극하여 자가면역질환을 만드는 과정에 분명 일정한 부분에서 기여를 하고 있다는 미생물 모델설이 더욱 설득력을 얻고 있는 중이다.

인체 속에 상존하는 미생물총의 균형이 깨지면서 몸 속으로 들어오는 병원성 미생물들의 침입이 반복되거나 늘어나게 되면 면역시스템이 자극을 받아 해당 미생물에 대한 항체를 만들고 이것이 구조적으로 맞는 자가 조직의 단백질 분자와 만났을 때 얼마든지 교차반응을 일으킬 수 있게 된다. 이것이 바로 미생물에 대한 항체가 자가항체로 변하는 과정이라 말할 수 있다. 그래서 최근에 거의 모든 자가면역질환에서 이와 같은 미생물 모델에 근거하여 인체내 미생물총의 불균형과 그들의 침입을 유발요인으로 간주하고 미생물에 대한 항체로부터 자가항체를 찾으려는 노력들이 계속되고 있다.

몇 가지 실례를 들어보자. **엡스타인-바 바이러스**(EB virus)**가 루푸스, 류마티스 관절염, 혼합결합조직질환, 다발성 경화증 등을 유발시킬 수 있고** Campylobacter jejuni**란 세균 감염으로 생기는 설사병이 길레인-바르 증후군의 마비 증세를 가져올 수 있으며, 콕사키바이러스가 췌장 세포의 파괴를 가져와 제1형 당뇨병을 일으킬 수 있고, 인후두부의 스트렙토콕커스 세균 감염이 류마티스 열과 심장판막의 손상을 초래하거나 또는 신장의 사구체신염을 일으킬 수 있다**는 등의 내용들은 이미 잘 알려져 있는 예라 할 수 있다.

이처럼 21세기 들어와 병원성 미생물의 침입을 가장 강력한 자가면역질환의 유발요인으로 간주하는 학계의 태도가 점점 더 분명해지고 있어 나는 이 모델을 따로 독립적으로 구분하여 부록에서 설명하였다. 사실 병원성 미생물의 침입 문제는 인체 방어선의 파괴 문제와도 연관되어 있고 외부 환경 독소의 유입 문제와도 역시 어느 정도 관련이 있다. 그렇지만 자가면역질환의 발생 과정에서 요즘 새롭게 등장하는 미생물 모델의 중요성을 고려한다면 이는 지금까지 자가면역질환에 대한 패러다임을 완전 바꾸는 획기적인 내용이라서 이 유발요인을 따로 독립적으로 구분하여 설명하지 않을 수 없다. (**참고 : 부록 자가면역질환 발생에 대한 패러다임 전환 : 미생물 모델설**)

현재 우리는 미생물 감염증을 환경 독소의 문제 또는 장누수와 같은 인체 방어벽의 결손 문제 보다는 비교적 쉽게 생각하고 이를 더 잘 처리할 수 있다는 안이한 생각을 갖고 있다. 그 이유는 현행 주류의학이 항생제, 항바이러스제, 항진균제 등과 같은 약물을 사용하여 미생물 문제를 해결하는데 익숙하고 이런 관점으로만 문제를 해결하려고 치중해 왔기 때문이다. 그러나 이 방식은 염증을 더욱 몸 속 깊은 곳으로 밀어 넣는 일에 해당된다. 특히 바이러스 질환에는 약물이 거의 효과를 발휘하지 못하기 때문에 더욱 그러하다고 할 수 있다. 그래서 우리는 미생물의 감염을 치료하기 위해 독한 약물을 수시로 사용하는 것이 득보다 실이 더 많다는 점을 알아야 한다. 비록 이런 상황에서 항미생물 작용을 하는 약물을 사용하는 것이 감염을 치료하는 목적의 일부를 달성할 수 있을지 모르지만 면역시스템을 진정시키고 안정화시킨다는 궁극적인 목적은 달성하지 못한다는 점에서 그 한계점을 확실히 구분해서 깨닫고 있어야 한다. 게다가 약물의 잦은 사용은 도리어 '**몸 속 환경**'에 나쁜 독소 작용을 하고 장내 미생물총의 구성 및 환경에도 부정적인 영향을 끼치기 때문에 장누수와 같은 현상을 더욱 조장할 수 있다. 그러므로 우리는 **자가면역질환의 치료 목적이 미생물을 죽이는 것이 아니라 체내 면역시스템을 안정화시키고 염증을 진정시키는 것이라는 점을 다시 한 번 상기하고 '몸 속 환경'**을 개선시키고 인체 내 각종 미생물총의 균형을 회복시키는 작업(**예 : 몸속 대청소**)에 매진해야 한다. 그렇게 하면 아무리 심한 자가면역질환이라도 분명 회복될 수 있다고 생각한다.

### 바이러스 감염과 자가면역질환 : '몸 속 환경'이 우선!

바이러스의 감염으로 면역시스템이 만성적인 부담을 받아 자가면역질환이 일어날 수 있다고 주장하는 논문들이 속속 나오고 있다.

그렇다고 해서 이런 상황의 문제를 전적으로 바이러스 탓으로만 돌리는 것은 아주 잘못된 일이라고 생각한다. 왜냐하면 우리 주변에 바이러스는 항상 있어 왔고 우리는 그들과 더불어 같이 살고 있기 때문이다. 그래서 바이러스는 여러 유발요인 중 하나에 해당되고 나머지는 상기 언급한 다른 유발요인들에 의해 복합적으로 같이 작용함으로써 몸 속에 자가면역질환이 발생하는 환경을 만들었다고 보는 것이 더 합리적이고 타당한 견해라고 생각한다. 다시 말해 이런 상황에서 잘못된 점은 바이러스 또는 바이러스의 침입에 있는 것이 아니라 우리 몸 속의 면역시스템을 관장하는 '**몸 속 환경**'에 있다고 보아야 하는 것이다.

그래서 내가 추구하는 **양생 의학**에서는 '**몸 속 환경**'을 항상 제일 중요한 핵심 요소로 간주한다. 면역시스템의 건강한 상태도 이런 최적의 **몸 속 환경**이 만들어 낸 결과라고 보는 것이다. 그러므로 '**몸 속 환경**'이 깨끗하면 면역시스템이 건강하고 그렇게 되면 설혹 바이러스가 침투하여 세포 속에 존재한다고 해도 이들의 준동을 항상 억제하고 조절할 수 있게 된다는 뜻으로 내 말을 받아들이면 된다. 그러나 반대로 '**몸 속 환경**'이 열악해지면 면역시스템도 건강하지 못해서 바이러스가 왕성하게 활동하는 것을 허락하게 된다. 그래서 몸 안에서 염증 반응이 계속 진행되어 면역시스템이 더욱 더 코너로 몰리는 형국이 조성될 수 있다. 바로 이런 상황에서 자가면역질환이 발생하게 되는데 이 경우 바이러스가 자가면역질환을 유발시켰다고 보는 것보다는 여러 요인들 때문에 복합적으로 나빠진 '**몸 속 환경**'이 자가면역질환을 유발시켰다고 보는 것이 더 올바른 해석이라 할 수 있다.
사실 바이러스의 감염으로 인한 증상은 일반적인 몸살, 피로감, 얼굴과 손발이 부음, 관절이나 근육이 뻣뻣하고 아픔, 정신 집중이 잘 안됨 등과 같은 비특이적인 증상들로 이는 자가면역질환의 비특이적 염증 증상들과도 비슷하다. 이런 증상들은 예를 들어 독감 바이러스에 감염되었을 때도 나타나지만 자가면역질환에서도 전신 증상으로도 자주 나타난다. 그래서 바이러스 감염과 자가면역질환의 관련성이 더욱 주목을 끄는 부분이라 생각된다. 그렇지만 나는 앞서 말했듯이 바이러스의 준동도 결국은 '**몸 속 환경**'에 의해 결정되므로 바이러스 감염 자체보다는 다른 유발요인들의 역할이 더 크다고 생각하는 입장을 가지고 있다.
물론 바이러스 중에 인체에 들어오면 평생 세포 속에 머물며 사는 바이러스도 있다.
그 대표적인 것이 단핵구 바이러스다. 단핵구 바이러스 중 하나인 엡스타인-바 바이러스(Epstein-Barr virus)는 우리 몸에 한 번 들어오면 영구적으로 세포 속에 존재하면서 조용히 숙주와 함께 지낸다.

그렇지만 때론 자가면역질환과 같은 면역질환을 일으키는 경우도 있다. 후자의 경우 혈액 검사에서 엡스타인-바 바이러스 반응이 양성으로 나오는 사람들에게 과거 단핵구 바이러스에 감염되었던 적이 있느냐 또는 상기 비특이적인 증상들을 경험한 적이 있느냐고 물어보면 대부분 그런 사실을 제대로 기억하지 못한다고 말한다. 그래서 자신이 단핵구 바이러스에 감염된 사실도 모른 채 살다가 자가면역질환의 진단을 받고나서야 이런 사실들을 기억해 내려는 사람들이 의외로 많다.
나는 이런 사람들에게 자가면역질환이 발생하게 된 원인으로 바이러스 감염을 의심하는 것보다는 다른 잠재적 유발요인들의 기여로 인해 '**몸 속 환경**'이 전체적으로 나빠져서 자가면역질환도 생기고 이런 바이러스의 활동도 제대로 억제시키지 못해 그들이 다시 활성화된 것이라 설명해주고 있다. 이런 관점이 중요한 이유는 그래야만 이들이 자신의 식생활과 스트레스 그리고 장건강의 회복, 독소부담의 경감 등을 통해 복합적으로 면역시스템을 다시 정상으로 회복시키려는 노력을 열심히 할 수 있도록 구체적이면서도 실질적인 동기 부여를 해줄 수 있기 때문에 그런 것이다.
(**참고** : 제2부에서 제시하는 치료법을 실천하면 '**몸 속 환경**'이 개선되어 면역력이 강화되기 때문에 비록 몸 안에 상존하는 바이러스가 존재한다고 해도 이들의 활동성을 충분히 억제시킬 수 있다.)

## 6. 스트레스 과다 및 호르몬 불균형

스트레스와 호르몬 불균형이 면역시스템의 기능에 영향을 준다는 사실도 이미 잘 알려진 내용으로 특히 만성 스트레스와 여성호르몬인 에스트로젠 과다가 면역세포의 기능에 변화를 주어 자가면역질환이 발생하는데 크게 기여하고 있다는 사실을 간과해서는 안 된다. 중추신경에서 방출되는 각종 펩타이드성 신경호르몬 물질들이 자율신경을 통해 또는 혈액을 타고 장 속까지 전달되어 그 곳에 위치한 면역세포들의 활성에 직접적인 영향을 미치기도 하고 간접적으로 장내 미생물총에 영향을 주어 그 결과 역으로 면역시스템이 영향을 받을 수 있다는 주장들이 계속해서 나오고 있는 사실이 이를 뒷받침해 주고 있다. 그래서 이와 같은 관련성을 **장-뇌 연결성**(Gut-Brain Connection)이라 부르고 이런 분야를 연구하는 학문을 **신경내분비면역학**(Neuroendoimmunology)이라 칭하고 있다. 이런 세부 학문 분야가 있다는 것은 그만큼 중추신경과 위장관이 우리가 알고 있는 것보다 긴밀하게 연결되어 있다는 증거이고 그런 이유 때문에 옛날부터 자연치유를 주장하는 의사들 사이에서는 장을 **제2의 뇌**(second brain)라고 불러왔던 것이다.

그래서 우리는 먼저 과도한 스트레스와 호르몬 불균형이 식품이나 독소처럼 면역시스템을 자극하는 요인이 될 수 있다는 점을 분명하게 인지해야 한다. 그리고 이런 사실을 인지하였다면 몸 안의 염증 문제를 다스리고 진정시키기 위해 자신의 스트레스를 제대로 관리하고 호르몬 문제를 바로잡으려는 노력을 다른 유발요인들을 조절하는 것 못지않게 중요하게 생각하고 이에 대한 전략을 세워야 한다.

실제 자가면역질환자들을 보면 대부분 만성 스트레스와 염증으로 인해 부신기능이 상당히 저하되어 있음을 확인할 수 있다. 이는 그만큼 자신도 모르게 만성적으로 스트레스 부담을 받아왔다는 것을 단적으로 입증해주는 소견인 것이다. 부신기능이 떨어지면 에너지가 부족해서 스트레스에 저항하지 못하고 면역력도 약화되어 체내 각종 미생물총을 구성하던 병원성 미생물들이 수시로 몸 속으로 침입하는 일이 일어나게 된다. 그 결과 면역 피로가 누적되어 자가면역질환의 진행이 더욱 심해지고 또한 새로운 자가면역질환의 발생도 잘 일어나게 된다. 그래서 **만성 스트레스로 인한 부신기능 저하는 자가면역질환의 진행과 그 궤를 같이 하게 된다**는 점을 다시 한번 강조하지 않을 수 없다. 그러므로 자가면역질환을 치유하기 위해서는 만성적인 스트레스를 줄여주고 저하된 부신기능을 회복시켜주면서 코티졸, 아드레날린, DHEA, 테스토스테론 등과 같은 각종 호르몬들의 균형을 바로잡아주려는 노력을 병행해야 한다. 이런 노력이 함께 진행되지 않는다면 아무리 다른 유발요인들을 제거한다고 해도 그 효과를 오래 유지할 수 없다.

특히 자가면역질환이 여성에서 비대칭적으로 많이 발생하는데 그 이유가 여성호르몬인 에스트로젠의 과다와 자가항체 생산이 잘 만들어지는 경향이 서로 연관이 있지 않은가 하는 추론도 꾸준히 제기되고 있다. 이런 점 때문에라도 여성 환자들에서는 에스트로젠과 프로제스테론의 균형을 잘 맞춰주는 것이 중요하다. (**참고** : 자가면역질환 환자의 80%가 여성이다.)

### 부신기능 저하(일명 부신 피로) ❗

부신은 스트레스에 대항하는 호르몬을 생산하는 기관이다. 코티졸과 에피네프린 같은 스트레스 호르몬은 적절하게 분비되면 몸에 활력을 준다. 그래서 모든 스트레스가 나쁜 것은 아니라고 말하는 것도 그런 이유 때문이라 할 수 있다. 만약 부신기능이 양호한 상태에서 스트레스 호르몬이 나오면 기분이 고양되어 자신이 스트레스를 받고 있다는 것을 거의 자각하지 못한 채 지낼 수 있다. 그래서 식사를 불규칙하게 먹고 건너뛰기도 하고 잠도 충분히 자지 않고 과도하게 몸을 혹사시키는 등의 행동을 해도 몸이 이를 견뎌낼 수 있다.

그렇지만 이런 상황은 오래 가지 못한다. 우리 몸은 단기간의 스트레스에는 이런 식으로 대응하여 그것에 저항하고 살아남게 되어 있지만 장기간 반복되는 스트레스에는 견디지 못하도록 설계되어 있다. 그래서 만성적으로 스트레스가 가해지는 상황에 처하게 되면 부신기능이 저하되어 충분한 양의 코티졸을 제 때 생산하지 못하게 된다. 이런 상황을 **부신기능 저하 상태** 또는 부신이 피로에 빠진 상태라고 표현한다. 이렇게 되면 사소한 일에도 근심 걱정이 많고 쉽게 화를 내고 감정적으로 우울함을 잘 느끼며 에너지 저하, 의욕 감퇴 등의 증상을 경험하게 된다. 그래서 부신기능 저하증에 빠진 사람들의 초기 증상들을 요약하면 다음과 같다.

- 이유 없이 몸이 처지고 기운이 없음
- 잠을 충분히 자고 났는데도 아침에 일어날 수 없을 정도로 피곤함

- 오후(4-6P.M.)에 에너지 저하가 심함
- 몸이 무겁고 녹초가 된 느낌
- 달거나 짠 음식에 대한 식탐증
- 저혈압
- 저혈당
- 짜증을 잘 냄

많은 자가면역질환자들이 몸 속의 만성 염증 반응으로 인해 위와 같은 증상들을 가지고 있다. 이런 경우 염증을 진정시켜주는 치료 외에 부신기능을 회복시켜주는 치료를 같이 하지 않으면 다시 몸 안에서 염증이 쉽게 재발하는 경향을 보이게 된다.
부신기능이 저하되면 면역력 저하와 기능이상으로 간염증은 물론 자가면역질환도 잘 발생하게 된다. 그래서 자가면역질환이나 만성 염증을 앓고 있는 사람들은 만성 스트레스가 자신의 몸에서 이와 같은 영향을 미치고 있다는 사실을 절대 간과해서는 안 된다. 역으로 만성 염증이나 자가면역질환으로 인해 몸이 안 좋은 사람들은 만성 스트레스를 받아 이차적으로 부신기능이 저하되는 수순을 밟는 경우도 많이 있다. 그래서 닭이 먼저냐 달걀이 먼저냐의 경우처럼 자가면역질환과 만성 스트레스(부신기능 저하) 사이에는 서로 밀접한 상관 고리가 있음을 알아야 한다. 즉, 만성 스트레스가 자가면역질환의 잠재적 유발 또는 기여 요인이 될 수 있다는 점을 명심하고 있어야 하는 것이다.

이상 나는 자가면역질환 발생의 유발요인으로 6가지 요인들을 정리해 보았다. 다음은 이들이 시간적 변화에 따라 자가면역질환이 발생하는데 미치는 영향을 다음과 같은 그림으로 표현해 본 것이다.

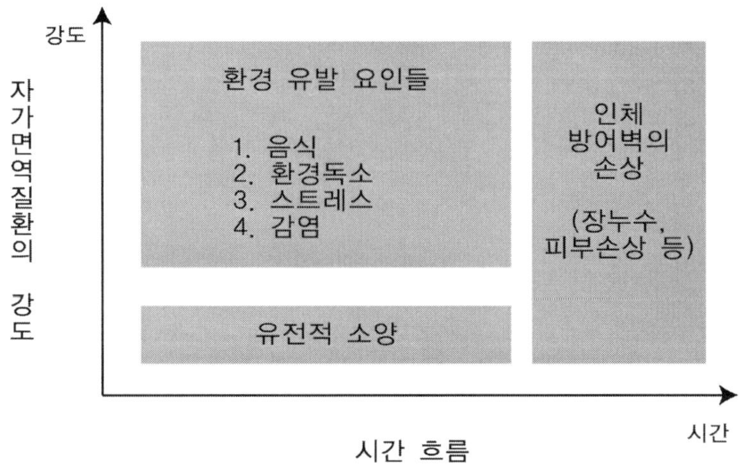


그림. 자가면역질환 발생의 6가지 유발요인들이 자가면역질환 발생과정에 미치는 순서

제4장

# 흔한 자가면역질환에 대한 소개

임상에서 자주 접하는 자가면역질환으로는 하시모토 갑상선염, 그레이브스병, 루푸스(전신 홍반성 난창), 류마치스 관절염, 쇼그렌 증후군 등이 있다. 이 밖에 특별한 자가항체는 발견되지 않지만 베체트병, 크론병, 궤양성 대장염, 제1형 당뇨, 건선, (원형)탈모증 등도 그 발생 기전이 자가면역질환이라 생각되고 있다.

이 장에서는 임상에서 흔히 보는 대표적인 자가면역질환 몇 가지를 간략하게 살펴보기로 한다.

## 하시모토 갑상선염(HASHIMOTO'S THYROIDITIS)

이 질병은 만성 자가면역성 갑상선염(chronic autoimmune thyroiditis)이라고도 부른다. 면역세포들이 갑상선샘 조직에 침투해 들어가서 염증을 일으키는 것이다. 초기에는 갑상선 기능이 그런대로 잘 유지될 수 있다. 그래서 만약 TSH 검사만 하고 자가항체 검사를 하지 않는 경우에는 진단을 놓칠 수 있다. 이 질병을 조기에 발견하여 치료하는 것이 자가항체의 생성을 막고 갑상선 조직 손상을 피할 수 있기 때문에 통상적인 검사에서 자가항체 검사를 하지 않는 것이 매우 아쉬운 점이라 할 수 있다. 면역시스템이 너무 오래 동안 흥분되어 있으면 갑상선샘과 같은 조직들은 영구적인 손상을 입기 쉽기 때문에 조기에 의심하고 이를 치료하는 것이 필요하다.

**하시모토 갑상선염의 증상**

- 갑상선샘이 부어 오름(일명 고이터)
- 갑상선 염증이 있을 때 일부 환자들은 인후통을 호소할 수 있다.
- 피곤함
- 탈모
- 체중 증가

**진단을 위한 검사**

- TSH
- Free T4
- Free T3
- Anti-thyroglobulin 항체와 anti-thyroid peroxidase 항체

#### 하시모토 갑상선염일 때 나타나는 검사 소견들

- 항thyroid peroxidase 항체 또는 항thyroglobulin 항체 중 어느 한가지가 증가되어 있다. 만약 이 두가지가 모두 정상 범위라면 하시모토 갑상선 염은 아니다.
- TSH, free T4, free T3 : 이 3가지가 정상이라면 갑상선 기능저하는 아니다. 초기 하시모토 갑상선염에서는 자가면역질환이 있더라도 갑상선샘에서 여전히 적절한 양의 호르몬들을 생산할 수 있다. 다시 말하지만 바로 이 때가 내가 이 책에서 말하는 **양생 프로그램**을 시행하기 좋은 적기라 할 수 있다. 왜냐하면 이때 본 프로그램을 시행해야만 쉽게 자가면역질환의 진행 과정을 중단시키고 역전시킬 수 있으며 갑상선샘 소식에 대한 손상을 예방할 수 있기 때문이다. 다음은 스크리닝 검사에서 사용하는 호르몬의 정상 범위 수치들이다.
  - TSH : < 3.0 microU/mL
  - FT4 : > 1.0 ng/dl
  - FT3 : > 2.6 pg/ml
- 만약 TSH가 3.0 이상이거나 또는 free T4가 1.0 이하고 free T3가 2.6 이하라면 갑상선이 자가면역질환의 기전으로 손상받고 있다는 신호가 된다. 이럴 경우 담당 의사와 상의하여 갑상선 호르몬 보충 요법을 실시할 것인지 여부를 결정해야 한다.

## 그레이브스병(GRAVES' DISEASE)

그레이브스병은 몸에서 갑상선샘을 자극하는 항체를 만들어 갑상선 호르몬 T4가 많이 분비되게 만들기 때문에 생기는 질환이다. 그래서 갑상선 기능항진증을 일으킨다.

**그레이브스병의 증상**

- 체중 감소
- 빠른 맥박수
- 안구 돌출
- 불면증
- 몸이 더운 느낌
- 안절부절
- 설사
- 쉽게 짜증 냄
- 심계항진

**진단을 위한 검사**

- TSH(thyroid-stimulating hormone)
- Free T4
- Free T3
- Thyroid-stimulating immunoglobulins (TSI)
- TSH receptor antibody

이런 검사에서 다음과 같은 결과가 나오면 그레이브스병에 해당된다.

- TSH 수치가 낮음. 보통 0.5 microU/mL 이하로 낮게 나옴, 종종 측정이 안되는 경우도 있음
- Free T4 수치가 증가되어 있음. 보통 2.5 ng/dl 이상
- Free T3는 정상 범위일 때도 있지만 보통은 4.0 pg/ml이상으로 나옴.
- TSI 또는 TSH 수용체에 대한 항체가 양성으로 나옴. 만약 이 두가지가 음성이면 그레이브스병은 아니다.

이상의 검사 패턴은 전형적인 그레이브스병의 경우에 해당되는 소견이다. 그러나 때론 이들 검사 중 어느 한 수치가 기준에서 어긋날 수 있다. 가령 TSH는 정상이면서 T4만 증가되어 있는 경우처럼 말이다. 그러나 이는 문제를 조기에 발견한 경우에 해당된다. 그러므로 이럴 때 내가 이 책에서 말하는 선제적 예방 프로그램을 실천하면 그레이브스병이 진짜로 완전 발현되기 전에 이를 바로잡고 역전시킬 수 있다.

## 루푸스(LUPUS)

루푸스는 전신 홍반성 난창(SLE; systemic lupus erythematosus)으로 알려진 병의 약칭으로 몸에서 세포 속 DNA에 대한 항체를 만들어 내기 때문에 다른 자가면역질환에 비해 전신의 많은 조직들을 공격하는 질환이라 할 수 있다. 또한 열, 관절통, 근육통 등과 같은 전신 염증 소견들이 함께 나타나는데 그것들이 심해졌다 약화됐다

등을 반복하면서 나타나게 된다. 특히 작은 혈관들에 면역세포들이 침범할 때 심각한 문제가 생기게 된다. 신장이나 심장 같은 장기의 작은 혈관들이 염증으로 침범당하면 자칫 생명을 잃을 수도 있다.

루푸스는 남자보다는 여자들에 더 잘 발생하는데 특히 20-30대 여성들에 주로 생긴다. 그래서 아마도 에스트로젠이 발생 기전에 기여하고 있는 것이 아닌가 의심받고 있다.

**루푸스의 증상**

- 피로감
- 근육통과 근력 약화
- 열감(활동기 일 때)
- 침범한 장기에 의해 발생되는 증상들, 예를 들어 관절통, 근육통, 호흡곤란
- 햇빛을 쬐고 나서 얼굴과 코 주변에 나비 모양의 피부 발진인 생김
- 탈모(그러나 대머리 수준은 아님)
- 구강 및 비강의 궤양(통증은 없음)
- 손가락과 발가락이 추위나 감정에 의해 색깔이 변함

**진단을 위한 검사**

- ANA(Anti-nuclear antibodies)
- Anti-phospholipid antibodies
- Antibodies to double-stranded DNA
- Anti-Smith (Sm) antibodies

ANA 검사는 루푸스를 진단하기 위한 스크리닝 검사라고 할 수 있다. 그러나 이 검사가 양성으로 나온다고 해도 다른 검사에서 양성 소견이 나오지 않는 한 루푸스라고 말할 수 없다.

## 류마티스 관절염(RHEUMATOID ARTHRITIS)

관절염 증상만으로는 류마티스 관절염과 퇴행성 관절염의 차이를 정확하게 구분할 수 없다. 류마티스 관절염은 면역세포들이 관절 조직을 공격하여 염증, 조직 손상, 통증 등을 일으키는 질환이다. 그러므로 관절염 중에 아주 특별한 형태라고 할 수 있다. 그래서 이를 진단하기 위해서는 다음에 언급하는 검사들이 많은 도움을 준다.

**류마티스 관절염의 증상**

- 근육통
- 피로감
- 낮은 수준의 열
- 체중 감소
- 우울
- 아침에 관절이 뻣뻣한 느낌이 적어도 1시간 이상 지속됨(최소 6주 이상 지속되어야 한다.)
- 적어도 3 곳의 관절이 6주 이상 부어 있어야 한다.
- 손목이나 손가락 관절이 6주 이상 부어 있어야 한다.

- 좌우 대칭적으로 관절이 부음
- 피부 또는 침범된 관절 주변의 피부 밑에 결절이나 망울이 만져짐.

**진단을 위한 검사**

- 손 X-ray
- 혈액 검사에서 ANA, rheumatoid factor (RF), anti-citrullinated peptide/ protein antibodies (anti-CCP) 같은 항체 검사
- 혈액에서 염증 소견 검사. ESR (erythrocyte sedimentation rate)과 high-sensitivity C-reactive protein (일명 Cardio CRP)이 증가되어 있음.

상기 언급한 모든 검사를 다 실시하는 것이 좋다. 왜냐하면 이들을 종합해서 류마티스 관절염의 진단을 내리는 것이 정확하기 때문이다. 다른 검사들은 모두 음성이면서 오직 ANA 항체 검사만 양성으로 나오는 경우는 류마티스 관절염이라 할 수 없다. 그러나 이와 반대되는 류마티스 인자와 anti-CCP가 양성이면서 ANA 항체가 음성일 때에는 류마티스 관절염이라고 할 수 있다. 이 때 ESR과 Cardio CRP의 수치는 염증의 정도가 얼마나 심한지를 보여주는 지표로 활용될 수 있다.

(**참고** : 본인의 다른 저서인 "**관절염 치유하기**"에 좀 더 자세한 내용이 나와 있다.)

## 쇼그렌 증후군(SJÖGREN'S SYNDROME)

쇼그렌 증후군은 점액을 분비하는 샘조직을 공격하는 자가면역질환으로 단독으로 발생하기도 하지만 류마티스 관절염과 같이 다른 자가면역질환과 함께 발생하기도 한다. 맨 처음에는 침을 분비하는 침샘 조직이나 눈물을 생산하는 눈물샘 조직을 침범하는 경우가 제일 흔하다. 그리고 90% 환자는 여성들이다.

**쇼그렌 증후군의 증상**

- 구강 건조 및 안구 건조
- 건조(피부, 기관지, 부비동, 위장관, 여성의 질)
- 피로감
- 관절통
- 근육통
- 인지기능 장애

**진단을 위한 검사**

- ANA, anti-SSA, and anti-SSB antibodies

anti-SSA 항체 또는 anti-SSB 항체 수치가 증가되어 있는 것이 쇼그렌 증후군의 진단에 있어 가장 확실한 지표가 된다.

## 다발성 경화증(MULTIPLE SCLEROSIS)

다발성 경화증은 신경 수초를 공격하는 자가면역질환이다. 신경 수초(myelin)는 신경세포를 감싸고 있는 보호막으로 신경을 따라 전신에 분포되어 있다. 그러나 주로 뇌와 척수 속에 많이 존재하기 때문에 다발성 경화증이 생기면 뇌와 척수의 신경 기능에 장애가 생기게 된다. 병변의 결과는 신경수초가 경화되는 것으로 나타난다. 이 병은 주로 북유럽계 사람들의 후손이면서 가임기 여성일 때 발생한다. 따라서 우리나라에서는 드물지만 가끔 보고가 되고 있다.

가장 흔한 첫 번째 증상은 시신경염과 같은 중추신경 시스템의 기능이상이다. 그래서 눈동자를 움직일 때마다 심해지는 안통을 느끼게 된다. 때론 이 증상이 저절로 사라졌다가 다시 나타나는 경우도 있다. 이처럼 다시 증상이 나타나거나 악화될 때 우리는 증상의 활동기 또는 악화 시기라고 부른다.

**다발성 경화증의 증상**

- 안통(eye pain)
- 감각이상(저리고 바늘로 찌르는 듯한 느낌), 전신 어디에나 생길 수 있고 2주가 지나도 사라지지 않음
- 사지나 몸통이 부음
- 아주 심한 가려움증, 특히 목 주변에

**진단을 위한 검사**

- 진단을 위한 항체 검사는 없다. 대신에 MRI에서 뇌 속이나 척수 속에 병변이 보일 경우에 진단을 내릴 수 있다. 진단은 신경학적 증상이 2회 이상 나타나거나 또는 MRI에서 뇌 또는 척수 속에 제2의 병변이 보일 때 내려지게 된다. 즉, 단 한 번만의 이런 신경학적 증상 발현으로는 진단을 내릴 수 없다.

(참고 : 아직 특별한 자가항체가 발견되지는 않은 상태이지만 자가면역질환으로 분류되고 있다.)

## 베체트병(Bechet's Disease)

베체트병은 지중해 연안과 중동 그리고 동북아시아 지역의 20~30대 젊은 층에서 많이 발생하는 전신 혈관염으로 피부, 점막, 눈, 근골격계, 소화기계, 신경계 등 혈관이 흐르는 곳 어디에나 병변이 발생할 수 있다. 초기에는 대부분 단순 구내염이라고 생각하여 병원 치료를 받지 않기 때문에 진단이 늦어지는 경향을 가지고 있다. 또한 조기 진단이 어려운 이유는 특정한 자가항체 검사 항목이 아직은 없기 때문이다.

**베체트병의 증상**

- 구강궤양(입 안이 허는 증상)
- 외음부 궤양,
- 눈의 염증 : 포도막염, 망막혈관염, 전방축농 등
- 피부 병변 : 결절성 홍반, 구진성 병변, 여드름 비슷한 발진

- 관절통 : 무릎, 발목, 손목 팔꿈치 등
- 위장관 증상 : 복통, 설사, 혈변, 연하 곤란
- 혈관 증상 : 혈전, 동맥염, 동맥류, 색전증
- 신경 증상 : 뇌막염, 두통, 감각장애, 정서장애 등

**진단을 위한 검사**

혈액검사만으로 확진이 힘들고, 염증의 발생 위치나 재발 빈도 등을 종합적으로 판단하여 진단한다. 아직 정확한 원인이 밝혀져 있지 않다.

(참고 : 아직 특별한 자가항체가 발견되지는 않은 상태이지만 자가면역질환으로 분류되고 있다.)

## 크론병

위장관벽에 비연속적으로 발생하는 만성 염증성 질환으로 소장과 대장의 연결부인 회맹부에 가장 많이 발생하고 그 다음으로 소장, 대장 순으로 생겨난다. 정확한 원인은 모르지만 장내미생물총에 대한 과도한 면역 반응으로 이 병이 발생하며 흡연 등이 주된 기여 요인으로 알려져 있다.

**크론병의 증상**

- 설사와 복통
- 체중감소
- 전신 쇠약

● 항문 주위의 치핵, 치루
● 장관외 증상 : 관절염, 피부 결절 또는 홍반, 안구 증상(홍채염, 포도막염)

**진단을 위한 검사**
특별한 혈액검사 항목이 없다. 증상과 내시경 소견, 방사선 소견 등을 종합하여 진단한다.
(참고 : 아직 특별한 자가항체가 발견되지는 않은 상태이지만 자가면역질환으로 분류되고 있다.)

## 궤양성 대장염

직장에서부터 시작하여 S상 결장 위로 점막 손상 및 궤양이 연속적으로 발생하는 질환으로 자세한 원인은 모르지만 서구화된 식생활로 인해 동양인에서도 많이 발생하고 있는 질환이다.

**궤양성 대장염의 증상**
● 혈액과 점액을 함유한 묽은 변, 또는 설사
● 복통
● 탈수
● 열감
● 체중감소
● 피로감
● 식욕저하

**진단을 위한 검사**
혈액 검사보다는 방사선 및 내시경 검사가 더 중요하다.
(참고 : 아직 특별한 자가항체가 발견되지는 않은 상태이지만 자가면역질환으로 분류되고 있다.)

## 제1형 당뇨병

췌장의 인슐린 분비세포가 자가면역 기전에 의해 파괴되어 인슐린 부족을 일으키는 질환이다. 그래서 인슐린 의존형 당뇨병이라고도 부른다. 바이러스 감염이 중간에 매개 역할을 하는 것으로 알려져 있다. 역시 특징적인 자가항체는 아직 발견되지 않은 상태다.

**제1형 당뇨병의 증상**
- 혈당 증가
- 심한 갈증
- 체중감소
- 다뇨
- 심한 공복감
- 피로감

**진단을 위한 검사**
혈액 검사로 당뇨병을 진단하고 제2형 당뇨와 구분하게 된다.
(참고 : 본인의 다른 저서인 "**당뇨에서 빠져나오기**"에 좀 더 자세한 내용이 나와 있다.)

## 건선

비늘처럼 일어나는 피부 각질을 동반한 발진과 홍반을 동반하는 만성 염증성 피부질환으로 여러 자극에 의해 면역세포들이 흥분하여 일으키는 질환이다. 주로 팔다리, 관절 주변, 엉덩이, 두피 등에 다발성으로 발생된다.

**건선의 증상**

- 피부 병변(홍반과 하얀 각질)
- 가려움증
- 피부외 증상 : 관절통, 우울증

**진단**

특징적인 피부 발진의 모양. 생긴 부위, 경과와 병력 등 임상적인 소견을 종합하여 진단한다.
(참고 : 아직 특별한 자가항체가 발견되지는 않은 상태이지만 자가면역질환으로 분류되고 있다.)

## (원형)탈모증

탈모는 여러 원인에 의해 발생한다. 그 중에는 휴지기 탈모, 남성형 탈모처럼 정상적인 탈모도 있다. 그러나 여기서 말하는 것은 면역 기전의 항진으로 인해 모낭 및 부속기관이 파괴되는 경우를 말한다. 원형 탈모증이 그 대표적인 예라 할 수 있다.

**(원형)탈모증의 증상**

- 탈모반
- 심한 경우 두피 전체 또는 눈썹, 수염 부위로도 확대될 수 있다.

**진단**

임상양상과 병력을 통해 진단한다.
(참고 : 아직 특별한 자가항체가 발견되지는 않은 상태이지만 자가면역질환으로 분류되고 있다.)

## 셀리악병(CELIAC DISEASE)

이 질병은 글루텐에 대한 알레르기 반응으로 시작된다. 그로 인해 소장의 점막에 있는 손가락 모양의 미세융모들이 파괴되면서 생기는 질병이다. 그러나 미세융모들이 파괴되려면 글루텐과 접촉한 다음에도 몇 년이란 세월이 흘러야만 한다. 그 동안에 글루텐과의 접촉이 지속되어 위장관의 다른 부분에도 손상이 일어나면서 자가면역질환이 발생하게 되는 것이다. 셀리악병은 글루텐에 대한 알레르기 또는 민감성 반응을 가진 사람들에서 발생하는 대표적인 자가면역질환으로 오래전부터 가장 잘 알려져 온 질환이다.

## 셀리악병의 증상들

글루텐은 위장관 이외 다른 곳에서도 자가면역질환을 일으킨다. 그러므로 글루텐에 의한 증상은  위장관의 소화장애 증세 이외에도 손발의 저림 현상이나 감각이상에서부터 갑상선 기능저하로 인한 피곤함까지 배우 다양하다고 할 수 있다. 가장 흔한 증상들을 보면

- 관절염
- 전반적인 정신 집중 장애 (머리가 멍한 느낌)
- 전반적인 피로감
- 설사, 가스 참, 식후 헛배 부름, 속쓰림, 복통과 같은 소화기관의 증상들
- 빈혈

## 병원에서 하는 진단 검사

셀리악병을 진단하는데 있어 많은 혼선이 있는 실정이다. 그러나 가장 확실한 것은 내시경을 통한 소장 점막의 조직검사에서 미세융모의 손상과 위축 소견을 발견하는 것이다. 이 검사에서 양성 소견이 나오기 전까지는 아직 선불리 셀리악병이라고 진단 내릴 수 없다. 왜냐하면 소장의 미세융모가 위축되고 퇴행이 일어날 때까지 상당한 시간이 걸리기 때문이다. 그 때까지 환자가 지속적으로 글루텐에 노출되어야만 셀리악병에 걸리게 된다.

또한 혈액 검사에서 anti-gliadin antibodies와 anti-deamidated gliadin antibodies가 양성으로 나와야 한다. 그러나 이 조건은 절대적인 조건이 아니다. 왜냐하면 조직 검사 소견이 양성으로 나오기 몇 년 전부터 항체 검사는 양성으로 나오는 사람들이 많기 때문이다. 그러므로 이런 항체 검사는 글루텐에 대한 알레르기 또는 민감성 반응을 보는 검사라고 생각하는 것이 좋다. 그래서 이 항체 검사가 양성이라고 하면 몸 안 어디에선가 글루텐에 의한 자가면역질환이 일어나고 있음을 말해주는 소견이라고 보면 된다. 그런 경우에 여러분은 셀리악 병의 초기 상태일 수도 있다는 점을 고려해야 한다. 그래서 아직 소장 미세융모들이 완전히 손상되지는 않았지만 대신에 갑상선샘 조직이나 다른 신경 조직에서는 자가면역성질환들이 이미 발생하고 있다고 보아야 한다. 즉, 하시모토 갑상선염, 그레이브씨병, 다발성 경화증 등이 일어나고 있는 것으로 해석해야 하는 것이다.

그런데 더욱 혼란스러운 점은 이런 항체 검사가 음성이라고 할지라도 글루텐에 민감한 반응을 보이는 사람들이 있다는 사실이다. 그 이유는 이 항체 검사가 셀리악병을 진단하기 위한 특별한 검사이기 때문에 이것이 음성으로 나온다고 해도 **비셀리악 글루텐 민감성 반응**을 완전 배제할 수 없어서 그렇다. 그래서 글루텐에 의한 면역 반응은 매우 복잡한 양상을 띤다. 즉, **셀리악병으로 대변되는 자가면역질환에서부터 셀리악병은 아니지만 글루텐에 대한 지연성 면역 반응을 보이는 것까지 커다란 스펙트럼을 형성하고 있다는 사**

**실을 알아야 한다. 이중에서 후자에 해당하는 것들을 편의상 통칭하여 비셀리악 글루텐 민감성 반응이라고 부르고 있다.**

그러므로 나는 여러분이 자가면역질환을 가지고 있을 경우에는 그것이 비록 셀리악병이 아니라고 하더라도 위에서 언급한 항체 검사들을 받아보고 여기서 음성이 나오더라도 식단에서 글루텐을 배제시키는 것이 좋다고 생각한다. 그 이유는 각종 연구에서 글루텐이 셀리악병 이외의 다른 자가면역질환들과도 밀접한 관련을 가지고 있다는 사실을 밝히고 있기 때문이다.

제5장

# 자가면역질환의 증상 체크 및 진행과정 평가 방법

## 자가면역질환의 초기 진단을 의심할 수 있는 자가증상 체크 방법

(**참고** : 보통 자가면역질환에서는 비특이적 전신 염증 증상들과 침범된 조직이나 장기의 기능저하로 인한 증상들이 같이 동반되어 나타난다. 질병 초기에는 피곤함, 에너지 저하, 정신이 멍함, 근육과 관절통 등과 같은 대사 플루 증상들만 나타나지만 나중에 염증 반응이 특정 조직이나 장기를 침범하게 되면 아래와 같은 특징적인 소견들을 보이게 된다. 그러므로 특정 질병에 속하지 않는다고 해도 여러분의 증상이 자가면역성일 경우에는 그 기본 양상은 동일하기 때문에 구태여 병명에 구애받지 말길 바란다.)

다음은 자가면역질환을 진단하기 위한 체크리스트 목록이다. 여러분들도 스스로 체크해 보길 바란다. 자가면역질환에 있어서의 흔히 나타나는 공통적인 증상들을 중심으로 정리해 보았다. 이중에서 굵게 쓰인 증상들을 가지고 있는 사람은 빨리 병원에 가서 자가면역질환을 위한 여러 검사들을 받아볼 필요가 있다. 다른 증상들은 비특이적인 증상들로 자가면역질환 이외의 다른 질병에서도 나타나는 것들이다. 비특이적인 증상들 중에 4가지 이상을 가지고 있으면서 어느 한 질병과 일치하는 소견을 가지고 있다면 ANA 스크리닝 검사를 포함한 정밀 검사를 받아볼 필요가 있다. 예를 들어 모든 증상들이 루푸스와 일치하는 것 같지만 그렇다고 루푸스에 특별한 증상은 아직 나타나지 않는 경우에는 여러 검사를 해볼 필요가 있다. 이 점이 중요한 이유는 자가면역질환에 속하는 여러 질병들에서 증상이 겹치는 경우가 많아서 증상만 가지고 진단을 내릴 수 없고 혈액 검사가 뒷받침되어야만 확실한 진단을 내릴 수 있기 때문에 그런 것이다.

**일반적인 증상들**

- 피로감 : 모든 자가면역질환의 공통 증상임
- 전반적인 불편함, 아픈 느낌, 개운하지 못한 점 : 모든 자가면역질환의 공통 증상임
- 불면증 : 특히 그레이브스병

**열감/체온 상승**

- 열감을 가지고 있으나 바이러스 또는 세균 감염증이 없는 경우 또는 항상 몸이 뜨거운 느낌을 갖고 있는 경우: 루푸스, 그레이브스병, 셀리악병, 쇼그렌 증후군
- 다른 사람은 춥다고 느끼는데 자신만 덥다고 느끼는 경우: 그레이브스병으로 갑상선 기능항진증의 소견을 가지고 있을 때
- 다른 사람들은 덥다고 할 때 자신만 춥다고 느끼는 경우: 하시모토 갑상선염으로 갑상선 기능저하증에 빠진 경우

**머리털**

- 탈모 : 보통 뭉텅이로 또는 원형 모양으로 빠진다(원형 탈모증)
- 전신에서 머리털이 빠짐(전신 탈모증)
- 머리털이 가늘어지고 전반적으로 빠짐 : 셀리악병, 루푸스, 하시모토 갑상선염으로 갑상선 기능저하증 일 때

**피부**

- 피부 건조 : 하시모토 갑상선염
- 쉽게 멍이 든다 : 셀리악병
- 뺨 위에 붉은 발진이 있고 코 위를 통해 연결됨.(나비모양의 발진) 햇빛을 보면 더 심해짐 : 루푸스에 아주 특징적인 소견
- 햇빛에 민감한 피부 : 루푸스
- 몸 전신 어디에나 일반적인 발진 : 루푸스
- 추위에 손가락 색깔이 변함 : 레이노드 현상, 루푸스
- 피부 밑에 결절이나 뭉친 덩어리(망울), 보통 손과 발에 생김 : 류마티스 관절염
- 피부 두께가 증가함 : 피부경화증
- 홍반과 피부 각질 : 건선
- 전신 어느 곳에나 피부 색소가 군데 군데 얼룩덜룩 빠짐 : 백반증

**눈**

- 시력 저하 : 루푸스, 다발성 경화증
- 건조하고 가려운 눈 또는 눈에 무언가 있는 듯한 느낌 : 쇼그렌 증후군, 류마티스 관절염
- 복시(double vision), 눈의 불편함, 눈동자 움직임이 조절되지 않음 : 다발성 경화증

**인후, 목, 목소리, 구강**

- 분비샘이 부음(림프절) : 루푸스, 쇼그렌 증후군
- 갑상선샘이 커져서 목이 커짐(고이터) : 하시모토 갑상선염
- 입안의 물집이나 궤양 : 루푸스, 셀리악병, 쇼그렌 증후군
- 음식을 삼키기 힘들거나 말하기 어려움 : 쇼그렌 증후군, 다발성 경화증
- 입맛을 상실함 : 쇼그렌 증후군, 베체트병
- 목이 쉼 : 쇼그렌 증후군
- 구강 건조 : 쇼그렌 증후군, 류마티스 관절염
- 심한 갈증 : 제1형 당뇨,
- 구내염 또는 궤양 : 베체트병

**근육, 관절, 건**

- 관절통 또는 관절이 부음 : 류마티스 관절염, 쇼그렌 증후군
- 아침에 1시간 이상 지속되는 관절의 뻣뻣함 : 류마티스 관절염
- 전신에 걸친 근육과 관절의 통증과 압통 : 셀리악병
- 근육 긴장과 떨림 : 다발성 경화증

**체중 변화**

- 이유 없는 체중 감소 : 그레이브스병, 셀리악병, 루푸스, 제1형 당뇨
- 이유 없는 체중 증가 : 하시모토 갑상선염, 글루텐 민감성 반응(셀리악병은 아님), 제1형 당뇨

**소화 / 위장관**

- 변비 : 하시모토 갑상선염, 셀리악병, 다발성 경화증
- 복통 : 셀리악병, 루푸스, 크론병, 궤양성 대장염
- **헛배 부름, 가스 참 또는 소화불량 : 셀리악병, 크론병, 궤양성 대장염**
- **지속적인 또는 간헐적인 설사 : 셀리악병, 크론병, 궤양성 대장염**
- 구역과 구토 : 셀리악병, 루푸스, 그레이브스병
- 물에 뜨는 변 또는 냄새가 심하고 피가 섞이거나 또는 기름기가 많은 변 : 셀리악병으로 인한 흡수 장애

**기분과 사고력**

- 집중하기 힘듦 : 하시모토 갑상선염, 그레이브스병, 다발성 경화증, 크론병
- 우울 : 셀리악병, 다발성 경화증, 건선, 크론병
- 짜증 또는 불안 : 그레이브스병, 하시모토 갑상선염

**몸의 균형 유지 및 신경학적 증상**

- **사지의 감각 이상 또는 저림 현상 : 루푸스, 다발성 경화증, 셀리악병, 제1형 당뇨**
- 두통 : 루푸스,
- 경기 발작 : 루푸스, 셀리악병

- **보행시 문제, 균형 상실, 운동시 코오디네이션의 상실 : 다발성 경화증**
- 떨림 현상 : 다발성 경화증, 그레이브스병
- 어지럼증, 현기증 : 다발성 경화증

## 자가면역질환의 진행 과정 평가 방법

여러분은 아래에 있는 자가면역질환의 진행 단계 추적 문진표를 사용하여 자신의 현재 상태가 어디쯤에 있는지 평가해 볼 수 있다. 이를 매주 단위로 실시하여 자신의 상태가 호전되고 있는지 아니면 악화되고 있는지 평가해 볼 수도 있다.

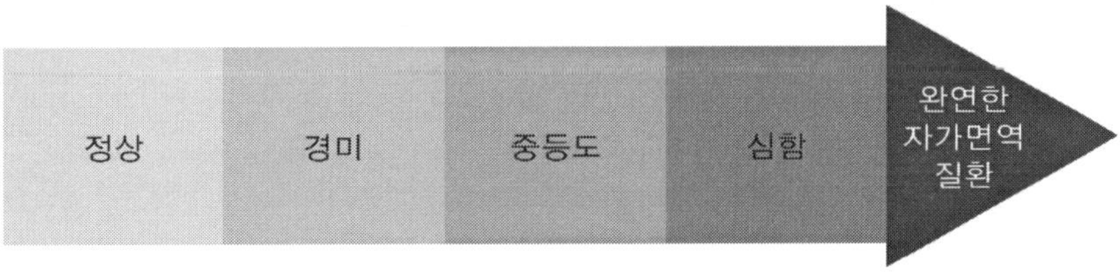


그림. 자가면역질환의 진행 과정

## 자가면역질환의 진행 단계 추적 문진표

지난 일주일 동안 자신이 경험한 증상의 정도를 0-4까지 수치로 표시하세요.

0=없음, 1=어쩌다 경험, 2=약간 경험,
3=중간 정도 경험, 4=아주 심하게 경험

**머리 부분**

_____두통
_____편두통
_____현운(순간적으로 머리가 핑 돈다.)
_____수면 장애
총점 : _____

**안구 부분**

_____눈꺼풀 부종 또는 붉음
_____다크 서클
_____눈 주위가 부어오름
_____시력 장애(저하)
_____눈이 가렵고 눈물이 남
총점 : _____

### 정신 부분

_____정신이 멍한 상태
_____기억력 감퇴
_____신체 동작의 조정 능력
_____의사 결정의 장애
_____말이 어눌하거나 더듬거림
_____학습/주의력 장애
총점 : _____

### 코 부분

_____비점막 울혈
_____비점액 과다
_____코가 막히거나 콧물이 흘러내림
_____부비동 문제(축농증)
_____잦은 재채기
총점 : _____

### 귀 부분

_____가려움
_____귀가 아픔(이통), 귀의 감염
_____귀에서 분비물이 나옴
_____이명, 청각 장애
총점 : _____

**체중 부분**

_____체중감량이 불가능함

_____식탐

_____과도한 체중

_____체중 부족 사태

_____강박적인 식사

_____수분 저류, 부종

총점 : _____

**입, 구강, 인후 부분**

_____만성 기침

_____자주 인후부에서 가래를 뱉음

_____인후통

_____입술이 부음

_____구내염

총점 : _____

**소화 부분**

_____구역, 구토

_____설사

_____변비

_____헛배부름

_____트림, 가스 배출

_____속쓰림, 소화불량

_____위/장 통증 또는 경련

총점 : _____

**심장 부분**

_____불규칙한 맥박

_____빠른 맥박

_____흉통

총점 : _____

**폐 부분**

_____폐 울혈

_____기관지 천식

_____숨이 짧고 가쁨

_____호흡 곤란

총점 : _____

**감정 부분**

_____불안

_____우울

_____감정 변화가 심함

_____신경 예민, 긴장

_____짜증

총점 : _____

**피부 부분**

_____여드름

_____두드러기, 습진, 건조함

_____탈모

_____얼굴 화끈거림

_____과도한 발한(땀)

총점 : _____

**에너지 활력 부분**

_____피로

_____무기력

_____과잉 활동

_____안절부절

총점 : _____

**관절, 근육 부분**

_____관절통

_____관절염

_____근육 경직

_____근육통

_____근력 저하, 근육 피로

총점 : _____

**기타 부분**

_____잦은 병치레/ 감염

_____자주 소변을 본다

_____성기 소양증(가려움), 분비물

_____항문 소양증(가려움)

총점 : _____

**종합 점수** : ____________________

이제 다음 질문에 답을 하세요. 그리고 이 점수들을 위의 중간 종합 점수에 더해서 전체 총점을 만드세요.

① 자가면역질환을 가지고 있습니까? 맞으면 80점을 더하세요. ______________

② 한가지 이상의 자가면역질환을 가지고 있습니까? 맞으면 100점을 더하세요. ______________

③ ESR, CRP, homocysteine 같은 염증 마커들이 증가되어 있습니까? 맞으면 10점을 더하세요. ______________

④ OOO염증이란 병명이 붙은 진단을 가지고 있습니까?(예 : 관절염, 대장염, 췌장염, 위염, 부비동염, 게실염 등) 맞으면 10점을 더하세요. ____________________

⑤ 자가면역질환을 가진 부모 또는 형제/자매가 있습니까? 맞으면 10점을 더하세요. 만약 1명이상이면 한 사람당 추가로 2점을 더하세요. ______________________

⑥ 자가면역질환을 가진 조부모 또는 친척(삼촌 이상)이 있습니까? 맞으면 5점을 더하세요. ___________

⑦ 여자분이십니까? 맞으면 5점을 더하세요. ______________

**전체 총점** : ________________________________

당신의 현재 위치는 아래 평가 기준에 의해 판정된다.

평가

● **전체 총점이 5 미만일 때**

축하합니다. 몸 속 염증 레벨이 아주 낮아서 이런 상태에서는 자가면역질환에 걸릴 가능성이 매우 낮습니다. 평생 건강을 유지하기 위해 이렇게 건강한 단계에서부터 **양생 프로그램**을 잘 실천하시기 바랍니다.

● **전체 총점이 5-9일 때**

자가면역질환 스펙트럼 상에서 아주 낮은 강도 끝단에 위치하고 있습니다. 그러나 현재 자가면역질환의 위험인자들을 몇 가지 가지고 있는 상태이므로 이를 줄이기 위해 역시 **양생 프로그램**을 실천하실 것을 권장 드립니다.

● **전체 종점이 10-29일 때**

자가면역질환 스펙트럼 상 중간에 위치하고 있습니다. 분명한 염증 증상들을 가지고 있으므로 언제든지 완연한 자가면역질환으로 발전할 수 있습니다. **양생 프로그램**을 실천하여 현재의 상태를 역전시키고 증상을 치유하시길 권해 드립니다.

● **전체 총점이 30 이상일 때**

가족 중 자가면역질환을 가지고 있는 사람들이 있거나 이미 자가면역질환 스펙트럼 상에서 상당히 많이 진행된 위치에 있기 때문에 언제든지 자가면역질환에 걸릴 수 있습니다. 또는 이미 자가면역질환 판정을 받으신 상태일 수도 있고 아직 진단은 못 받았지만 이를 가지고 있는 상태일 수도 있습니다. 그러므로 지금부터라도 열심히

**양생 프로그램**을 실천하여 자가면역질환으로부터 멀어지도록 노력하십시오.

(참고 : **양생 프로그램**을 실천하면서 이상의 **자가면역질환의 진행 단계 추적 문진표**를 매주 단위로 작성하여 그 추이를 살펴보는 것도 도움이 된다. 그래서 자신의 상태가 점점 좋아지고 있는지 아니면 나빠지고 있는지를 파악하여 이를 개선하기 위한 문제점을 빨리 찾아 그것을 실천 과정에 즉각 반영하도록 노력해야 한다.)

# 제6장

# 자가면역질환에 대한 오해와 진실

불행하지만 현행 주류의학은 자가면역질환을 제대로 다루지 못하고 있다. 자가면역질환을 가지고 있는 환자들에게 강한 약만 사용하여 그들의 삶을 힘들게 만들고 궁극적으로 이 게임에서 패자가 되는 길로 안내하고 있다. 그러나 나는 이와 반대로 **양생 프로그램**을 통해서 그런 사람들에게 **몸 속 환경**을 정화시켜주는 "**몸속 대청소**" 작업과 근본적인 식생활습관의 개선을 통해 이 게임에서 주도권을 잡고 승자가 되는 길을 제시하여 주고 있다. 그리고 그 결과는 현재까지 무척 고무적이다.

이 장에서는 많은 사람들이 자가면역질환에 대해 가지고 있는 잘못된 선입관 또는 편견들을 바로잡아 보고자 한다.

## 자가면역질환에 대한 잘못된 오해와 진실 ❗

**잘못된 오해 1**

자가면역질환은 불치병이다. 시간이 갈수록 점점 더 악화되기만 한다.

**진실 1**

자가면역질환은 치유될 수 있다.

**잘못된 오해 2**

자가면역질환은 유전적 성향이 강한 질환이다.

**진실 2**

자가면역질환의 발생에는 환경적 요인이 더 크게 작용한다.

**잘못된 오해 3**

자가면역질환은 면역시스템이 잘못된 것이므로 우리가 할 수 있는 방법은 약을 사용하여 면역기능을 억제시키는 길 밖에 없다.

**진실 3**

식생활스타일의 개선으로 **몸 속 환경**을 변화시키면 약 없이 면역시스템의 균형이 회복된다.

**잘못된 오해 4**

자가면역질환의 증상들을 없애는 약물의 부작용은 심각한 것이 아니다.

**진실 4**

면역기능을 억제시키는 약물의 부작용은 심각하다.

**잘못된 오해 5**
식생활과 생활 환경 개선 같은 기본적인 변화를 통해 자가면역질환을 고칠 수 없다.
**진실 5**
자가면역질환 치유의 기본은 식생활과 생활습관의 개선이다.

**잘못된 오해 6**
글루텐 프리 식사가 자가면역질환의 결과에 별 영향을 미치지 않는다.
**진실 6**
글루텐은 자가면역질환의 발생, 진행 그리고 결과에 큰 영향을 준다.

**잘못된 오해 7**
자가면역질환에 걸리면 삶의 질이 저하될 수밖에 없다.
**진실 7**
자가면역질환자들도 다시 활기찬 양질의 삶을 되찾을 수 있다.

**잘못된 오해 8**
자가면역질환은 부모 탓이다.
**진실 8**
자가면역질환은 내가 잘못해서 생긴 질환이다.

**잘못된 오해 9**
자가면역질환은 자가항체가 공격하는 조직이나 장기의 질환이다.
**진실 9**
자가면역질환은 면역시스템에 의한 전신 질환이다.

**잘못된 오해 10**
자가면역질환은 소화능력 및 장내환경과 무관하다.
**진실 10**
자가면역질환은 소화 능력 및 장내환경 그리고 장내세균총의 불균형 상태와 밀접한 관련이 있다.

**잘못된 오해 1 : 자가면역질환은 불치병이다. 시간이 갈수록 점점 더 악화되기만 한다.**

**진실 1 : 자가면역질환은 치유될 수 있다.**

현대 의학을 공부한 많은 의사들은 자가면역질환을 근본적으로 고칠 수 없다는 생각을 가지고 있다. 그래서 이를 희귀 난치성 질환으로 분류하고 증상만을 억제시켜 관해(remission) 상태로 끌고 가려는 태도를 보인다. 그렇지만 이런 생각은 자가면역질환을 약물로만 치료하려는 생각을 가졌을 경우에 해당되는 견해다. 왜냐하면 약만 사용하였을 경우에는 자가면역질환의 근본 문제가 해결되지 않고 증상만 치료되기 때문이다. 그래서 약을 중단하면 언제든지 그 병이 재발하고 진행될 수 있기 때문에 그런 생각을 갖고 자가면역질환을 불치의 병으로 간주하는 경향을 가지고 있는 것이다.

그러나 자가면역질환은 결코 불치의 병이 아니다. 더구나 일찍 발견하여 조직의 손상이 있기 전에 근본적으로 문제를 해결하고자 한다면 얼마든지 이것으로부터 벗어날 수 있다. 그러기 위해서는 먼저 왜 자가면역질환이 생기는지 그 이유를 알아야 한다. 자가면역질환이 어떤 것이고 문제의 근본이 무엇인지 그 원인을 찾아내야 한다. 그래야만 이것이 가져오는 조직의 손상을 피하고 염증으로부터 탈출할 수 있는 확실한 길을 찾을 수 있다. 이런 의미에서 나는 많은 사람들에게 책을 읽고 공부를 열심히 하라고 권하고 있다. 특히 현재 자가면역질환으로 고통을 받고 있는 사람은 반드시 공부를 열심히 해야만 그 고통에서 벗어날 수 있다.

다시 한 번 말하지만 자가면역질환은 유전적 바탕 위에 여러 환경적 유발인자들이 가세하여 **몸 속 환경**을 반복, 지속적으로 어지럽히기 때문에 면역시스템이 흥분하여 일으키는 만성 염증 질환이다. 그러므로 유전적 영향과 환경적 요인이 모두 함께 관여해서 만들어 내는 합작 질환으로 보아야 한다. 그렇지만 대부분의 경우 유전적(체질적) 요인이 기여하는 부분은 약 25% 미만으로 작고 나머지는 환경적 요인이 더 많이 기여하고 있다. 그래서 유전적 요인보다 환경적 요인이 더 우세하게 작용하여 생기는 질환이기 때문에 치유가 가능하다고 말하는 것이다.

여기서 잠깐 후성유전학(epigenetics)의 개념을 짚고 넘어가자. 우리가 어느 특정 유전자를 가지고 있다고 해도 해당 유전자의 스위치를 켜고 끄고 하는 역할은 환경적 요인에 의해 좌우된다는 학설이 바로 후성유전학이다. 이런 관점에서 보면 자가면역질환과 관련된 유전자가 몸 속에 있다고 해도 환경적 요인에 의해 얼마든지 그 발현 상태를 변화시킬 수 있다는 주장이 나올 수 있다. 다시 말해 우리가 유전자 프레임을 바꾸지 않더라도 유전자 주변의 환경적 요인을 변화시킴으로써 해당 유전자의 작동 상태를 얼마든지 바꿀 수 있다는 메시지를 이 학설은 확실하게 우리에게 전해주고 있는 것이다. 이는 마치 하드웨어도 중요하지만 그보다 더 중요한 것은 그것을 운용하는 소프트웨어란 점을 강조하는 주장과 같다고 할 수 있다. (**참고** : 그림)

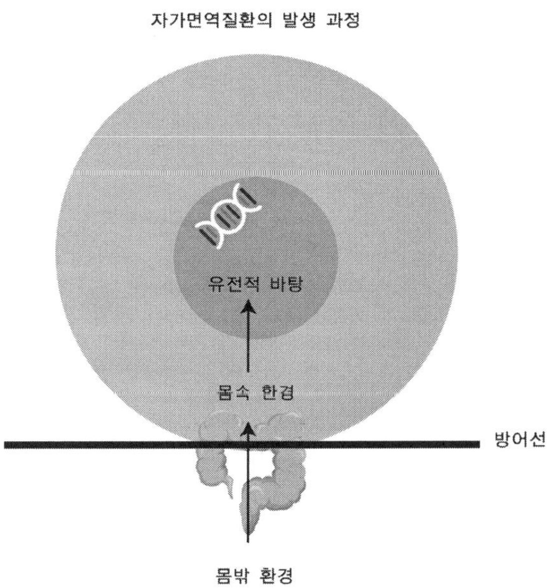


몸 밖 환경이 유전적 바탕에 영향을 미치는 과정의 중간에
몸속 환경이란 중간매체가 존재한다.

**그림. 환경적 관점에서 바라본 자가면역질환의 발생과정에 대한 개념도**

이상에서 우리는 비록 자가면역질환의 발생에 유전적 요소가 관계되어 있다고 하더라도 이것이 영구히 불치의 상태로 고정되어 있는 것이 아니라 자신의 **몸 속 환경**에 따라 변할 수 있다는 점을 알

게 되었다. 우리가 **몸 속 환경**을 변화시키는 일을 하면 자신이 물려받은 유전자 스위치의 위치를 바꿀 수 있다. 그래서 현재 진행 중인 상황을 얼마든지 역전시키는 전환의 계기를 만들 수도 있다는 사실은 정말로 매력적인 사실이 아닐 수 없다. 우리는 이런 사실을 근거로 자신이 살고 있는 몸 밖 환경에 불리한 유전자를 몸에 가지고 있는 사람이라도 적어도 유전자를 감싸는 자신의 **몸 속 환경**만이라도 제대로 올바르게 유지한다면 자가면역질환에 걸리지 않고 살수 있으며 설혹 그런 자가면역질환에 걸렸다고 해도 이런 상황에서 다시 빠져나올 수 있다는 놀라운 사실을 배울 수 있게 된다.

유전자를 감싸고 있는 가장 가까운 환경은 몸 밖의 환경이 아니라 **몸 속 환경**이다. 몸 밖의 환경과 유전자 사이에는 **몸 속 환경**이란 중간 완충 공간이 존재한다. 이런 이유 때문에 유전자 발현에 직접 영향을 미치는 환경은 **몸 속 환경**이라 말할 수 있는 것이다. 그래서 우리는 이런 사실에 기초하여 자가면역질환을 근본적으로 해결할 수 있는 해답을 찾아야 한다. 즉, 몸 밖 환경이 유전자에 직접 영향을 미치지 않도록 그 중간에 위치한 **몸 속 환경**이란 중간 매개층을 잘 조절하는 것이 매우 중요하다는 사실을 깨달아야 하는 것이다. (**참고** : 그림)

잘 알다시피 우리 몸은 피부와 장점막층이란 방어벽에 의해 **몸 밖 환경**과 **몸 속 환경**으로 구분되도록 설계되어 있다. 만약 이런 방어벽이 튼튼하지 못할 경우에는 몸 밖 환경 속의 독소들이 몸 안으로 들어와 **몸 속 환경**을 교란시키는 것은 물론 유전자에도 나쁜 영향을 미치게 될 것이다. 그러면 당연히 자가면역질환 같은 염증성 질환이 몸에서 발생할 위험성이 증가하게 된다.

그럼 어떻게 이 방어벽을 튼튼하게 유지할 수 있는가? 그것은 약물이 아니고 바로 올바른 식생활습관의 개선을 통해서만 가능하다. 그러므로 자가면역질환은 이처럼 가장 기본이 되는 식생활습관의 개선을 통해서 문제를 근본적으로 해결할 수 있다는 점을 분명하게 인식하고 이 방향으로 여러분의 노력을 집중해서 매진해 나가야 한다. 약물에만 의존하려는 생각은 반드시 버려야 한다. 여러분이 이런 생각만 가지고 있다면 여러분은 얼마든지 자가면역질환의 고통에서 벗어나 건강 자유인이 될 수 있을 것이라고 생각한다.

**잘못된 오해 2 : 자가면역질환은 유전적 성향이 강한 질환이다.**

**진실 2 : 자가면역질환의 발생에는 환경적 요인이 더 크게 작용한다.**

앞서 언급한 대로 자가면역질환이 발생하는데 유전적 요인이 기여하는 정도는 약 25% 미만이다. 나머지 75% 이상은 환경적 요인에 의해 발생한다. 그러므로 자신이 갖고 태어난 유전자 때문에 설령 자가면역질환에 걸렸거나 또는 걸릴 가능성이 있다고 해도 나머지 75% 이상을 차지하는 환경적 요인을 조절하면 이를 역전시키거나 또는 확실하게 예방할 수 있다는 희망을 가져볼 수 있다. 더구나 자신이 속한 외부 환경이 아무리 불리하더라도 그 속에서 자신이 올바른 식생활습관을 선택하고 외부 환경으로부터의 각종 독소 유입을 차단하고 **몸속 대청소**를 열심히 실천한다면 불리한 유전자가 발현되는 것을 충분히 막을 수 있다. 나는 이를 **각자도생법**이라 부른다. 그러므로 자신이 어떤 선택을 하느냐가 중요한 요인이지 물려받은 유전적 바탕이 중요한 것은 아니라는 사실을 꼭 기억해 두길 바란다.

우리는 이제 다음과 같은 질문을 스스로에게 해보아야 한다.

- 자신의 유전자에 나쁜 영향을 끼치는 음식을 왜 먹으려 하는가?
- 자신의 유전자에 나쁜 영향을 미치는 생활습관을 왜 가지려고 하는가?
- 자신의 유전자에 불리한 행동을 선택하고서 어떻게 건강하길 바랄 수 있는가?

유전자 스위치에 불이 들어오고 안 들어오고 하는 것은 결국 자신의 선택이므로 시행착오를 통해 올바른 방법을 찾아내려는 시도를 꾸준히 해야 한다. 자신을 유전자의 노예라고 생각하는 잘못된 생각은 전부 내다 버려야 한다. 태어날 때 갖고 나온 유전자에게 핑계를 대는 일을 절대 하지마라. 유전자는 죄가 없다. 왜냐하면 유전자 스위치를 켜고 끄는 것은 그 사람의 식생활습관 같은 후천적 요인에 달려있기 때문이다. 글루텐, 곡물, 콩류 음식을 멀리하고 각종 가공식품과 환경 독소들을 피하면서 망가진 장내환경을 복원시켜주면 자가면역질환을 상당히 호전시킬 수 있다. 여기에 추가로 스트레스를 받지 않은 생활스타일과 자세 그리고 기존에 숨어있는 몸

속 염증이나 감염증을 모두 치유하는 **몸속 대청소**까지 열심히 시행한다면 자가면역질환에서 충분히 벗어날 수 있는 것이다. 그러므로 나는 유전적 요인보다 정갈한 식단, 독소로부터의 방어, 숨은 염증이나 감염증의 치료, 스트레스 받지 않는 낙천적 생활 등 후천적 요인들이 더 중요하다고 늘 강조하고 있다.

**잘못된 오해 3 : 자가면역질환은 면역시스템이 잘못된 것이므로 우리가 할 수 있는 방법은 약을 사용하여 면역 기능을 억제시키는 길 밖에 없다**

**진실 3 : 식생활스타일의 개선으로 몸 속 환경을 변화시키면 약 없이 면역시스템의 균형이 회복된다.**

슬픈 일이지만 현대 의학을 전공한 의사들은 약을 신뢰하고 식생활의 중요성을 낮게 보는 경향을 가지고 있다. 그래서 먹는 것을 가리지 말고 원하는 대로 골고루 먹으라고 말하는 의사들이 많이 있다. 그렇지만 우리가 먹는 음식물 속에 영양 성분만 있는 것이 아니다. 몸에 염증을 유발시키는 독소, 영양 흡수를 방해하는 반영양물질들도 함께 들어있다. 이런 독소는 비단 음식뿐 아니라 우리가 먹는 물, 마시는 공기, 몸을 씻고 깨끗하게 하는 세정제(비누, 샴푸, 향수 등), 화장품, 옷을 빨래하는 세제, 집안을 청소하는 세제, 각종 실내 가구와 가전제품 등 우리의 생활 환경 곳곳에 존재한다. 그래서 현대 생활은 화학 물질로 오염된 바다 속에 사는 것과 같다는 문학적인 표현(?)이 딱 들어맞을 정도다.

그런데도 의사들은 이런 근본적인 상황을 외면한 채 약만 먹으라고 권하고 있다. 이는 자가면역질환의 본질을 외면한 채 표면적인 증상만을 다스리려 하는 미봉책에 불과하다. 특히 이를 위해 면역억제제를 사용하는 것은 그 중에서 가장 가관이라 할 수 있다. 현대의학에서는 자가면역질환이 면역시스템의 작용이 부적절하게 항진된 것이라고 판단하여 이른바 "**면역억제제**"에 해당되는 약물을 사용하는 것을 치료의 표준으로 삼고 있다. 그러나 이는 근본을 모르고 겉으로 나타나는 현상만을 바라보는 잘못된 관점에서 비롯된 대표적인 오해라고 할 수 있다. 본래 면역시스템은 몸 속으로 들어오는 세균, 바이러스, 독소, 이물질 등을 처리하기 위해 발달된 시스템이다. 이런 주요 시스템을 약물을 가지고 강제로 억제시키는 행위를 하는 것은 아주 잘못된 발상이다. 왜냐하면 인공적인 약물이 면역 기능을 억제시키면서 아무런 후유증이나 합병증을 유발하지 않을 것이라고 믿는 것 자체가 매우 순진한 생각이기 때문이다. 면역시스템이 과도하게 흥분하여 문제를 일으키는 것도 나쁜 것이지만 이를 약물로 억제시켜 적절하게 대응을 하지 못하도록 만드는 것도 잘못된 조치이기는 마찬가지란 사실을 왜 모르는 것일까?

**나의 양생 의학 관점에서 바라보았을 때 잘못된 방향으로 흥분되어 있는 면역시스템을 정상 상태로 진정시키는 방법은 '몸 속 환경'을 정화시키는 "몸속 대청소" 밖에 답이 없다. 그리고 면역기관이 몰려 있는 위장관 주변 환경을 튼튼하고 건강하게 만들어 주는 조치를 취해주는 것이 가장 먼저 필요한 조치들이라고 생각한다. 따**

**라서 양생 의학적 관점에서는 약물이 아니라 청소를 통해 그리고 먹는 음식과 영양보충제를 통해 누수가 발생하고 있는 인체 방어벽을 튼튼히 재건하고 몸 속 환경을 개선하여 면역시스템에 가해지는 불필요한 자극들을 없애주는 것이 가장 근본적이면서도 현명한 방법이라고 생각하게 되는 것이다.**

**잘못된 오해 4 : 자가면역질환의 증상들을 없애는 약물의 부작용은 심각한 것이 아니다.**

**진실 4 : 면역기능을 억제시키는 약물의 부작용은 심각하다.**

현행 주류의학에서 자가면역질환을 치료하는 의사들은 자주 이런 소리를 한다. 또한 환자들도 염증으로 인한 당장의 고통 때문에 이 말을 쉽게 받아들인다. 그렇지만 이는 모두가 약물 사용을 편안한 마음으로 받아들이고자 스스로 최면을 걸고 있는 것이지 진실은 그렇지 않다. 앞서 말했지만 인공적인 약물이 몸에 아무런 부작용을 일으키지 않을 것이라고 생각하는 것은 정말로 순진한 생각이 아닐 수 없다.

물론 약물 사용으로 인한 부작용을 심하게 경험하지 않는 사람들도 간혹 있을 수 있다. 그러나 일반적으로 약물 사용은 대부분 크든 작든 간에 부작용을 동반하게 되어 있다. 이렇게 되면 본래 질환이 갖고 있는 만성 염증의 문제와 약물 부작용의 문제가 중첩되어 상황을 더욱 악화시키게 된다. 그래서 몸에서 에너지가 빠지고 우울하며 정신 집중과 사고력이 저하되고 항상 피곤한 상태에 빠져 있는데도 약을 중단하면 급성기 때의 통증과 고통이 다시 찾아올 것이라는 두려움에 떨면서 약물 복용을 중단하지 못하고 이를 복용하고 있는 것이다. 그렇지만 이는 완전 잘못된 오해라고 지적해 두고 싶다. 오히려 약을 끊고 **몸속 대청소**와 영양 보충을 선택할수록 몸이 가벼워지고 에너지가 넘쳐나며 기분도 좋아지고 정신도 맑아져 전반적으로 건강을 회복할 수 있게 된다는 점을 빨리 깨달아야 한다.

자가면역질환에 사용되는 약제들의 부작용을 요약하면 다음과 같다.

## [자가면역질환에 흔히 처방되는 약물들과 그 부작용]

자가면역질환에서 면역 기능을 조절하기 위해 사용되는 관련 약제는 크게 3 단계 부류로 나눌 수 있다.

### 1.일차 약물들

여기에는 스테로이드 제제와 비스테로이드성 소염제(NAIDs)가 속해 있다.

스테로이드 제제는 면역시스템을 억제하는 작용을 하고 비스테로이드성 소염제(NSAIDs)는 염증을 억제시키는 작용을 한다.

### (1) 스테로이드 제제

관절염, 피부 문제, 안구 문제, 그리고 면역 장애 등에 사용된다.

| 구역 | 구토 | 식욕 상실 |
| --- | --- | --- |
| 속쓰림(명치끝) | 수면 방해 | 발한 |
| 여드름 | 근육통/근육 경련 | 부정맥 |
| 열 | 우울/감정 변화/초조 | 체중 증가 |
| 혈당 증가 | 알레르기 가능성 | |

### (2) 비스테로이드성 소염제(이른바 NSAIDs)

스테로이드와 함께 관절염, 근육통, 두통 같은 각종 통증과 염증을 치료하기 위해 사용한다.

| 위통 | 변비 | 설사 |
| --- | --- | --- |
| 가스 참 | 속쓰림 | 구역 |
| 구토 | 어지럼증 | |

## 2. 질환을 변환시키는 항류마치스 약물들

이것은 DNA의 세포 복제를 방해하는 작용을 하는 약물들로 자가면역질환에서 일차 약물로 조절이 안될 때 이차적으로 선택하는 약물들이다.

| CellCept(mycophenolic acid)의 부작용-자가면역질환에 사용 | | |
|---|---|---|
| 감염 | 발열, 두통 같은 감염 증상들 | 심각한 감염의 위험 |
| 적혈구와 백혈구의 수 감소 | 멍 또는 출혈이 쉽게 일어남 | 피로감 |
| 어지럼증 또는 현운 | 설사 | 복통 |
| 발목과 발의 부종 | 고혈압 | 임파종 |
| 피부암 | | |

| Enbrel(etanercept)의 부작용-류마치스 관절염과 기타 자가면역질환에 사용 | | |
|---|---|---|
| 결핵 및 기타 감염 | B 형 간염 | 신경계 문제-다발성 경화증, 뇌전증, 신경염 또는 안구염 |
| 혈액 문제 | 심부전 | |
| 건선 | 루푸스양 증후군 | |

| Imuran(azathioprine)의 부작용-류마치스 관절염에 사용 | | |
|---|---|---|
| 피부암 | 림프종 및 기타 암 발생 | 빈혈 |
| 분비샘들의 부종 | 복부 팽창 또는 통증 | 야간 발한 |
| 가려움 | 열 | 인후통 |
| 멍 또는 출혈이 쉽게 일어남 | 피곤 | |

| Trexall(methotrexate)의 부작용-류마치스 관절염, 건선에 사용 | | |
|---|---|---|
| 감염 | 열 또는 오한 | 피로 |
| 독감 유사 증세 | 멍 또는 출혈이 쉽게 일어남 | 간, 폐, 신장에 손상 가능성 |
| 심한 복통 | 구역, 식욕 상실 | 아픈 구강 속 궤양 |
| 누런 가래가 나오는 기침 | 숨이 가쁨 | 소변에 혈액이 나옴 |
| 탈모 | 설사 | 대상 포진 |
| 심한 인후통 | 점액을 동반한 부비동 통증 | 소변 장애, 빈뇨, 소변시 작열감 |
| 선천성 기형 | | |

| Plaquenil(hydroxychloroquine)의 부작용-루푸스, 류마치스 관절염에 사용 | | |
|---|---|---|
| 구역 | 근육 경련 | 식욕 상실 |
| 설사 | 어지럼증 | 두통 |
| 불안 | 우울 | |

### 3.생물학적 제제들(Biologics)

면역시스템의 구성 요소들간에 서로 소통하는 것을 방해하는 생물학적 제제들로 자가면역질환의 약물 사용시 3차 선택 그룹을 이룬다.

| Humira(adalimumab)의 부작용-류마치스 관절염, 크론씨병에 사용 | | |
|---|---|---|
| 결핵 | B 형 간염 | 부비동염 |
| 암 | 심부전 | 두통 |
| 면역 반응들 (통증, 숨이 참) | 구역 | 건선 |
| 혈액 문제 : 지속적인 열감, 쉽게 멍이 들고 피가 남. | 상기도 감염 | 전신으로 퍼지는 세균, 바이러스, 진균 감염증 |

| Humira(adalimumab)의 부작용-류마치스 관절염, 크론씨병에 사용 | | |
|---|---|---|
| 알레르기 반응들 : 호흡 곤란, 두드러기, 얼굴, 눈, 입술의 부종 | 간 문제 : 피로, 식욕 저하, 구토, 복통 등 | 신경계 문제 : 사지 감각이상, 손발 저림, 시력 문제, 사지 근력 약화, 어지럼증 |

| Kineret(anakinra)의 부작용-류마치스 관절염에 사용 | | |
|---|---|---|
| 림프종 위험 증가 | 심한 피부 발진 | 얼굴 부종 |
| 호흡하기 힘듦 | 상기도 감염, 부비동염 | 관절통 |
| 두통 | 구역 | 설사 |
| 복통 | 독감 유사 증세 | 류마치스 관절염의 악화 |
| 백혈구 감소증-감염에 취약함 | | |

**잘못된 오해 5 : 식생활과 생활 환경 개선 같은 기본적인 변화를 통해 자가면역질환을 고칠 수 없다.**

**진실 5 : 자가면역질환 치유의 기본은 식생활과 생활습관의 개선이다.**

현대 의학을 전공한 사람들은 자가면역질환이 면역시스템의 이상으로 발생한 문제이기 때문에 소화기관의 기능과는 별 상관이 없다고 생각하고 있다. 그래서 실제 현대 의학의 분과 체계를 보아도 소화기 계통을 전문으로 하는 의사(예 : 소화기 내과)와 자가면역질환을 전문으로 하는 의사(예 : 류마티스 내과)는 각기 다른 파트로 나뉘어져 있다.

그러나 몸은 하나다. 이 몸을 여러 시스템으로 구분하여 치료하는 것은 급성 질환에서는 효율적이지만 만성 질환에서 도리어 불합리한 방법이 아닐 수 없다. 몸의 여러 시스템들은 서로 연결되어 있고 항상 소통하고 있다. 특히 소화기관과 면역기관 사이에도 이런 소통이 존재한다. 우리 몸의 면역시스템의 약 70-80%가 위장관 주변에 위치하고 있다는 사실은 이들은 이웃 사촌이고 그로 인해 알게 모르게 두 시스템 사이에 긴밀한 소통이 늘 일어나고 있음을 말해주는 증거라고 할 수 있다.

그래서 대부분의 자가면역질환자들은 많든 적든 위장관 증세를 가지고 있다. 문제는 이런 상황과 관계를 인지하지 못하고 따로 구분하여 진료하는 현행 의료 체계에 있다. 자가면역질환 환자가 위장관 증세를 호소하면 류마치스 전문의사는 환자를 소화기 전문의사에게 의뢰한다. 그러면 소화기 전문의사는 이 환자에게 약을 처방하거나 위장 또는 대장 내시경 검사를 권유한다. 이것은 하나로 파악해야 할 상황을 따로 구분해서 보기 때문에 벌어지는 해프닝으로 문제를 근본적으로 해결하는 답을 찾는데 도리어 방해가 되고 있다. 몸 속의 이 두 시스템은 항상 소통하고 있는데 이를 치료하는 의사들은 서로 구분되어 각자 다른 곳을 쳐다보고 있으니 환자는 답답할 수밖에 없는 것이다.

일반적으로 자가면역질환을 고치기 위해서는 무엇보다 먼저 몸의 일차방어선인 피부와 장점막의 상태를 완벽하게 복원시켜주어야 한다. 특히 눈에 잘 보이지 않는 위장관내의 환경 회복이 매우 중요하다. 면역시스템의 상당 부분이 위장관 주변에 위치하고 있기 때문에 특히 자가면역질환의 문제 해결에 있어 장내환경과 소화기관의 역할이 매우 중요하다는 사실을 분명히 인식하고 있어야 한다.

장내환경을 개선하고 소화기관의 문제를 해결하기 위해서는 무엇보다 먼저 식생활습관을 개선해야 한다. 혀끝을 자극하는 맛있는 음식만을 먹으려 해서는 절대로 위장관 환경과 상태를 개선시킬 수 없다. 이런 자극적 성분이 들어있는 음식들을 먹게 되면 장점막의 방어벽이 무너지고 그 사이로 몸 속으로 들어가서는 안될 분자들이 침투해 들어와 면역시스템을 자극하게 된다. 이로 인해 면역시스템에 부담을 주어 자가면역질환이 발생하게 되는 단초를 제공하기 때문에 자가면역질환자들은 다른 어떤 치료보다도 앞서 식생활 방식과 습관을 개선하는 일에 집중해야 한다.

그 중 대표적으로 들 수 있는 예가 글루텐이다. 글루텐은 일부 민감한 사람들 사이에서 장점막의 방어벽을 파괴시키는 역할을 하고 몸 속에 들어가 각종 염증 반응을 유발시키는 항원 노릇을 할 수 있다. 그러므로 자가면역질환자들은 글루텐이 함유된 음식을 먹지 않도록 각별히 주의하고 노력해야 한다.

**잘못된 오해 6 : 글루텐 프리 식사가 자가면역질환의 결과에 별 영향을 미치지 않는다.**

**진실 6 : 글루텐은 자가면역질환의 발생, 진행 그리고 결과에 큰 영향을 준다.**

글루텐을 함유한 밀, 보리, 호밀 등을 먹지 말라고 하면 대부분의 사람들이 "무슨 소리냐? 인류가 오래 동안 먹어온 식품을 먹지 말라고 하면 말이 되느냐?" 라면서 항변하는 사람들이 많다. 그리고 자신은 지금까지 아무 문제없이 이런 식품들을 잘 먹어왔는데 무엇이 문제냐며 이의를 제기하고 이런 권고안을 강력하게 거부하는 사람들이 종종 있다. 특히 현행 주류의학에서는 이런 주장이 아예 근거가 없다고까지 말하고 있다.

실제로 많은 사람들이 오늘 이 시간에도 글루텐을 함유한 음식들을 먹고 있다. 그들 중에는 소화기 관련 증상을 가지고 있는 사람도 있고 없는 사람도 있다. 그러나 현재 소화기 관련 증상들이 없다고 해도 글루텐을 계속 섭취하면 나중에 이런 증상들이 발생할 가능성이 높아진다. 그러므로 예방적 차원에서라도 이를 멀리하는 것이 좋다. 그 이유는 글루텐이 소화가 안 되는 곡물의 단백질로 장점막에 누수 현상을 일으켜 각종 식품 민감성 문제와 내독소(세균의 독소) 유입을 촉진시키는 역할을 하기 때문이다. 이렇게 되면 면역시스템이 피곤해져서 사람마다 다소 차이가 있을지언정 언젠가는 몸에 면역 부담이 가중되어 식품 민감성 반응이나 자가면역질환에 걸릴 가능성이 증가하게 된다. 그러므로 자신이 비록 자가면역질환을 가지고 있지 않더라도 소화기 관련 증상들을 가지고 있으면 글루텐 섭취를 피하는 것이 좋다. 더구나 이미 자가면역질환을 가지고 있는 사람이라면 면역시스템의 안정을 도모하고 몸 속 상황을 개선할 기회를 얻기 위한 차원에서 당장 글루텐 프리 식단을 실천하는 것이 바람직하다. (**참고** : 글루텐 뿐 아니라 유제품, 옥수수, 대두콩 같은 친염증성 식품에 대한 차단도 필요하다.)

특히 자가면역질환자들은 글루텐 프리 식단을 평생 실천하는 것이 바람직하다.

**잘못된 오해 7 : 자가면역질환에 걸리면 삶의 질이 저하될 수밖에 없다.**

**진실 7 : 자가면역질환자들도 다시 활기찬 양질의 삶을 되찾을 수 있다.**

절대 실망하여 포기하지 마라. 올바른 길로 들어서기만 하면 모든 문제가 저절로 풀리면서 좋아진다.

많은 자가면역질환 환자들은 자신의 건강 상태가 점점 더 나빠져서 일상의 가정 생활도 하지 못하고 가족들에게 부담만 되는 신세로 전락하여 가정이나 사회로부터 소외당하게 될 것을 두려워하고 있다. 실제로 약만 사용하여 치료하는 많은 의사들은 환자들에게 이런 식의 책임전가용 말을 자주 해주고 있다.

그러나 문제의 본질을 정확하게 이해하고 나면 꼭 그런 것만은 아니라는 사실을 깨닫을 수 있다. 내가 이 책에서 말하는 대로 몸 속을 청소하고 면역시스템을 안정화시키는 **양생 프로그램**을 실천하면 그런 식으로 삶의 질이 저하되는 것을 충분히 막을 수 있다. 글루텐, 곡물, 콩류, 유제품 같은 식단을 멀리하고 장내환경을 개선하여 장누수 현상을 막고 각종 환경 독소의 유입을 차단하면서 "**몸속 대청소**"를 실천하면 몸 안의 염증 레벨이 감소하면서 삶의 질이 다시 예전처럼 회복될 수 있다. 다만 이런 일을 염증으로 인해 조직과 장기가 많이 손상되고 난 후에 시작하면 염증이 진정되어도 신체적 정신적 기능이 많이 손상된 상태라서 회복에 한계가 있을 수밖에 없다. 따라서 가능한 조기에 "**몸속 대청소**"를 하여 염증으로 인한 손상이 영구적 피해를 남기지 않도록 대비하는 것이 중요하다. 다만 현실적으로 많은 환자들이 이런 점을 일찍 깨닫지 못하고 몸이 많이 망가진 후에야 이를 깨닫고 있어 안타까울 따름이다.

또한 자가면역질환 환자들은 삶의 질이 개선되고 건강이 회복된 뒤에라도 항상 그와 유사한 자기관리를 열심히 해야 한다. 그렇지 않고 몸이 좋아졌다고 다시 교만해져 과거의 나쁜 식생활습관으로 돌아가게 되면 삶의 질이 과거처럼 다시 저하되게 될 것이다. 그러므로 항상 가장 바닥으로 추락했을 때의 겸손한 마음을 잃지 말고 늘 몸과 마음을 수양하고 관리하는 자세로 살길 바란다.

**잘못된 오해 8 : 자가면역질환은 부모 탓이다.**

**진실 8 : 자가면역질환은 내가 잘못해서 생긴 질환이다.**

앞서 자가면역질환의 발생에 있어서 유전적 영향이 기여하는 정도는 25% 미만이라고 말했다. 이 말은 나머지 75% 이상이 환경적 요인이라는 뜻을 내포하고 있다. 그리고 만약 여러분이 자가면역질환에 걸려도 부모 탓을 하지 말고 본인이 잘못해서 또는 실수해서 걸리게 되었다고 생각하라는 숨은 메시지도 지니고 있다. 그러므로 더 이상 유전적 요인 때문에 부모 탓만 하는 어리석음에 갇혀 지내지 말고 자신의 유전자를 조절할 수 있는 힘을 길러야 한다. 그래서 자기의 인생은 어디까지나 자신의 책임이라는 사실을 항상 잊지 말고 살아야 한다.(**각자도생법**)

이 점은 또한 현행 주류의학과 **양생 의학**이 가지는 가장 대표적인 차이점을 만드는데도 기여하고 있다. 현행 주류의학은 면역시스템을 우리의 의지로 조절할 수 없기 때문에 이를 조절하기 위해 약을 사용하라고 말한다. 반면, **양생 의학**은 **몸 속 환경**의 개선 작업을 통해 면역시스템을 자극하는 요인들을 제거하고 몸안으로 들어오는 각종 독소의 유입을 차단하고자 인체 방어벽을 튼튼하게 재건하는데 초점을 맞추라고 주장한다. 이처럼 양자 간에는 기본적인 생각의 차이가 크기 때문에 자가면역질환에 대한 접근 방식에 있어서도 큰 차이를 보이게 되는 것이다.

예를 들어 보자. 현행 주류의학에서는 약을 사용하여 증상을 빠르게 치료하는 방법을 우선시하고 있다. 위산 역류가 있을 때에는 식사를 조절하기 보다는 제산제를 복용시킨다. 염증 증상이 심할 경우에는 면역억제제를 사용하여 이를 일시적으로 억누른다. 식단이나 생활습관의 변화를 강조하지 않는다. 그래서 현행 주류의학의 치료를 받으면 작든 크든 어느 정도 약물의 부작용을 감수해야만 한다. 그리고 이런 약물의 부작용을 또 다른 약물로 다스리려 하기 때문에 약물의 수렁에서 빠져나오기 힘들고 궁극적으로 약물의 노예로 전락하게 된다.

반면 내가 추구하는 **양생 의학**에서는 "**몸속 대청소**"와 더불어 식사 조절과 생활스타일의 개선을 통해 면역시스템을 안정화시키는 일을 시도하기 때문에 약물의 부작용과 합병증 없이 몸의 활력을 되찾을 수 있다. 게다가 **몸 속 환경**을 개선하므로 문제가 근본적으로 해결된다. 염증이 사라지고 피부가 반짝거리며 머리털도 새로 자라고 전체적인 모습이 아름답고 건강해진다. 이는 비단 신체적 문제에만 국한되지 않는다. 기분, 감정, 정신력까지 개선되므로 마음도 훨씬 가벼워진다. 또한 매사에 자신감을 갖게 되어 생각도 여유로워지고 느긋해지며 삶의 희열을 느끼게 된다. 그래서 자신이 병을 극복할 수 있다는 생각과 자신감을 갖기 때문에 모든 것이 긍정적인 방향으로 선순환 되고 있다는 것을 느낄 수 있게 된다.

**잘못된 오해 9 : 자가면역질환은 자가항체가 공격하는 조직이나 장기의 질환이다.**

**진실 9 : 자가면역질환은 면역시스템에 의한 전신 질환이다.**

자가면역질환은 면역세포들에 의해 생산된 자가항체가 특정 조직이나 장기를 염증으로 파괴시키는 질환이다. 그래서 표면적으로는 해당 조직이나 장기의 염증 또는 기능저하 증상들이 나타나게 된다. 예를 들어 자가면역성 갑상선염이나 간염 같은 경우 갑상선이나 간의 염증 증상들이 주로 나타나므로 이를 갑상선 또는 간에 국한된 질환인 것처럼 생각하는 사람들이 많다. 그러나 이는 전체적으로 큰 그림을 보지 못하고 국소적으로 제한된 시야만을 갖고 있기 때문에 오는 잘못된 편견이라 할 수 있다. 자가면역질환은 면역시스템에 문제가 생겨 몸 속에 염증을 일으키는 질환이기 때문에 언제든 전신 질환이 될 수 있다. 또한 자가항체도 이론적으로는 몸 속 모든 조직에 대해 만들어질 수 있기 때문에 염증이 존재하는 부위에만 국한되는 질환이라고 생각하며 접근하다간 반드시 실패하게 되는 그런 질환이다. 그러므로 나는 이 질환을 전신 질환으로 생각하고 **몸 속 환경**을 개선시켜 면역시스템을 안정화시켜주는 방향으로 치료 전략을 짜는 것이 이를 극복하는 성공의 지름길이라고 믿는다.

자가면역질환 중에 아직 특정 자가항체가 발견되지 않는 경우는 현재의 기술로 이를 확인하지 못하는 상태이거나 인체내 미생물의 개입이 미약한 경우 또는 후천적 획득면역을 담당하는 림프구보다 선천적 내재면역을 담당하는 면역세포들이 관여하는 반응이 더 우세하기 때문에 그럴 수 있다고 생각한다.(**예** : 아토피 피부염은 피부의 일차 방어선에 결함이 생겨 주변의 선천적 내재면역 관련 세포들의 기능이 항진되어 생기는 질환이다. 따라서 이 경우에는 림프구가 개입하여 특정 자가항체를 만들지 않고도 항진된 면역 반응을 보이게 된다.)

**잘못된 오해 10 : 자가면역질환은 소화능력 및 장내환경과 무관하다.**

**진실 10 : 자가면역질환은 소화 능력 및 장내환경 그리고 장내세균총의 불균형 상태와 밀접한 관련이 있다.**

많은 사람들이 소화기능을 담당하는 위장관 시스템과 면역시스템을 별개라고 생각하는 경향을 가지고 있다. 실제 현행 의과대학에서는 이 두 개의 시스템을 따로 가르치고 있다. 그러나 몸은 하나고 그것을 구성하는 각 부분들이 서로 연결되어 전체를 구성하고 있기 때문에 언제나 몸과 질병을 생각할 때에도 전인적 관점으로 접근하는 것이 옳다. 실제 이를 입증하듯 위장관 주변에 약 70-80% 정도의 면역 조직들이 모여 있다. 이들은 항상 위장관 속의 장내환경에 민감하게 반응하고 있다. 그리고 이런 장내환경은 다시 우리가 먹는 음식물과 그들의 소화 상태 그리고 그 속에 살고 있는 장내미생물총의 상태에 의해 결정되고 있다. 따라서 이들이 바로 우리 몸의 면역력을 결정짓는데 매우 중요한 역할을 하고 있다는 점을 잊어서는 안된다.

이런 이유로 평소 소화 능력이 약한 사람은 면역력이 약해 늘 먹는 것에 주의해야 한다. 실제로 대부분의 자가면역질환자들을 보면 소화 능력이 별로 강하지 않음을 알 수 있다. 선천적으로 위장관 기관의 능력이 약한 사람이 자신의 능력 범위를 벗어나는 음식을 먹게 되면 그로 인해 면역시스템에 부담이 가해져 각종 면역성 질환에 잘 걸리게 된다는 사실을 우리는 주변 환자들을 보고 자주 깨달을 수 있다.

또한 장 속에는 1000여 종이 넘는 세균들과 여러 종류의 다른 미생물들이 서식하고 있으며 그들의 유전자 수는 3백만개가 넘는다. 이는 사람 유전자 수의 약 150배가 되는 엄청난 양으로 이들이 우리 몸의 면역세포들과 교류하며 그 사람의 면역력을 형성하는데 있어 매우 중요한 역할을 담당하고 있다. 그래서 면역력을 튼튼하게 하려면 이런 장내미생물총의 상태를 비교적 안정되게 유지시켜야만 한다. 만약 장내미생물총의 균형을 파괴시키는 항생제를 사용한 경우나 농약이나 제초제(예 : 글리포세이트)가 함유된 식품을 많이 섭취한 경우에는 나쁜 병원성 미생물들이 과잉 증식을 하면서 장주변의 면역시스템을 피곤하게 만들어 각종 면역성 질환에 걸리게 될 가능성을 크게 증가시키게 된다. 이런 점에서 보면 우리가 장내환경과 장내미생물총을 건강한 상태로 유지하는 것이 얼마나 중요한 일인지 새삼 깨달을 수 있다.

출생 시 자연분만이 아니라 제왕절개를 통해 태어난 아이들과 모유 수유가 아닌 분유를 먹인 아이들 사이에서 알레르기를 포함하여 각종 면역성 질환들이 나중에 잘 발생하는 이유도 이같은 장내환경과 장내미생물총의 형성이 건강하게 형성되지 못해 그렇게 된다는 주장들이 계속 나오고 있다. 이런 아이들은 위장관의 소화 능력도 저절로 약해져서 잦은 감염에 시달리고 늘 약골로 크게 된다. 그래서 면역력을 강건하게 하기 위해서는 태어나기 전부터 부모가 이에 관심을 갖고 미리 대비해 두는 것이 꼭 필요하다는 점도 이 기회를 빌어 꼭 언급해 두고 싶다.

성장이 끝난 성인들에서도 나이를 먹음에 따라 소화 능력이 약해져 가는데 이로 인해 장내환경과 장내미생물총의 불균형이 발생할 가능성도 함께 증가하게 된다. 그러므로 자신의 소화 능력이 약해져 가는 것을 느끼는 사람은 면역력도 따라서 저하되고 있다고 판단하여 더욱 더 먹는 음식과 식사 습관에 신경을 많이 기울여 자가면역질환의 발생을 예방해야 한다.

### 장내환경과 자가면역질환의 밀접한 관계 !

장내환경은 여러 측면에서 자가면역질환과 깊은 관련이 있다. 우선 장 속에는 수많은 장내미생물들이 살고 있다. 이들은 마치 아마존의 거대 밀림 속의 수많은 생명체들과 같이 숙주인 인간과 공존의 생태계를 이루고 있다. 그래서 균형을 유지하는 것이 중요하다. 만약 이 균형이 깨지면 유익한 미생물들이 감소하고 대신에 병원성 미생물들이 우위를 차지하게 된다. 그러면 장내환경은 급속도로 나빠져서 캔디다증, 소장내 세균 과잉증식(SIBO) 등이 발생하고 장누수(Leaky Gut) 현상이 일어나게 된다. 이와 동시에 알레르기 및 식품 민감성 반응, 자극성 장증후군(IBS) 같은 증상들이 연이어 발생할 수 있다. 그 결과 면역시스템이 병원성 미생물들의 자극을 자주 받아 마침내 자가항체를 만들게 되는 황당한 일까지 발생하게 되는 것이다.

이런 상황에서 장내미생물들이 자가면역질환의 발생에 기여하는 과정에 대해서는 **부록 자가면역질환 발생에 대한 패러다임 전환 : 미생물 모델설**에 좀 더 자세하게 기술되어 있다

## 제7장

# 자가면역질환의 다른 특성들

### 우리는 모두 자가면역질환을 어느 정도 가지고 있다.

우리는 모두 어느 정도 자가면역질환을 가지고 있다. 비록 아직까지 그런 진단을 받지 않았다고 해도 말이다. 혹자는 내가 이렇게 말하는 것이 너무 지나치다고 생각할지 모르지만 실상이 그렇다. 우리는 항상 내가 아닌 것(non-self)과 접촉하며 살고 있기 때문에 이들이 언제든지 내 몸 속으로 들어와 나(self)를 괴롭히고 무너뜨리려는 작용을 한다는 사실을 인정하지 않으면 안된다. 그래서 우리 몸 속에는 내가 아닌 것(non-self)으로부터 나(self)를 보호하기 위해 면역시스템을 구비하여 이를 하루 종일 그리고 평생 작동하도록 설계해 놓은 것이다. 그러다 보니 쉬지 않고 일을 하는 면역시스템이 지치고 피곤하여 가끔 실수를 저지르는 일이 발생하게 된다. 이런 일은 특히 나이를 먹거나 외부 환경으로부터 독소가 많이 들어오는 상황에 처했을 때 더욱 잘 일어나게 된다. 그래서 우리는 항상 자신의 면역시스템이 저지르는 실수를 인정해줄 수 있는 약간의 아량을 가지고 있어야 한다. 그렇다고 이 아량을 너무 많이 가지고 있으면 그것은 자신의 몸에 대한 무책임으로 변질될 수 있다. 그러므로 항상 지나온 과거를 반성하고 앞으로 다가올 미래를 위해 새롭게 각오를 다지는 차원에서 이를 엄격히 활용해야만 한다. 만약 이런 정도의 아량조차도 베풀 수 없다고 생각하는 사람은 너무나도 철저하여 면역시스템을 자극하는 일을 전혀 하지 않은 채 살아가는 사람이라 할 수 있다. 그래서 이런 사람은 다른 사람들로부터 도인 또는 수도승이란 소리를 듣게 된다. 왜냐하면 오늘날처럼 독소가 많은 세상에 살면서 면역시스템을 자극하지 않고 산다는 것이 낙타가 바늘구멍을 통과하기보다 힘든 일이기 때문이다. 게다가 우리가 내가 아닌 것(non-self)으로부터 생존에 필요한 영양을 얻고 있으니 이를 얻는 과정에서 불가피하게 어느 정도의 독소부담은 각오하고 있어야 그것이 정상적인 태도가 아닐까 생각된다. 그 이유는 우리가 먹는 식품이 다른 생명체의 생명을 희생시켜 얻은 것이라서 그 정도의 대가는 감수하는 것이 정당한 도리이기 때문이다.

한편 면역시스템은 먹는 것에 의해서만 자극받는 것이 아니라 주변 환경 속의 먼지, 오염물질, 다른 사람이나 애완동물들의 배출물, 꽃가루, 약물, 위생 청결제 그리고 많은 미생물들에 의해서도 자극받고 있기 때문에 자연 및 문명 사회에서 산다는 것 자체가 면역시스템을 자극하는 행위의 연속이라 말할 수 있다. 이런 모든 사실을 인정하고 그 중간에서 최선의 타협점을 찾기 위해서는 면역시스템의 자극을 가능한 최소화시키는 방향으로 각자 자신의 인생 목표를 정하고 사는 것이 가장 좋은 방법이라는 생각을 하게 되었다. 이를 좀 더 쉽게 설명하면 사람마다 각자 면역시스템이 허용할 수 있는 독소 총량이 정해져 있어 그 양이 이와 같은 한계점보다 이하가 되면 면역시스템이 정상적인 균형 상태를 유지하지만 그 이상이 되면 면역시스템의 균형이 무너져 자가면역질환과 같은 질환들이 발생할 수 있는 기회를 열어주게 된다는 의미로 정리해 볼 수 있다.

그리고 자가면역질환이 발생할 때에도 그 사람의 몸에서 가장 약한 부위에 독소부담이 가해져서 제일 먼저 망가지는 코스를 밟게 된다는 점도 언급하지 않을 수 없다. 그러나 이 과정이 너무 천천히 진행되기 때문에 많은 사람들이 이를 제대로 알아차리지 못하고 그저 나이 들어가는 과정이라고만 생각하며 무심히 지내고 있다. 이런 이유로 나는 모든 사람들에서 나이를 먹어가는 것 자체가 자가면역질환의 위험 요인이 된다고 설명해 주고 있다. 일부 사람들에서는 그 진행 속도가 너무 빨라서 조직이나 장기의 기능이 많이 저하되는 상황이 일찍 찾아올 수 있지만 대부분의 경우에는 이런 기전이 서서히 진행되기 때문에 사전에 눈치채지 못하고 방치하다가 나중에 진단을 받고 부랴부랴 대응하게 되는 것이 일반적인 경향이라 할 수 있다. 그러다 보니 항상 치료는 질환이 한참 진행되고 나서야 시작하게 되는 경향을 갖게 된다. 이런 점은 환자들 입장에서 볼 때 매우 불리한 요인이 된다. 증상이 없거나 사소한 초기에 문제를 바로잡으면 쉽게 해결할 수 있는데 이를 무시하고 방치하다가 나중에 조직이나 장기의 기능이 저하되고 나서 뒤늦게 치료를 하려고 하면 병세를 호전시키기 힘들고 합병증이나 후유증까지 함께 감당하지 않으면 안 되기 때문이다.

그러므로 우리는 누구나 면역시스템의 기능 항진으로 조직의 퇴행을 맞게 되는 운명의 길을 가고 있다고 생각해야 한다. 다만 사람에 따라 이 길을 빨리 가는 사람이 있는 반면 스스로 자기 관리를 잘해서 이 길을 천천히 가는 사람도 있다는 사실을 알아야 한다. 그리고 어느 길을 선택할지 여부는 우리가  각자 스스로 결정해야 할 문제라고 생각한다.

## 자극성 장증후군(IBS)도 자가면역질환이다.

본래 자극성 또는 과민성 장증후군(IBS; irritable bowel syndrome)은 식사와 관련하여 복통, 헛배 부름, 설사와 변비 증상 등이 나타나고 육안 또는 현미경적으로 장내 손상의 증거가 없을 때 내려지는 병명이라 할 수 있다. 오래 전부터 이 병명의 진단을 내리기 위해서는 다른 특정 병명들을 모두 배제시키고 더 이상 그런 특정 병명을 붙일 수 없을 때 마지막으로 붙이는 병명으로 알려져 있다. 그 이유 속에는 이 병명을 규정짓는 특별한 질병 표시인자가 없는 까닭도 한 몫을 하고 있다. 그러다 보니 자극성 장증후군(IBS) 환자들은 거의 대부분 병원에서 온갖 검사를 다 받고 여러 병원을 돌아다니면서 돈은 돈대로 쓰고 몸은 몸대로 축나는 상태로 온갖 고생을 하게 된다. 그렇지만 최근에 이와 같은 진단 패러다임이 완전히 바뀌고 있다. 그래서 자극성 장증후군(IBS)도 자가면역질환의 한 종류라는 증거들이 나오고 있는 중이다.

최근 한 연구에서는 자극성 장증후군(IBS)의 여러 유형 중에 묽은 변을 잘 보는 형태의 자극성 장증후군(IBS-D)과 설사나 변비 어느 것도 뚜렷하지 않은 자극성 장증후군(IBS-M) 두 가지 형태에서 자가항체가 발견되었다고 밝히고 있다. 그것은 **anti-cytolethal distending toxin (Cdt)**이란 자가항체와 **anti-vinculin**이란 자가항체다. 이들이 장벽 내에 존재하는 장신경시스템(enteric nervous system)의 세포들을 공격하여 손상을 주기 때문에 자극성 장증후군(IBS)이 발생하게 된다는 주장이 나온 것이다.

이 두 항체에 대해 좀 더 자세히 알아보면 다음과 같다. 먼저 Cytolethal distending toxin (Cdt)이란 독소는 식중독을 일으키는 세균들(Campylobacter jejuni, E. coli, Shigella, and Salmonella 등)이 생산하여 방출하는 독소 물질이다. 이것이 발휘하는 효과는 장관벽 세포들의 세포 주기(cell cycle)를 중단시키고 그들을 스스로 사멸하게 만든다.(apoptosis) 그래서 cytolethal distending toxin이란 이름이 붙게 되었다. 당연히 우리 몸의 면역시스템은 이 독소를 이물질로 간주하고 이에 대한 항체를 만들어낸다. 이것이 anti-Cdt 항체다.

한편, 빈큘린(vinculin)은 장신경시스템 속에 존재하는 자가 단백질(self protein)로 장 운동을 조절하는 특화된 신경세포의 막 구조를 형성하는데 참여하고 있는 단백질이다. 만약 식중독으로 인해 anti-Cdt

항체가 만들어지면 이 항체와 교차반응을 할 수 있다. 그러면 이와 같은 교차반응으로 인해 면역시스템이 착각을 일으켜 빈큘린이란 단백질을 이물질로 생각하고 이에 대한 자가항체(anti-vinculin)를 만들어 면역 반응을 일으키게 되는 것이다.

그래서 자가면역성 자극성 장증후군(autoimmune IBS)이 일어나는 과정을 정리해보면 다음과 같다.

1. 식중독이 발생하면 Campylobacter jejuni 같은 병원성 세균들이 장 속으로 들어가 Cdt(cytolethal distending toxin)란 독소를 방출시킨다.
2. 면역시스템은 이런 Cdt를 이물질로 인식하고 그에 대한 항체 anti-Cdt를 생산한다.
3. anti-Cdt 항체는 장 속에 존재하는 빈큘린(vinculin)과 교차반응하여 anti-vinculin 자가항체를 만들어 낸다.
4. Anti-vinculin 자가항체들이 빈큘린을 파괴시키고 장점막 상피세포층에 존재하는 긴밀한 밀착부위(tight junction)의 단백질과 신경세포들에 손상을 준다. 이로 인해 장누수 현상과 장 운동장애가 발생하게 된다. 장 운동의 이상은 다시 소장 내 세균과다증식(SIBO)과 자극성 장증후군(IBS) 증상을 일으킨다.
5. 또한 Anti-Cdt 자가항체들은 베타 아밀로이드, 조눌린, 아세틸콜린 수용체, 소마토트로핀(somatotropin), 프레세닐린(presenilin) 등과도 교차반응을 할 수 있다. 그래서 자극성 장증후군(IBS) 환자들의 증상이 비단 장 속에만 국한되어 나타나는 것이 아니라 다른 시스템에서도 다양하게 나타날 수 있게 되는 것이다.

실제로 IBS-D 와 IBS-M 자극성 장증후군 환자들에서는 건강한 사람은 물론이고 다른 염증성 장질환이나 셀리악병 환자들에 비해 anti-Cdt 와 anti-vinculin 자가항체들의 레벨이 높게 측정된다. 그래서 이 두가지 자가항체가 자극성 장증후군(IBS)을 진단하는 표지인자로 새롭게 등장하고 있다. 다만 변비 증세가 우세한 자극성 장증후군(IBS-C)에서는 이 표지인자가 높게 증가하지 않기 때문에 그런 경우에는 이를 진단 표지인자로 사용할 수 없다.

이처럼 자극성 장증후군(IBS)의 일부 아형에서 자가항체들이 발견되고 있다는 점은 자극성 장증후군(IBS)이 자가면역성 질환이라는 것을 강력하게 뒷받침해 주는 소견이고 자가면역질환의 발생 과정에 미생물 독소들이 유발요인으로 작용하고 있다는 사실을 여기서도 역시 강하게 입증해주는 증거로 받아들이지 않을 수 없다.

## 아토피는 자가면역질환인가?

아토피는 피부 방어벽이 선천적, 환경적 요인으로 약화되어 주변의 선천성 내재면역을 담당하는 세포들이 강하게 작용하여 일으키는 염증성 피부질환이다. 따라서 후천적 획득면역 반응을 담당하는 림프구가 일차적으로 관여하지 않기 때문에 자가항체는 형성되지 않는다. 그러므로 엄밀히 말해 자가면역질환에 속한다고 말할 수 없다는 반론이 있는 것이 현실이다. 그렇지만 선천성 내재면역을 담당하는 면역세포들이 염증 반응을 일으키기 때문에 넓은 의미에서 면역학적 질환에 해당되는 것은 맞는다고 말할 수 있다. 그리고 이런 염증 반응으로 인해 주변의 미세한 감각신경 말초들이 자극을 받아 아토피의 특징인 피부 가려움증을 심하게 경험하게 되는 것도 사실이라 할 수 있다.

현재까지 밝혀진 연구 결과에 따르면 아토피 환자들에서는 피부 방어벽을 형성하는 각질층의 중요 단백질인 필라그린(filaggrin)의 형성 과정에 문제가 있어서 주위의 선천성 내재면역 기전이 흥분하고 이 결과 주변 말초 감각신경들이 강한 자극을 자주 받기 때문에 그와 관련된 임상 소견들이 나타나는 것으로 추정되고 있다.

그럼 피부 방어선이 약해지는 이유는 무엇일까? 물론 유전적 소양을 가진 경우에 그런 일이 잘 발생하겠지만 직접적인 요인으로는 무엇보다 먼저 태아가 엄마 뱃속에 있을 때 양수가 지나치게 산성으로 변해서 태아의 피부를 끊임없이 자극함으로써 발생기때부터 피부에서 필라그린 형성을 방해하는 후성학적 영향을 강하게 미쳤기 때문이라고 보는 견해가 가장 타당하고 맞는다고 생각한다. 그래서 이렇게 태어난 아이들은 신생아 때부터 피부 방어벽이 약한 상태이기 때문에 조금만 자극적인 물질에 노출되어도 그것들이 쉽게 피부 속으로 침투해 들어가 주위의 선천성 내재면역 세포들을 자극하고 감각신경의 종말체를 흥분시켜 심한 가려움증을 유발시키게 된다고 해석할 수 있다. 그러다 보니 자연스레 피부를 통해 외부에서 들어오는 이물질과 세균들의 침입이 용이하여 나중에 알레르기 질환과 피부 감염증 등이 이차적으로 잘 생기는 소견도 갖게 되는 것이라 이해할 수 있다.

그러므로 아토피를 알레르기 질환이라 판단하는 것은 엄밀히 말해 잘못이고 그럴 경우 자칫 치료 목적을 제대로 달성하지 못하는 실수를 저지르게 만들 수 있다. 보통 의사들이 알레르기라고 말하는 경우는 해당 물질에 대한 IgE 항체가 존재할 때에만 그렇게 부르고 있다는 점을 상기해 볼 필요가 있다. 예를 들어 땅콩, 고등어, 달걀, 복숭아 알레르기 등이 그런 경우라 할 수 있다. 아토피에서는 이런 특정한 물질에 대한 항체 반응이 아니기 때문에 알레르기 질환은 분명 아니며 만약 알레르기가 있다고 하면 이는 아토피 질환에 이차로 합병된 경우라고 해석하는 것이 옳다. 또한 피부의 세균성 감염 문제 역시 같은 방식으로 이차적으로 병발한 것으로 판단하는 것이 맞는다고 할 수 있다.

그래서 나는 장점막을 자극하는 신경에 문제가 있는 것이 자극성 장증후군(IBS)인 것처럼 피부 방어벽을 자극하는 신경에 문제가 있어서 가려움증을 일으키는 질환이 아토피라고 생각한다. 이런 차원에서 본다면 아토피에서도 향후 자가항체가 발견될 가능성은 충분히 있다고 생각한다.

이런 이유로 나는 아토피를 자가면역질환을 치유하는 방법과 마찬가지로 "**몸속 대청소**"를 기본으로 '**몸 속 환경**'을 바꿔주고 피부 미세 신경들을 자극하지 않고 이들을 재생시키는 방식으로 치료함으로써 좋은 성적을 거두고 있다.

## 세균 감염증이 쇼그렌증후군 발생과 관련 있다.

스웨덴의 한 연구팀에서는 감염증 환자들을 평균 16년 동안 관찰한 결과 그들 중에 상당수가 나중에 쇼그렌 증후군을 앓는 것을 목격하였다고 밝히고 있다. 주로 호흡기계 감염, 피부 및 요로계통의 감염증이 쇼그렌 증후군의 자가항체 anti-SSA와 anti-SSB를 만드는 데 기여하고 위장관계 감염은 별로 쇼그렌 증후군의 발생과는 관련이 없는 것으로 이 연구에서는 드러났다. 이는 최근에 자가면역질환의 발생 과정에 있어 미생물 감염이 강력한 자가항체 형성의 유발요인이 된다고 주장하는 미생물 모델설을 뒷받침하는 또 하나의 연구 결과라고 하지 않을 수 없다.

PART
02

# 자가면역 질환의 치유 및 관리법 (양생 프로그램)

## 제8장

# 자가면역질환 치유를 위한 전략 상황판

자가면역질환이 오늘날 우리 사회에서 점점 더 증가하여 만성 질환의 큰 부분을 형성하고 있다. 그러나 아직도 이것에 대한 관심이 암처럼 충분히 모이지 않고 있다. 나는 그 이유가 사람들이 이 질환에 속하는 여러 질병들을 하나의 그룹으로 보지 않고 각기 다르게 보기 때문이라 생각한다. 하시모토 갑상선염과 그레이브스병은 내분비 전문의가 보고 류마치스 관절염과 루프스는 류마티스 전문의가 보고 염증성 장질환은 소화기 전문의가 보고 건선은 피부과 전문의가 보는 식으로 나눠져 있기 때문에 그런 것이라 생각한다. 그 결과 개별 질환은 있으나 그 질환의 공통 기전인 자가면역 기전은 보이지 않는 혼란스러운 상태를 만들어 내고 있다. 그러다 보니 당연히 많은 환자들이 치료 결과에 만족을 느끼지 못하고 이리저리 방황하고 있는 실정이다.

앞서 말했듯이 현행 주류의학에서는 자가면역질환을 약물로만 치료하려 하고 있다. 면역시스템의 불균형을 약물로만 바로잡으려 하니 증상만 치료하는 셈이 되고 따라서 평생 이것과 씨름하며 살 수밖에 없다. 나는 이런 점에 회의를 품고 평생 면역시스템을 안정된 균형 상태로 유지하는 방법이 없을까 고민해 왔다. 그래서 깨닫게 된 것이 바로 '**몸 속 환경**'을 깨끗한 상태로 유지하는 것이 가장 좋은 방법이란 점을 알게 되었다. 그리고 이 방법을 모든 자가면역질환에 적용해 본 결과 놀라운 개선 효과가 나타나는 것을 발견하였다. 이런 이유 때문에 나는 모든 자가면역질환자에게 공통으로 '**몸 속 환경**'을 개선하는 방법을 권해야 한다는 확신을 갖고 있다.

**몸 속 환경**에 영향을 줄 수 있는 요인들은 한가지가 아니다. 급성 질환에서는 어느 특정 요인에 의해 병이 생기지만 만성 질환에서는 다양한 요인들에 의해 병이 발생하고 그 진행 과정도 달라지게 된다. 그래서 만성 질환에서 벗어나고 싶으면 이런 다양한 요인들을 모두 포괄적으로 개선하는 종합적인 대책을 수립해야만 한다. 그래서 나는 다음과 같은 **치유 전략 상황판**을 만들었다.(그림)

자가면역질환을 둘러싸고 있는 상황이 단순한 평면적 상황이 아니라 다원적이고 복합적인 상황이기 때문에 여러분은 항상 이 **치유 전략 상황판**을 펼쳐 놓고 자신의 치유 전략과 전술을 수시로 재점검하고 이를 동시 다발로 실천해야만 실패율을 줄일 수 있다.

(**참고** : 여러분이 이 모든 개별적 항목들을 차례로 점검하면 저절로 **몸 속 환경**이 개선되어 자가면역질환은 물론이고 다른 모든 만성 질환에서도 벗어날 수 있다.)

## 제9장

# ‘몸 속 환경’ 정화를 위한 “몸속 대청소”

자가면역질환이 면역시스템의 기능 항진에 의한 만성 염증성 질환이기 때문에 무엇보다 먼저 ‘**몸 속 환경**’**을 정화시키고 면역시스템을 자극하는 요인들을 제거하는 방법**들을 강구해야 한다. 그러나 많은 사람들이 자신의 ‘**몸 속 환경**’을 깨끗하게 정화시킬 생각은 하지 않고 약만 사용하여 증상만을 다스리려는 얄팍한 생각에 사로잡혀 있다. 염증으로 인한 증상들 그리고 조직이나 장기의 기능 저하로 인한 증상들만 없애려 하지 말고 그와 같은 염증을 일으킨 근본 원인을 찾아 이들을 없애려는데 주목해야 한다. **이런 관점에서 나는 몸 속을 청소하는 것이 약보다 더 우선되어야 한다고 생각한다**. 그래서 나는 정기적인 “**몸속 대청소**”를 통해 몸 속의 염증 및 그 잔재를 사라지게 만드는 작업을 꾸준히 하라고 항상 환자들에게 권하고 있다. 이는 모든 만성 질환의 치유 작업에 있어서 가장 기본이 되는 작업이다. 그래서 자가면역질환에서도 역시 “**몸속 대청소**”를 통해 몸 속의 여러 염증들을 진정시키고 그와 관련된 면역시스템의 기능 이상을 안정화시키는 작업을 하는 것이 무엇보다 우선되어야 한다.

나는 '**몸 속 환경**'을 정화시키기 위한 목적을 달성하기 위한 '**몸 속 대청소**' 작업을 진행할 때 다음과 같은 4 가지 분야에서 세부적으로 접근하는 전략을 항상 기본으로 환자들에게 제시하고 있다. 이것은 바로 우리가 각자 일상의 기존 식생활스타일을 바꿈으로써 몸에 휴식과 안정을 가져다주는 방법을 4가지 영역에서 정리한 것이다. 그래서 이 4가지 영역에서 문제가 해결되면 우리 몸은 전체적으로 건강한 상태로 종합될 수 있다고 생각한다. 이런 이유 때문에 나는 이 4가지 영역을 '**건강을 지키는 4대 기둥**'이라 부르고 있다. 따라서 여러분이 항상 이 4가지 기본 기둥을 튼튼하게 만드는데 신경을 쓰면 몸에서는 저절로 내재된 치유 기전이 작동하여 몸 속 쓰레기와 노폐물 그리고 염증의 잔재들을 몰아내는 힘이 생기게 된다. 그러면 여러분은 곧 자신의 몸에서 에너지와 활력이 넘치고 기분과 감정도 고양되는 행복한 상황으로 빠져들게 되는 놀라운 변화를 실감할 수 있게 된다.

**“몸속 대청소”를 위한 4가지 영역 분야(건강을 지키는 4대 기둥)**

1. 식이적 개선
2. 스트레스 완화
3. 장점막 방어벽 회복
4. 간 해독 능력 강화

건강한 몸 속 환경 만들기

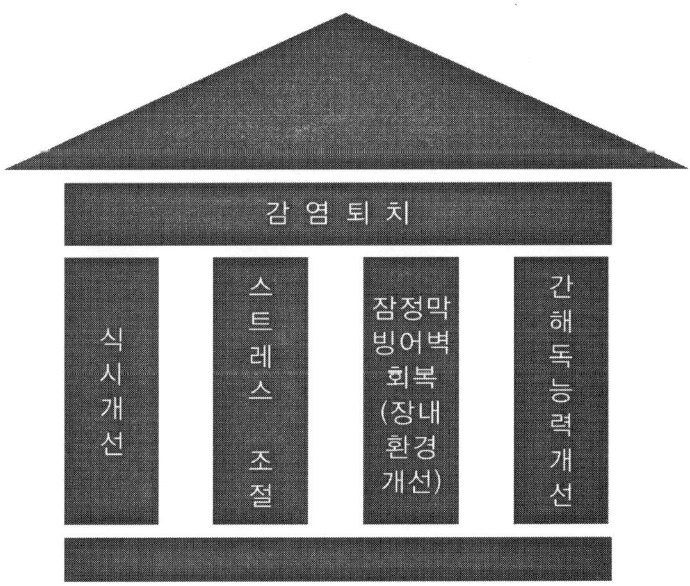


**그림. 건강한 몸 속 환경 만들기의 4대 기본 조건**

(**참고** : 상기 4가지 영역에서 구체적인 내용들을 모두 설명하려면 많은 지면이 필요하다. 그래서 이와 관련된 주제는 따로 다른 책 ‘**몸속 대청소**’ **실천 프로토콜**에서 설명하기로 한다.)

(**참고** : 양생 의학의 목적은 증상을 넘어서 왜 그런 일이 자신의 몸에서 벌어지고 있는지를 찾아내고 이를 근본에서부터 바로잡음으로써 건강한 인격체를 만들고 이를 유지시키는 것에 있다. 우리 몸에서 염증 반응을 일으키는 가장 흔한 원인 5가지는 우리가 먹는 음식, 생활 속에서 받는 스트레스, 나쁜 장내 환경, 환경으로부터의 독소 유입 그리고 감염증이라 할 수 있다. 이중에서 맨 마지막의 감염증은 면역시스템의 기능이 제대로 작동하지 않아서 생기는 결과이면서 동시에 새로운 염증의 원인이라 할 수 있다. 게다가 감염증은 자신의 의지와 노력만으로 조절할 수 없는 요인을 가지고 있다. 그래서 나는 감염증이 다른 4가지 원인들을 잘 처리하면 예방하거나 억제할 수 있는 요인이라 생각되어 이를 제외하고 나머지 4가지 원인들을 건강을 지키는 4대 기둥으로 설정한 것이다. 그래서 우리가 열심히 식사조절, 스트레스 조절 및 외상 치유, 장내환경 개선, 독소 제거와 같은 '**몸속 대청소**' 프로그램을 실천하면 감염증은 얼마든지 예방하고 치료할 수 있는 이차적인 요소라고 생각하게 되었다. 이런 이유로 나는 감염증을 기둥이 아닌 대들보 또는 서까래로 표시하였다.)

다시 한 번 말하지만 많은 사람들이 건강을 한두 알의 약이나 한두 차례의 수술 또는 시술로 해결하려는 잘못된 생각을 가지고 있는데 나는 이와 같은 생각을 가지고 있는 사람들을 건강 노예라고 생각한다. 그들은 절대 건강 자유인이 아니다. 건강 노예들은 자신의 건강을 남에게 의존하기 때문에 내가 말하는 위 4가지 기본 원칙이 무엇인지 모르고 사는 사람들이라 할 수 있다. 설혹 그것을 가르쳐주어 안다고 해도 그것의 의미와 힘을 깨닫지 못하기 때문에 이를 무시하거나 망각하며 사는 사람들이라 할 수 있다. 그래서 나는 그런 사람들을 계몽시키고 그들이 건강 자유인으로 다시 거듭날 수 있도록 기회를 주기 위해 이 책을 쓰고 있다는 점도 여러분이 이해해 주었으면 한다.

본래 우리 몸은 건강하게 살 수 있는 기전을 다 구비하고 있다. 문제는 이런 기전들이 원활하게 작동될 수 있도록 '**몸 속 환경**'을 항상 최적의 상태로 만들어주어야 한다는 점이다. 이는 건강의 필요충분조건에 해당된다. 만약 '**몸 속 환경**'이 최적의 상태에서 멀어지게 되면 그 안에서 작동되는 각종 생화학적 그리고 생리적 기능들이 모두 비효율적으로 돌아가게 된다. 그러므로 이런 문제를 해결하기 위해서는 항상 부분만을 보지 말고 전체를 보는 큰 시야를 가져야 한다. 그래서 부분적인 증상 해소만을 목적으로 삼는 행위에 매달리지 말고 전체적 환경을 바로잡는 근본적인 노력에 우선권을 주는 큰 시야를 갖도록 해야 한다. 만약 부분적인 현상만을 보고 그것만 해결하려고 하면 늘 사후 대처밖에 될 수 없다. 그래서 항상 어느 곳에서 문제가 터질지 모르는 불안한 상태로 살아가지 않으면 안된다는 점을 염두에 두고 있어야 한다. 이는 암, 자가면역질환 같은 만성 질환 환자들이 꼭 기억하고 있어야할 사항이다. 제발 현재의 고통이나 증상만을 해결하려 하지 말고 문제의 근본인 '**몸 속**

**환경**'을 바로잡으려는 훨씬 큰 생각을 가져야 한다. 그래서 나는 항상 문제 해결의 우선순위를 바꿀 필요가 있음을 환자들에게 역설하고 있다.

내가 암 환자들에게 암을 죽이는 것보다 암이 자라지 않는 '**몸 속 환경**'을 만드는 것이 더 중요하다고 말한 바 있다. (**참고** : 본인의 다른 저서인 "**암환자가 꼭 알아야 할 사항**") 마찬가지로 자가면역질환에서도 염증을 억제시키는 약을 사용하는 것보다 염증이 생기지 않도록 '**몸 속 환경**'을 바꿔주는 것이 우선이 되어야 한다. 이처럼 여러분이 치료 과정에서 역점을 두어야 할 우선순위를 바꿔 전체적인 '**몸 속 환경**'을 바로잡는 일을 가장 먼저 하면 저절로 면역시스템을 포함하여 모든 생리 기능들이 안정된 상태로 회귀되기 때문에 각종 증상들을 천천히 사라지게 만들 수 있다. 그래서 이 방법은 현재 문제의 해결은 물론 향후 문제 발생의 예방까지 모두를 한가지로 해결할 수 있는 매우 놀라운 방법이라 하지 않을 수 없다.

실제로 나는 임상에서 그 동안 문제의 본질을 파악하지 못한 채 방황하며 자신의 '**몸 속 환경**'을 망가뜨리며 살아온 많은 어리석고 무지한 사람들이 내가 말하는 "**몸속 대청소**"의 실천을 통해 '**몸 속 환경**'을 개선시킴으로써 현명한 사람으로 거듭나는 모습을 많이 지켜봐 왔다. 그들은 문제 해결의 열쇠가 증상을 해결하는 약에 있는 것이 아니라 '**몸 속 환경**'을 개선시키는 청소에 있다는 사실을 깨달은 복받은 사람들이라 할 수 있다.

# 제10장

# 자가면역질환자를 위한 식이요법

음식은 그 속에 나름대로 정보와 기능을 가지고 있다. 이런 이유로 나는 음식을 단순히 칼로리로만 보는 기존의 영양학은 잘못되었다고 생각한다. 이런 사고 방식은 영양학을 과학으로 발전시키는 것이 아니라 스스로를 영원히 약보다 못한 존재로 추락시키는 어처구니없는 짓이란 점을 하루 빨리 깨닫고 약과 다른 위치에 음식과 영양을 포지셔닝하려는 견해를 가져야만 한다.

음식이 칼로리 이상의 정보와 기능을 가지고 있다는 점은 여러 사실을 통해 계속 드러나고 있다. 예를 들어 같은 칼로리를 가진 사과와 과자를 비교해보자. 이들이 비록 칼로리는 같다고 하더라도 그 안에 들어있는 영양 성분들이 다르기 때문에 몸 안에 있는 세포들에 미치는 영향도 확실히 다를 것이란 점을 쉽게 예상할 수 있다. 사과 속에는 칼로리 이외에도 세포의 기능을 지원하는 각종 비타민, 미네랄, 항산화제 등이 들어 있다. 반면 과자 속에는 이런 기능을 저해하는 설탕, 트랜스 지방, 방부제, 색소 같은 화학 첨가물들이 들어 있다. 그래서 사과는 염증을 진정시키는 작용을 하는 반면, 과자는 염증을 조장시키는 역할을 한다. 그런데도 일부 영양학자들은 이 두 가지를 칼로리가 같다고 동일하다고 판단하는 잘못된 사고방식을 가지고 있다.

여러분이 이런 나의 주장을 이해하였다면 과연 어떤 음식을 선택해야 할 것인가? 모든 음식을 먹을 때마다 무심코 눈 앞에 보이니까 먹는 것이 아니라 그 음식이 내 몸 속에 들어가서 어떤 영향을 미칠 것인지 생각하고 나서 선택하는 태도를 가져야만 하는 이유를 여러분은 여기서 확실히 깨달을 수 있을 것이다. 다시 말해 모든 음식은 그 나름대로 정보와 기능을 가지고 있기 때문에 약처럼 내게 맞는 것인지 또는 이 상황에 맞는 것인지 각자 스스로 신중하게 생각하고 선택해야 하는 것이다.

특히 자가면역질환과 같은 염증성 질환을 앓고 있는 사람들은 자신의 몸에 염증을 조장시키는 음식을 먹지 않도록 각별한 신경을 기울여야 한다. 자신의 병이 염증을 일으키는 식품을 먹었기 때문에 생겼을 수 있다는 생각을 갖고 이제부터라도 염증 발생을 안 일으키는 식품을 먹도록 노력해야 한다.

어느 식품이 자신의 몸에서 염증을 일으키는지 알기 위해서는 복잡한 검사(**예** : 알레르기 및 지연성 식품민감성 검사 등)를 하기도 하지만 그보다 나는 먼저 **배제식단**(elimination diet)을 해보라고 권하고 있다. 내가 배제식단을 권하는 이유는 이것이 실제 "**몸속 대청소**"를 하는데도 많은 도움을 주기 때문이다. 배제식단은 자신에게 맞는 먹거리를 찾는데도 도움을 주지만 당장이라도 '**몸 속 환경**'을 정화시키는데 기여하기 때문에 이를 우선적으로 권하고 있는 것이다. 또한 배제식단은 복잡한 검사에 의존하지 않고 자신의 오감을 통해 자신과 궁합이 맞는 식품들을 찾아내는 과정이 포함되어 있어서 건강에 대한 진정한 이해를 터득해 보는 수련법이 될 수 있기 때문에 이를 적극 권하고 있다.

배제식단을 할 때에는 가장 먼저 염증을 일으킨다고 널리 알려진 다음과 같은 식품들을 자신의 식사에서 멀리 배제시켜야 한다.

- 가공식품들
- 글루텐 및 글루텐 첨가 식품들
- 유제품
- 대두콩
- 옥수수
- 각 개인별 알레르기 식품들
- 정제 설탕 및 가공 당류
- 정제 및 가공 지방들
- 비유기농 농산물들

이와 같은 식품들은 몸 안으로 들어가면 면역시스템을 자극하여 각종 염증 반응을 일으키는데 기여한다. 따라서 이런 음식을 먹으면서 만성 질환에서 벗어나고자 한다면 그것은 완전 도둑놈 심보라고 할 수 있다. 앞서 **제1부** '**자가면역질환 이해하기**'에서 강조하였듯이 염증은 본래 우리 몸을 보호하기 위한 기능을 가지고 있지만 그것이 지나치면 몸을 해치는 폭군으로 변하게 된다는 사실을 명심하고 항상 자신의 몸에 염증불을 최소화시키려는 생각으로 식사를 해야 한다. **내가 자연적이고 순수하며 신선한 식품을 가능한 통째로 먹으라고 하는 이유도 이런 점 때문이다**.

그래서 나는 자가면역질환자들이 처음에는 매우 제한된 배재식단을 어느 정도(약 3주 정도) 실시하다가 차츰 자신에게 맞는 식품만을 골라서 자신의 식단에 추가시키는 방법을 사용해 나가는 것이 가장 적절하고 합리적인 전략이라 생각한다. 이는 마치 어린 아이에게 이 세상의 모든 음식을 다 먹이는 것이 아니라 그 아이가 소화시킬 수 있는 매우 제한된 음식만을 먹이면서 단계적으로 그 폭을 하나씩 넓혀 나가는 방식과 같다고 이해하면 된다. 비록 여러분이 성인이지만 일단 자가면역질환에 걸린 이상에는 다시 어린 아이처럼 자신의 몸이 처리할 수 있는 음식만을 먹고 이를 한가지씩 천천히 늘려나가는 방식을 택해야 한다. 그러나 이 때에도 자가면역질환자들은 몸에 염증을 일으키지 않고 염증을 진정시키는 것으로 알려진 식품들만 우선적으로 골라서 먹고 염증을 유발시키는 음식들은 먹지 않도록 노력해야 한다.

다만 우리가 사는 현재의 세상이 너무나도 혼탁하고 오염되어 있어서 이를 지키기가 어렵다는 현실적인 문제가 우리 앞에 커다랗게 놓여 있다. 그렇지만 이런 문제들도 질병을 극복하겠다는 더 크고 숭고한 목적 앞에는 더 이상 장애물이 될 수 없다고 생각한다. 그래서 우리는 자신의 목표가 무엇인지 분명하게 인지하고 그것을 향해 한눈 팔지 말고 계속해서 나아가는 뚝심을 발휘해야 한다.

이를 위해 나는 "**관절염 치유하기**"란 책에서 **양생 건강 식단**을 제시한 바 있다. 그것은 바로 **염증을 일으키는 식품을 배제하고 장점막과 장내환경을 재건시키는 항염증 식품을 먹으라는 것**이다. 나는 배제식단을 하면서 이런 **양생 건강 식단**을 모든 자가면역질환자들에게도 그대로 실천하라고 권하고 싶다. 자가면역질환에서는 면역시스템의 기능 항진으로 염증이 일어나 조직과 장기가 파괴되고 있기 때문에 무엇보다 염증을 진정시키고 면역시스템을 안정화시키는 식사 전략이 필요하다. 이를 한마디로 정리하면 항염증 식단이라 할 수 있는데 **양생 건강 식단**이 바로 대표적인 항염증 식단이기 때문에 이를 권장하는 것이다. (**참고** : **양생 건강 식단**에 대한 보다 자세한 내용은 본인의 다른 저서인 "**관절염 치유하기**"와 앞으로 나올 "**몸속 대청소 실천 프로토콜**"에 적혀 있다.)

추가로 덧붙이고 싶은 말은 가능한 소화가 잘 되는 음식을 먹도록 노력하라는 것이다. 이는 특히 자가면역질환자들에게 위장관의 휴식 시간을 주기 위함이다. 대부분의 자가면역질환자들은 위장관의 상태가 불량하여 독소가 많이 유입되는 상황을 가지고 있다. 따라서 이런 상태에서 소화가 안되는 음식을 먹는 것은 불에 기름을 붓는 격과 마찬가지라 할 수 있다. 그러므로 음식을 선택하고 조리할 때 항상 소화를 염두에 두고 골라야 한다. 소화가 잘되는 음식들의 예로는 사골, **익힌 내장 고기들**, **베리류 과일**, **푹 인힌 수프나 죽**

**들, 발효시킨 채소**들 같은 것이 있다. 이런 음식들은 소화가 잘되고 그 속에 영양가가 진하게 들어있기 때문에 위장관 환경이 나쁘고 흡수력이 저하된 장 기능을 회복시키는데 많은 도움을 준다.

## 제11장

# 자가면역질환자를 위한 영양보충제 사용

자가면역질환자들에서 가장 공통적으로 문제가 되는 것 중 하나는 영양학적 불균형 상태라고 할 수 있다. 왜냐하면 만성 염증성 질환으로 인해 몸 속의 영양 자원들이 소모되어 부족한 상태를 이루고 있는 경우가 대부분이기 때문이다. 특히 대부분의 자가면역질환자들은 영양분을 흡수하는 위장관의 상태가 불량하여 흡수력이 저하되어 있고 그나마 흡수된 영양소들도 염증으로 인해 일방적으로 고갈되어 있는 경우가 흔하다. 이런 상황에서 자가면역질환자들은 염증을 진정시키기 위해 철저한 배제식단과 같은 제한식을 당분간 해야 하기 때문에 식사만으로는 부족한 영양분을 충분히 얻기가 힘들다고 말할 수 있다. 게다가 자가면역질환자들은 항진된 면역시스템의 기능을 다시 안정화시켜 주기 위해 여러 처방 약물들을 복용하고 있는데 이들을 장기간 복용하게 되면 주요 미량 영양소들의 결핍이 나타나게 된다. 따라서 자가면역질환과 같은 만성질환을 앓고 있는 사람들에게는 영양학적 지원을 통해 기울어진 대사 균형을 바로잡아줄 힘을 보충해주어야 한다. 그래서 나는 이와 같은 여러 이유들로 인해 거의 모든 자가면역질환자들에게 부족한 영양소를 보충제 형태로 섭취하라고 권하고 있다.

(**참고** : 그러나 내가 영양보충제를 권한다고 해서 그것만 복용하면 모든 문제가 해결된다고 말하는 의미는 결코 아니란 점을 꼭 기억해주길 바란다. 내가 영양보충제를 권하는 이유는 앞서 언급한 대로 대부분의 만성질환자들이 영양 부족으로 인해 질병 치유의 길로 들어서지 못하고 계속 고착화된 염증 상태에서 헤메이기 때문에 이를 돕기 위해 그런 것이다. 그런데도 이런 의미를 모르고 내가 영양보충제를 먹으라고 했다고 해서 그것만 먹으면 병이 낫는 줄 아는 사람들이 간혹 있다. 분명히 말하지만 영양보충제는 자가면역질환을 치유하기 위한 여러 수단 중 하나이지 이것만으로 전체 치유 전략을 대신할 수는 없다는 점을 분명히 밝혀두고자 한다.)

일반적으로 자가면역질환자들에서 흔히 부족되기 쉬운 영양소로는 비타민D, 비타민 B군(특히 B2, B6, B12), 비타민 C, 아연, 마그네슘, 오메가 3 지방산, 코엔자임 큐텐, 물 등이 있다. 물도 제6의 영양소인데 이를 영양소가 아닌 것으로 생각하는 사람들이 많이 있어 안타깝게 생각한다.

물론 각종 검사를 통해 부족한 영양 성분들을 찾아 이를 모두 보충해 주는 것이 치유에 도움을 주지만 나는 그 중에서도 특히 면역시스템의 기능을 도와주는 영양소들을 잘 보충해 주는 것이 자가면역질환에서는 중요하다고 생각한다.

면역시스템의 균형을 회복하기 위한 영양소로는 양질의 지방, 비타민 A, D, 셀레늄, 아연, 항산화제 등이 있다. 이런 영양소들이 부족하면 염증이 해결되지 않고 자꾸 악화될 소지가 있기 때문에 나는 철저한 식이요법과 더불어 기본적인 영양소 보충을 함께 실천할 것을 환자들에게 권해주고 있다.

## 필수 지방산

필수 지방산 보충제에는 두 가지 종류가 있다. 하나는 EPA와 DHA 같은 동물성 필수 지방산이고 다른 하나는 GLA 같은 식물성 지방산이다.

● EPA와 DHA(생선 또는 생선유 보충제) :
세포 기능을 원활하게 만들기 위해 이와 같은 슈퍼 장사슬 오메가 3 지방산이 필요하다.
일반적인 용량은 하루 1,000-2,000mg이지만 류마티스 관절염과 같은 경우에는 하루 3,000mg 정도 섭취해야 한다.
만약 채식주의자라면 아마씨유를 하루 1,000-3,000mg 섭취해야 한다. 그렇지만 그 효과는 생선유에 비해 월등 떨어진다.

● 감마리놀렌산(GLA) :
이것은 오메가 6 지방산이면서 면역시스템에 매우 중요한 작용을 하는 물질이다. 달맞이꽃 종자유, 보리지 오일, 블랙 커런트 오일 등에서 얻을 수 있다
일반적인 용량은 하루 200-250mg이지만 류마티스 관절염과 같은 경우에는 하루 450-500mg 정도 섭취해야 한다.

## 비타민 D

비타민 D는 면역시스템의 기능을 조절하는 조절자 역할을 한다. 즉, 면역 기능을 적절하게 올리고 낮추는 작용을 하는 것이다. 그래서 비타민 D가 부족하면 이런 능력이 저하되어 면역력의 불균형 상태가 초래되기 쉽다. 이런 이유로 나는 모든 자가면역질환자들이 비타민 D 부족 상황을 가지고 있을 것이라 추정하고 있다.

비타민 D는 버섯과 같은 식물을 통해서도 얻을 수 있지만 가장 중요한 방법은 역시 햇빛을 받아 피부에서 만들어지게 하는 것이다. 햇빛은 또한 잠을 주관하는 영양소인 멜라토닌을 공급해주는 역할도 하기 때문에 매우 중요한 영양소(?)로 볼 수 있다.

비타민 D의 투여 용량은 혈중 레벨을 보고 결정한다. 혈중 레벨의 측정은 가장 안정적인 25-OH 비타민 D2 레벨을 사용한다. 이것이 적어도 50ng/mL 이상 되어야 한다. 만약 혈중 레벨이 이보다 낮은 사람은 하루 2,000-5,000 IU 동물성 콜레칼시페롤 비타민 D3를 섭취한다. 식물성 어고칼시페롤 비타민 D는 몸 속에서 D3로 전환되기 힘들기 때문에 섭취하면 안된다.

보통 3-6개월 정도 섭취한 후에 다시 혈중 레벨을 검사해보고 용량을 정한다.

## 베타카로틴

이는 비타민 A의 전구체로 카로틴이란 더 상위 그룹에 속하는 물질이다. 주로 노랑색과 주황색 과일과 채소 그리고 짙은 녹색 잎채소 속에 들어 있다. 보충제로 먹을 경우에는 알파카로틴, 베타카로틴, 루테인, 라이코펜 등과 같이 여러 가지 카로틴이 혼합된 것을 먹는 것이 좋다. 그런 제품일수록 품질이 좋다고 말할 수 있다. 용량은 혼합 카로틴을 하루 5,000-15,000IU 정도 섭취한다. 너무 많이 섭취하면 손바닥이 노랗게 변할 수 있다.

만약 비타민 A를 직접 섭취할 경우에는 하루 5,000IU를 넘지 않게 섭취한다. 그 이유는 일부 연구에서 비타민 A를 과량으로 섭취하면 뼈를 포함하여 몸에 좋지 않은 부작용을 일으킬 수 있다고 보고하고 있기 때문이다.

## 아연

아연은 면역 기능을 조절하는 작용을 하기 때문에 대부분의 자가면역질환자들에서 부족되기 쉽다. 이는 자가면역질환자들이 아연을 적게 먹어서가 아니라 아연을 더 많이 필요로 하기 때문에 그렇게 된다고 보아야 한다. 그래서 자가면역질환자들은 그들의 면역 반응을 조절하기 위해 더 많은 아연을 사용하여 에너지를 소비시키는 일을 해야만 한다. 물론 이 경우 장의 흡수력과 관련된 문제가 겹쳐 있을 때에는 부족 사태를 더욱 부채질할 수 있으므로 이 부분도 항시 같이 점검해 보아야 한다. 즉, 섭취한 음식이나 복용한 보충제로부터 아연 등을 흡수할  능력이 충분히 있는지 여부 등도 함께 체크하여 이를 어떤 식으로 보충해 줄 것인지 판단해야 하는 것이다.

아연은 채소와 과일 속에는 별로 없고 주로 동물성 식품 속에 많이 들어 있다. 따라서 동물성 식품을 별로 섭취하지 않는 사람은 아연을 보충제로 섭취할 필요가 있다. 보통 하루 15mg 정도 권장하지만 채식주의자인 경우에는 30mg까지 늘려 섭취할 것을 권하고 있다. 보통 시중에서 파는 멀티비타민/멀티미네랄 제품 속에 대부분 아연이 포함되어 있다.

## 셀레늄

셀레늄은 면역시스템에서 중요한 역할을 하는 미량 미네랄로 하루 200mcg을 캡슐 형태로 섭취한다. 갑상선에 대한 항체가 있는 경우에는 더 높은 용량인 하루 400mcg을 약 6개월 이상 자가항체가 사라질 때까지 섭취한다.

브라질 너트 속에는 셀레늄이 풍부하게 들어 있다. 한 개당 약 100mcg 정도다.

## 항산화 영양제

면역시스템을 자유기의 공격으로부터 보호하기 위해 항산화제가 풍부한 식품(채소와 과일 등)을 많이 먹도록 권하고 있다. 그리고 동시에 다음과 같은 항산화제가 들어간 멀티비타민과 멀티미네랄 영양보충제도 함께 섭취할 것을 추천해 주고 있다.

● 비타민 C :
시중에는 아스코르빅산을 비타민 C라고 주장하며 팔고 있는 제품들이 많다. 그러나 이는 엄밀히 말해 비타민 C가 아니다. 그것은 전분으로부터 만든 인공 약에 해당된다. 따라서 원칙적으로 비타민 C라고 불러서는 안된다. 아스코르빅산은 신 맛이 강해 치아의 에나멜층을 파괴시킬 수 있다. 그리고 몸 속의 페리틴 레벨을 증가시키는 작용도 한다. 그러므로 합성 아스코르빅산 대신에 반드시 **천연 비타민 C 복합체**를 먹도록 노력해야 한다. 천연 비타민 C 복합체 속에는 그와 유사한 시트루스 바이오플라보노이드란 물질이 함께 들어 있다.
섭취용량은 하루 1,000mg 정도다. 그러나 자가면역질환을 가지고 있는 사람들은 독소부담이 많고 면역세포들을 자유기의 공격으로부터 보호해야 하기 때문에 이보다 많은 하루 2,000mg 정도를 권하는 것이 좋다. 이를 하루에 두 번으로 나눠 먹도록 한다.

● 비타민 E :
이는 지용성 비타민이라서 지방질 식사와 같이 먹어야 한다. 불포화 지방산이 산화되는 것을 막아주는 역할을 한다. 그래서 세포막과 뇌 속의 지방질이 자유기 공격으로 손상되는 것을 막아주고 또 한가지 추가 이점은 콜레스테롤이 산화되어 혈관벽에 축적되는 것도 막아주는 작용을 한다. 양질의 비타민 E 영양보충제는 d-alpha, d-beta, d-gamma, d-delta 등 여러 토코페롤을 함께 가지고 있는 혼합 토코페롤 제품이다. D-alpha 토코페롤만 가지고 있는 합성 제품은 사지 않도록 주의한다. 이런 합성 비타민 E를 가지고 한 연구에서는 오히려 비타민 E를 사용한 결과가 더 나쁘게 나왔다.
혼합 토코페롤의 경우 하루 섭취 용량은 200-400IU 정도다.

● EGCG :
이것은 녹차 속의 항산화 성분으로 면역시스템의 균형을 유지하는데 많은 도움을 준다. 섭취 용량은 하루 250mg을 1-2회 복용하는 것이다. 이는 녹차를 하루 1-2회 마시는 정도라고 생각하면 된다. 녹차를 마시면 EGCG 성분 이외에도 여러 폴리페놀 성분들이 함께 들어 있어 이들까지 함께 섭취하는 이점을 누릴 수 있다.

앞서 언급한 대로 자가면역질환자들은 보통 여러 종류의 처방 약물들을 장기간 복용하고 있다. 이런 형태의 합성 약물 복용 역시 몸 안에서 비타민과 미네랄 같은 소중한 영양소의 결핍을 초래할 수 있으므로 많은 약물을 복용하는 사람들은 이런 사실을 알고 자신의 담당 의사와 충분히 상의해 볼 필요가 있다. 또한 의사들도 자신의 환자들에게 이런 사실을 알리고 그에 대한 대비책을 미리 알려줄 필요가 있다. 예를 들어 스테로이드의 장기 사용은 칼슘과 마그네슘 부족을 일으킨다. 따라서 저용량으로 스테로이드를 장기간 사용하는 환자들은 이를 고려하여 칼슘과 마그네슘 보충을 해줄 필요가 있다. 물론 이를 검사실의 수치로 확인한 뒤에 보충해주는 의사들도 있지만 경험과 지식이 많은 의사들은 미리 짐작하여 이를 시행하는 경우가 많다. 그리고 검사는 이런 과정이 올바르게 진행되고 있는지 확인하기 위한 차원에서 최소한으로 실시하는 것이 보통이다.

**표. 처방 약물의 복용에 의한 영양소 감소 실례**

| 약물의 형태 | 실제 사용되는 약물의 예 | 고갈되는 비타민 | 고갈되는 미네랄 | 고갈되는 항산화제, 호르몬, 기타 영양소들 |
|---|---|---|---|---|
| 혈압약 | 이뇨제 | B1, B6, C | 마그네슘, 칼슘, 포태슘, 아연, 나트륨 | 코엔자임 큐텐 |
| | 티아지드 (thiazides) | | | |
| | 베타차단제 | | | 코엔자임 큐텐, 멜라토닌 |
| 콜레스테롤 저하약 | 스타틴 제제 | D | | 코엔자임 큐텐 |
| | 파이브레이트 | B2, B6, B12, 엽산 | | |
| | 콜레스디드, 퀘스트란 | A, D, E, K, 베타카로틴, B12, 엽산 | 철 | |
| 당뇨약 | 글루파지와 메트포르민 | B12, 엽산 | | 코엔자임 큐텐 |
| 항염 진통제 | 비스테로이드성 소염진통제 | C, 엽산, B12 | 포태슘, 철, 마그네슘 | |
| | 스테로이드 | A, C, D, 엽산 | 칼슘, 마그네슘, 포태슘, 아연 | |
| 위산 역류증 방지약 | PPIs (프로톤 펌프 억제제) | B12, 베타카로틴 | | 단백질 |
| | 제산제 (H2차단제) | D, B12, 엽산 | 칼슘, 철, 아연 | 단백질 |

| 약물의 형태 | 실제 사용되는 약물의 예 | 고갈되는 비타민 | 고갈되는 미네랄 | 고갈되는 항산화제, 호르몬, 기타 영양소들 |
|---|---|---|---|---|
| 호르몬 보충제 | 경구용 피임약 | B2, B3, B6, B12, C, 엽산 | 마그네슘, 아연 | 셀레늄 |

### 철 부족과 산소 부족 : 피곤함의 원인

내가 흔히 보는 현상 중 하나는 철 부족으로 인해서 산소 부족이 생기는 현상이라 할 수 있다. 특히 철 부족은 셀리악 병 때처럼 글루텐 민감성을 가진 사람들에서 가장 흔히 나타나는 영양소 불균형 증상이다. 철이 부족하면 적혈구 헤모글로빈 형성이 지장을 받아서 산소를 충분히 운반해 주지 못하게 된다. 그래서 아무리 폐를 통한 호흡을 열심히 해도 세포까지 전달되는 산소량이 줄어들게 된다. 그 결과 에너지 레벨이 저하되고 피곤함을 느끼게 되어 마치 만성 감염증 환자처럼 변하게 된다. 실제로 면역력을 지원해줄 정도의 에너지를 충분하게 생산하지 못할 경우에는 감염증에 잘 걸리게 된다. 그리고 다른 염증 반응도 잘 일어나게 된다. 그래서 치유가 되지 않고 염증불이 반복되는 악순환의 수렁에 빠질 수 있다. 그런데도 많은 사람들이 피곤해하면서도 그것이 산소가 부족해서 그렇다는 사실을 잘 모르고 있다. 이 때 산소 부족은 당연히 철 부족으로 인한 빈혈 때문에 생기는 이차적인 것이다.

빈혈의 원인에는 여러 가지가 있다. 철 부족도 그 중 하나고 비타민 B12 부족도 그 원인 중 하나다. 또한 비타민 B6인 엽산 부족도 빈혈의 원인일 수 있고 비타민 C 부족도 빈혈을 일으킬 수 있다. 우리는 여기서 적혈구 세포를 만들고 그 중에서 헤모글로빈을 만드는데 이처럼 많은 종류의 영양소들이 필요하다는 사실도 배우게 된다.

# 제12장

# 자가면역질환자의 장내환경 개선

장내환경의 문제는 매우 중요하다. 그리고 이것을 이해하려면 먼저 장내환경이 우리가 먹는 식사와 밀접한 관련을 가지고 있다는 사실을 알아야 한다. 앞서 제11장에서 살펴보았지만 많은 음식들이 장내환경을 교란시키고 장점막의 방어벽을 파괴시키며 몸을 해치는 유해한 장내 미생물들의 번식을 돕고 있다. 그러므로 이런 음식들을 먹지 않도록 주의해야 한다고 말한 것을 상기해 주길 바란다. 그렇지만 인간은 사회적 동물이고 그 안에서 식사가 주요 사회문화적 구성요소에 해당되기 때문에 이를 철저히 조절하지 못하게 되는 경우가 많이 발생하고 있다. 그러나 여기서 여러분이 꼭 기억해두어야할 사항이 하나 있다. 그것은 건강할 때에는 마음껏 먹을 수 있는 것이 축복이지만 그렇지 못할 때에는 식사가 병을 부르는 애물단지가 된다는 사실이다. 그래서 맛있고 즐거운 식사의 축복이 언젠가는 긴장과 고통을 주는 싸움으로 전락하게 된다. 만약 이런 싸움에서 밀리게 되면 제일 먼저 소화장애와 더불어 장내환경의 악화가 나타나게 되는데 그러면 몸 속으로 염증을 유발시키는 독소들이 많이 들어가게 됨으로써 각종 면역성 질환들이 순차적으로 발생하게 된다.

따라서 나는 장내환경을 관리하는 것을 건강 관리에 있어 가장 중요한 요소 중 하나라고 늘 생각하고 있다. 내가 건강을 회복하기 위해 "**몸속 대청소**"를 하는 것이 중요하다고 강조할 때에도 그 목적 중 일부는 장내환경을 쾌적한 상태로 회복시키는 것이 꼭 포함된다. 그리고 "**몸속 대청소**"의 시작과 끝이 모두 장청소로 구성된다.

이처럼 중요한 장내환경을 건강한 상태로 유지하려면 다음과 같은 3가지 조건이 필요하다.

1. 소화작용의 완벽성이 구비되어 있어야 한다.
2. 장내 미생물들의 균형이 바로잡혀 있어야 한다.
3. 장점막의 방어력이 튼튼하게 작동해야 한다.

여러분도 항상 이 3가지 요소들을 개별 점검하며 자신의 장내환경을 건강한 상태로 관리할 필요가 있다.

### 1. 소화작용의 완벽을 추구해야 한다.

장내환경을 건강하게 만드는 조건 중에 제일 먼저 여러분이 생각해야 할 사항이 섭취한 음식을 소화할 능력을 갖추었느냐 아니냐 하는 점이다. 만약 자신이 소화할 수 없는 음식을 먹게 되면 그것은 장 속에서 부패하여 장내환경을 나쁘게 만드는데 기여할 것이 뻔하다. 따라서 우리는 항상 자신의 소화능력을 알고 그에 맞는 식사를 하도록 노력해야 한다. 참고로 소화능력은 질병을 앓았거나 처방 약물을 복용하거나 또는 나이를 먹게 되면 저하되고 역으로 장내환경이 나빠져도 그 영향을 받아서 떨어지게 되어 있다.

이처럼 중요한 소화능력을 결정하는데 가장 중요한 요소가 **위산 분비**다. 위산이 충분히 분비되지 못하면 단백질 소화가 제대로 이루어지지 못할 뿐 아니라 관련 비타민(예 : 비타민 B12)과 미네랄(예 : 마그네슘, 칼슘, 아연)들의 흡수도 지장을 받게 된다. 따라서 항상 자신의 위산 분비 능력을 최상의 상태로 유지하도록 각별히 신경을 써야 한다.

한편, 선천적 또는 발생학적으로 소화기관의 능력이 약한 사람들이 있는데 이런 사람도 자신의 소화능력에 맞춰 식사를 한다는 기본적인 원칙을 지키기만 한다면 얼마든지 건강하게 살 수 있다는 점을 알아야 한다. 문제는 인간이 사회적 동물이다 보니 경쟁을 하고 남을 부러워해서 흉내 내려 하는 행동을 하기 때문에 잠시나마 자신의 능력을 망각하는 실수를 저지르게 된다는데 있다. 그러므로 이런 사람들은 특히 다음과 같은 점에 주의해야 한다.

- 자신의 소화능력을 벗어난 식사를 하지 않는다.
- 자신의 소화기관을 해치는 행동을 하지 않는다.(예 : 처방 약물, 술, 담배 등의 오남용)

● 자신의 소화능력을 도와주는 방향으로 식사를 조리한다
● 자신의 소화능력을 도와주는 보충제를 섭취한다.

## **2.** 장내 미생물의 균형을 건강하게 유지해야 한다.

장 속에는 인간의 세포수보다 10배가 많은 미생물들이 살고 있다. 그래서 나는 장내 미생물총을 인간의 오장 육부외에 또 하나의 장기로 간주하고 있다. 그 이유는 이들이 우리 몸을 보호하는 중요한 역할을 맡고 있기 때문이다. 우리는 자연계의 한 일원으로 다른 생명체와 늘 우호적인 관계를 형성하며 살아야 한다. 그래서 절대 내 주변에 적대 세력을 두면 안된다. 그런 면에서 나는 우리가 장내 미생물총을 항상 잘 관리하여 이들이 내 몸을 보호하는데 유익한 우군의 역할을 담당할 수 있게 만들어주어야 한다고 주장하는 것이다.

물론 장내 미생물총이 하는 역할이 여러 가지가 있지만 그 중에서 제일 중요한 것은 내 몸의 면역력을 증진시켜주는 것이라 할 수 있다. 그래서 위장관 주변에는 우리 몸의 전체 면역시스템의 70-80%가 위치하고 있다. 이들이 장내 미생물총과 늘 소통하며 우리 몸의 주된 면역력을 형성하고 있다.

이와 관련하여 장 속에는 나쁜 세균이나 독소들이 들어오지 못하게 막는 방어장치들이 여럿 구비되어 있다.

1. 위산
2. 장점막의 긴밀한 밀착부위(tight junction)
3. 우호적인 장내미생물들
4. 점막에서 분비되는 면역글로불린 IgA
5. 장관련 림프조직(GALT)

이중에서 장관련 림프조직(GALT)들은 장내미생물들과 꾸준히 면역학적 대화를 유지해 가면서 우리 몸의 면역력의 균형을 유지시켜주는 중요한 작용을 하고 있다.

(**참고** : 이들에 관해서는 본인의 다른 저서인 "**관절염 치유하기**"에 좀 더 자세히 설명되어 있다.)

장내미생물의 균형을 잘 유지하면 위에서 말한 장 주변의 5가지 방어 요소들의 기능이 최대로 발휘된다. 반면 장내미생물의 균형이 깨져서 유익한 미생물들이 감소하고 해로운 병원성 세균들이 늘어나게 되면 장 주변의 방어벽들이 전부 망가지게 되어 몸 속으로 유입되는 병원성 미생물들과 독소들의 양이 크게 늘어나게 된다. 이것이 바로 면역시스템에 부담을 주어 면역세포들을 피로하게 만들고 이들로 하여금 비정상적인 활동을 하게 만드는 가장 큰 요인이라 할 수 있다. 이런 점에서 만성적인 염증을 해결하는 가장 근본적인 뿌리 대책을 찾는다고 할 때에는 반드시 상기 언급한 위장관 주변의 방어장치들의 문제점들을 항상 점검해 볼 필요가 있다. 그렇게 하면 내가 말하는 장내환경이 가장 최적의 상태를 이루게 된다.

그러므로 자신의 면역력을 높이기 위해 해야 할 일이 약이나 영양 보충제를 먹는 것이 먼저가 아니라 장내환경을 가장 쾌적하고 평화로운 상태로 만드는 것이란 점을 잊지 말고 건강한 면역력은 장내환경이 완벽할 때 이루어진다는 사실도 꼭 명심해 두길 바란다.

### 3. 장점막 방어벽을 튼튼하게 만들어야 한다.

면역력을 결정하는데 장내환경의 상태가 제일 중요하다는 점을 설명하였다. 그리고 앞서 장내환경을 결정하는 요인들 중에 장내미생물총의 균형과 역할에 대해 알아보았다. 이번에는 장내환경을 결정하는 요소 중에 역시 빼놓을 수 없는 것이 장점막의 방어벽의 상태라서 이 점에 대해 살펴보고자 한다.

장점막의 상태가 완벽하면 몸에 필요한 성분만을 흡수하고 그 밖의 것들은 몸 속으로 들어오지 못하게 막는 작용을 잘 수행하게 된다. 그러나 만약 장 점막세포와 세포 사이의 긴밀한 밀착부위(tight junction)가 약해지면 이 곳을 통해 해로운 세균이나 독소 그리고 소화가 안된 이물질들이 몸 속으로 들어오게 된다. 이와 같은 상황을 일컫는 말이 장누수(Leaky Gut)란 단어다. 그림에서 보듯 장 점막세포와 세포 사이에는 약간의 단백질로 구성된 긴밀한 밀착부위(tight junction)가 있는데 이것이 분해되면 점막세포와 세포 사이가 벌어지고 세균이나 독소 또는 이물질들이 들어갈만한 공간이 만들어지게 된다. 그러면 몸 속으로 들어와서는 안될 위장관 속의 세균, 독소, 이물질들이 몸안으로 들어와 혈액 그리고 면역세포들과 만나서 이들을 자극하게 된다. 그래서 많은 사람들이 이런 상황을 장누수 현상이 발생했다고 표현하는 것이다.

그러므로 긴 위장관 어느 곳에서나 장누수가 발생할 수 있는데 이것이 발생하게 되면 알레르기, 각종 민감성 반응, 그리고 자가면역질환 등이 발생하게 된다. 위장 속에서 위벽 세포들을 파괴하여 헬리코박터 감염과 위산저하증을 일으키는 것도 이와 비슷한 기전으로 이해하면 된다.

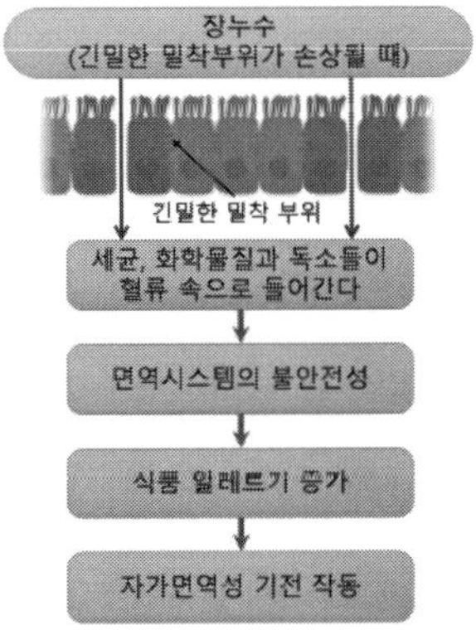


그림. 장누수(Leaky Gut) 발생 과정

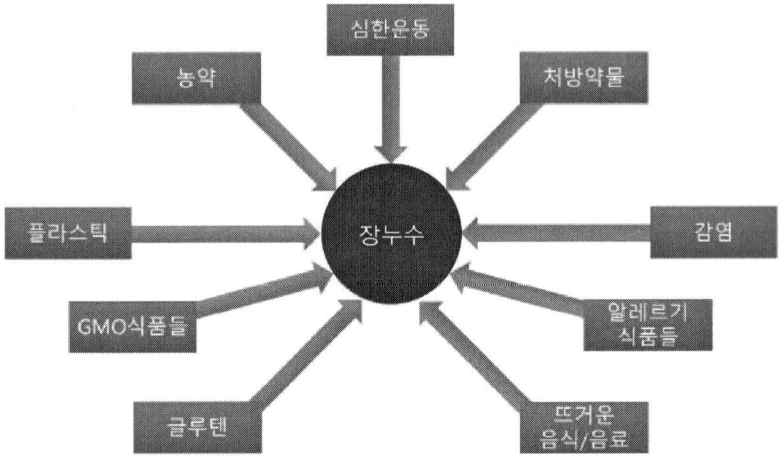


**그림. 장누수 발생을 일으키는 기여요인들**

이와 같은 장누수는 매우 다양한 원인들에 의해 일어난다. 우리가 먹는 음식 중에 글루텐과 같은 렉틴 물질에 의해 일어날 수 있고 글리포세이트와 같은 제조체나 농약 성분이 일으킬 수도 있다. 이 밖에 각 개인별로 알레르기를 일으키는 물질, 처방 약물 그리고 위장관내 병원성 미생물의 침투 등도 장점막의 방어벽을 약화시킬 수 있다. 심지어 심한 운동을 한 경우에도 장점막의 방어벽이 열릴 수 있다. 또한 여러분께 꼭 언급해 두고 싶은 점은 뜨거운 음식과 음료를 마시는 것도 장점막의 방어벽을 열리게 할 수 있다는 사실이다. 그러므로 혀를 델 것같은 뜨거운 음식이나 음료는 절대 피해야 한다. 많은 사람들이 뜨거운 음식을 너무 빨리 잘 먹는 경향이 있다. 이 경우 뜨겁기 때문에 혀가 데는 고통을 피하기 위해 씹지 않고 금방 삼켜버린다. 그러면 그 열기가 위장관 속에 그대로 전달되어 장점막의 긴밀한 접촉 부위를 손상시켜 장누수를 일으키는데 기여하게 된다. 그러므로 이 점도 항상 기억해 두었다가 주의할 필요가 있다.

한편 자가면역질환자들은 불필요한 약을 먹고 있는 경우가 많다. 이런 사람들 중에는 자가면역질환에 걸리기 이전부터 약 먹는 것을 좋아하여 걸핏하면 약을 먹는 생활을 유지해오다가 자가면역질환에 걸린 사람들도 종종 있다. 그러므로 약을 함부로 먹는 행동은 매우 위험한 행동이란 점을 알고 있어야 한다. 약도 위장관 속에 들어가면 장점막 방어벽을 손상시키고 장내미생물들의 균형을 흩트려 놓을 수 있다. 그러므로 약물도 장내환경을 교란시키는 요인이란 점을 명심하고 급성 질환이나 증상이 있을 때만 일시적으로 도움을 받는 선에서 그 사용을 자제해야 한다.

| 위장관 기능에 영향을 주는 약물들 | | | |
|---|---|---|---|
| 항생제 | 진통제 | 제산제 | 항우울제 |
| 유익한 장내미생물들을 파괴시킨다. | 위장과 소장 상부의 점막을 얇게 약화시킨다. | 위산 작용을 억제 또는 저하시킨다. | 장 운동성을 변화시킨다 |
| 소화 및 비타민 합성 방해 | 장누수(장투과성 증가) 발생 | 단백질 소화 방해, 칼슘이나 비타민 B12 같은 영양소 흡수 방해 | 변비 발생 |
| 자극성 장증후군(IBS), 영양불균형 질환 | 자가면역질환 | 면역력 약화, 우울증, 골감소증 | 장내미생물의 변화, 대장의 독소부담 증가 |
| ↓ | ↓ | ↓ | ↓ |
| 감염 위험 증가 | | | |

장내환경을 개선시키기 위한 상세한 전략은 매우 다양하고 복잡하다. 그러나 그 기본은 자신의 식생활스타일을 바로잡아 절제 있고 규칙적인 생활을 실천하는 것에 놓여 있다. 그래서 너무 욕심을 부리거나 자신의 몸을 혹사시키는 일을 삼가하도록 한다. 이에 대

한 좀 더 자세한 내용은 본인의 다른 저서인 "**관절염 치유하기**"와 "**몸속 대청소 실천 프로토콜**" 이란 책에 적혀 있으므로 이를 참조하길 바란다.

# 제13장

# 자가면역질환과 감염증의 관계

이번에는 면역시스템을 자극하는 미생물에 대해 알아볼 차례다. 세균, 바이러스, 진균, 기생충 등과 같은 미생물들은 몸안으로 들어가면 확실히 면역시스템을 자극하여 염증 반응을 일으킨다. 다시 말해 미생물 감염은 자가면역질환 발생의 가장 강력한 유발요인(원인) 중 하나인 것이다. 따라서 자가면역질환자들의 경우에는 이와 같은 미생물들의 준동으로 몸 안에서 감염증이 일어나고 있는 상황을 확실히 제압해주는 것은 물론이고 추가로 이들이 침입하는 것도 철저히 막아주는 조치를 취해주어야만 면역시스템의 기능을 안정화시킬 수 있다. 그래서 감염증을 치료하는 것이 무엇보다 우선적인 치료 전략이 되어야만 한다.

이론적으로 모든 감염증은 자가면역질환을 일으킬 수 있는 가능성을 가지고 있다. 그러나 아직까지 감염증과 자가면역질환 사이에는 빠진 퍼즐 조각이 많고 이들이 하나씩 밝혀져 가고 있는 단계에서 그 진행이 느리게 일어나고 있는 상태다. 그래서 나는 **부록 자가면역질환 발생에 대한 패러다임 전환 : 미생물 모델설**에서 감염증이 자가면역질환의 발생 과정에서 일종의 유발요인 역할을 하고 있다는 최근 의학계의 관점을 새롭게 소개하고자 한다. 그리고 그 속에 이를 뒷받침하는 여러 증거들을 나열해 놓았다. 그 중에서도 나는 장관내 감염증을 일으키는 각종 식중독균(캄필로박터, 대장균, 살모넬라, 시겔라, 클렙시엘라 등)과 구강 및 호흡기 감염을 일으키는 미생물들이 자가면역질환을 일으키는데 많이 관여하고 있다는 강한 의심을 피력하였다.

이처럼 급성 감염증을 앓고 난 후에 그 후유증으로 자가면역질환이 발생하는 것 말고도 우리가 주목할 점은 자신도 잘 모르는 채 지나가는 미약한 감염증도 얼마든지 그 후유증으로 자가면역질환을 일으킬 수 있다는 사실을 기억해 둘 필요가 있다. 가령 구강내 치주염을 일으키는 포르피노모나스 진지발리스(P. gingivalis)가 류마티스 관절염이 발생하는데 관여하고 있다는 증거들은 벌써 오래 전에 나와 있었다. 이런 경우에는 본인이 언제 그런 균의 감염증을 경험하였는지 잘 기억하지 못하는 비교적 약한 감염인데도 이것을 일으킨 미생물들이 중간자 역할을 해서 몸 속에서 직접적으로 또는 분자 구조를 변화시키는 효소들을 방출하는 방식으로 면역시스템을 자극함으로써 자가 세포나 조직 속의 단백질 분자들과 교차반응을 하게 만들어 자가면역질환의 발생에 기여하고 있는 것이다. 그렇지만 이 때의 감염증이 그리 심하지 않았기 때문에 대부분의 사람들은 그렇게 약한 정도의 감염증을 앓고 난 후에 그 후유증으로 현재 자신이 앓고 있는 심각한 자가면역질환이 생겼다는 사실을 인정하지 않으려 하고 있다. 이는 의사들 입장에서도 마찬가지다. 감염증 하면 열이 펄펄 나고 몸이 쑤시고 붓고 하는 급성 감염증만 상상하고 치료하기 때문에 심한 증상이 사라지고 난 뒤에 잔존하는 후유증에 대해서는 거의 무시하고 있는 상태다. 그렇지만 나는 이와 달리 **자가면역질환을 급성 감염증의 후유증으로 보는 견해를 가지고 있다**. 그것도 아주 천천히 나타나는 **지연성 후유증**(delayed sequelae)이라 생각하고 있는 것이다. 그리고 실제로 나는 이런 관점에서 자가면역질환자들을 대하고 치료하고 있다.

일단 감염증은 급성 증상을 일으키기도 하지만 그 이후에 인체 속에 남아 상존하면서 낮은 강도로 면역시스템과 대결 상태를 유지한 채 지내는 경우도 얼마든지 있을 수 있다. 이런 경우에는 의사들은 물론 환자들 자신도 자신의 몸 속에 그런 미생물들이 존재하는지 여부조차 망각한 상태가 되어 이를 잊고 지내게 된다. 그래서 나는 그런 감염 상태를 **숨은 감염** 또는 **잠복 감염**이라 부른다.

그럼 이와 같은 인체 내의 **숨은 감염**이 일어나는 이유는 무엇일까? 당연히 앞서 말한대로 급성 감염증의 후유증으로 생기게 된다고 말할 수 있다. 이 때 우리가 고려할 점은 인체 속에는 수많은 미생물들이 존재하고 있다는 사실이다. 이를 인체 미생물총(human microbiome)이라 부르는데 급성 감염증을 일으킨 미생물들이 감염증 이후에 인체

내 상존하는 미생물총에 추가되어 함께 살게 되면 그들이 내뿜는 독소가 계속 몸 속으로 유입될 수 있게 된다. 그래서 인체 미생물총 속에는 유익한 균들도 있지만 이처럼 새롭게 추가된 병원성 미생물들도 함께 존재하게 되는 것이다. 그렇지만 이들은 처음 인체에 감염을 일으켰을 때보다는 면역시스템에 의해 확실하게 인지된 상태라서 크게 기세를 펼치지 못하고 약한 상태로 있다가 기회가 생길 때에만 감염을 일으키는 정도로 기생하게 된다. 그래서 우리가 병원성 세균들의 세력이 약해진 것 같다고 생각할지 모르지만 실상은 숨어있는 것이고 기회가 생길 때마다 지속적으로 면역시스템을 자극하여 자가면역 기전을 일으키는데 기여하고 있는 것이다.

따라서 나는 자가면역질환을 대할 때마다 이와 같은 **숨은 감염**이 존재하는지 그리고 있다면 그 위치가 어디인지 의심하고 가능하다면 이를 적극적으로 발본색원하여 치료하는 전략을 세우는 것이 합리적인 대책이라고 주장하고 있다. **숨은 감염**의 작용은 종종 본인도 모르게 반복되면서 면역시스템을 자극하기 때문에 **숨은 감염**의 원천을 찾아내는 것이 매우 중요하다.

다음은 인체내에서 **숨은 감염**의 원천이 있을 수 있다고 예상되는 장소들이다.

1. 위장관 속(장내미생물총)
2. 구강 및 치아(구강 미생물총 및 치아 속의 숨은 감염)

3. 호흡기 계통(부비동 및 인후두 림프조직 그리고 기관지 점막) : 진균 포자 흡입도 포함
4. 세포내 존재하는 바이러스 입자들
5. 기타 인체의 만성 감염 장소들

## 장내미생물총

장 속에는 수많은 미생물들이 존재하고 있다. 그래서 나는 이들을 인체 속의 6번째 장기로 간주해야 한다고 언급한 바 있다. 이는 그만큼 장내세균들이 우리 몸을 보호해주는 데 있어 매우 큰 역할을 하기 때문에 그런 것이다. 건강할 때에는 유익한 균들이 우세한 상황을 이루고 있지만 만약에 유익한 균들의 수가 감소하고 해로운 균들이 지배적이게 되면 이들이 만들어 내는 독소들이 몸 속으로 유입될 가능성이 많아지게 된다. 그래서 이와 같은 비정상적 상황을 **장내세균이상증**(dysbiosis)이라 부른다.

장내세균이상증은 다음과 같이 여러 원인에 의해 발생된다.

- 잦은 항생제 또는 소염진통제 등의 처방 약물 사용 : biofilm을 만드는 세균
- 잦은 알코올 섭취 또는 과음
- 제산제의 장기 복용
- 과도한 스트레스 또는 불안

- 식이섬유가 부족한 정제 가공 식품의 과다 섭취(설탕, 정제 곡물 등)
- 구강 위생 상태가 나쁜 경우
- 위장관의 급성 세균 감염(식중독)

장내세균이상증이 발생하면 해로운 병원성 세균, 이스트, 기생충 등이 과잉 증식하여 만성 설사 또는 변비, 가스 참, 식후 헛배부름, 복통, 구역감 등 소화기 관련 증상들을 자주 느끼게 만든다. 그리고 더 나아가서 피부 발진, 관절염, 피로감, 정신력 감퇴 등의 증상들도 경험하게 한다. 그래서 처음에는 보통 자극성 장증후군(IBS) 또는 간 기능저하란 진단명을 부여받는 경우가 대부분이다. 그리고 이를 방치하면 나중에 장누수는 물론 위장관의 염증성 질환들 그리고 자가면역질환의 발생 위험성이 증가하게 된다. 따라서 **위장관 속에 병원성 미생물들의 수가 증가하는 상황을 신속히 바로잡는 것이 매우 중요하다**. 만약 위장관 속에 해로운 세균들이 많아지면 그들 및 그들의 방출하는 독소가 몸 속으로 들어와 면역시스템을 끊임없이 자극하게 된다.

실제 임상 연구에서도 류마티스 관절염 환자들에서 장내세균이상증이 존재하는 비율이 정상인들에 비해 높다고 밝히고 있다. 이처럼 장내세균이상증과 자가면역질환과의 관계가 그 관련성을 인정받고 있는 추세이지만 그것의 자세한 실상을 보면 위장관 속으로 병원성 감염 미생물들이 들어가 급성 감염증을 일으킨 사건이 먼저

선행되어 있는 경우가 많이 있음을 알 수 있다.

참고적으로 장내세균이상증(dysbiosis)에는 5가지 유형이 있다. 가장 경증의 형태는 바로 유익한 장내세균의 수가 부족한 경우라 할 수 있다. 이런 경우에는 장내세균 균형을 맞춰 주기 위해 유익한 장내세균들을 공급해 주기만 하면 된다. 두 번째 유형은 **소장내 세균 과잉증식**(SIBO)이다. 이것은 대장내의 세균들이 소장의 상부까지 역방향으로 침투해 들어온 경우라고 할 수 있다. 이런 유형에 속하는 사람들은 상복부 위장관의 여러 증세들, 속쓰림, 위산 역류증 같은 증상들도 함께 가지고 있다. 세 번째 유형은 **면역억제형 장내세균이상증**(immunosuppressive dysbiosis)이다. 이것은 해로운 세균들, 이스트나 기생충과 같은 것으로부터 나오는 독소들이 장점막의 방어벽을 손상시켜 장누수 현상을 일으키는 형태로 이 때에는 유익한 세균들의 수가 감소되고 이스트가 과잉 증식하는 일이 생기게 된다. 그래서 간혹 이스트가 위장관 속을 넘어 전신으로 퍼질 수도 있다. 이런 경우는 분변 검사를 통해 상태를 쉽게 확인해 볼 수 있다. 그렇지만 분변 검사를 대신할 수 있는 자가설문 검사법도 있기 때문에 나는 그 방법을 사용하여 이런 유형을 찾아내고 있다. 또한 이런 유형의 장내세균이상증을 가진 사람들은 각종 음식에 민감한 반응을 보이는 경우가 많고 늘 피곤하며 얼굴이나 손발이 붓고 하루 종일 머리가 맑지 못하고 생각을 집중할 수 없는 등의 복잡한 증상을 보이곤 한다.

네 번째 유형은 **염증성 장내세균이상증**(inflammatory dysbiosis)

이다. 이것은 몸이 유익한 장내세균의 불균형(부족) 상태에 과도한 반응을 보일 때 생기게 된다. 신체적으로 가스차고 헛배 부름 과 같은 소화기 관련 증상들이 나타나는 것은 물론이고 근육이 쑤시고 관절통이 있는 등의 전신 염증 증상들이 나타나게 된다. 그래서 이런 유형의 장내세균이상증은 자가면역질환에서 흔히 볼 수 있다. 마지막 유형은 **기생충 감염**인 경우다. 이 때에는 기생충이 위장관 속에 서식하여 유익한 장내세균들에 부담을 줌으로써 그 수가 줄어들게 만드는 경우다. 기생충은 설사, 복통(경련), 헛배 부름 등의 증상을 일으킨다. 때론 기생충이 조용히 서식하여 특별한 증상을 일으키지 않는 경우도 있다. 그래서 전에는 그런 일이 없었는데 갑자기 식품이나 외부 환경 물질들에 대해 피부 발진이나 두드러기 증상이 생기거나 또는 특별한 원인도 없이 이런 발진이나 두드러기가 생기는 일이 일어나곤 한다. 유일한 진단법은 분변 검사를 통해 기생충 또는 그 알을 확인하는 것이다. 불행하게도 장내세균이상증이 있는 사람은 이상의 어느 한가지 유형만 가지고 있는 것이 아니라 여러 유형의 장내세균이상증을 동시에 가지고 있는 경우가 대부분이다.

### 구강 미생물총 및 치아 감염

입 속에도 수많은 세균들이 살고 있다. 그래서 이들을 장내 미생물총과 구분하여 구강내 미생물총(oral microbiome)이라 부른다. 이들이 치주염을 일으키고 더 나아가 잇몸의 치근에 염증을 일으키면 잇몸이 붓고 치통이 생기는 것은 물론이고 치근 속에 존재하는 미세혈관을 타고 세균 또는 그들이 생산하는 독소들이 전신으로 얼마든지 퍼질 수 있게 된다. 그래서 혈관염은 물론이고 면역시스템을 자극하여 각종 항원-항체 반응을 몸 속 어디에서나 일으킬 수 있는 것이다. 특히 치아는 턱뼈에 박혀있는 구조이기 때문에 치아 감염은 바로 골수염과 같은 수준의 감염증이라고 말할 수 있다. 이런 현상은 장점막층에서 누수가 일어나는 것과 비슷하다. 그래서 나는 이를 치아누수(leaky tooth)하고 부른다. 그러므로 구강 위생이 열악한 사람은 항상 면역시스템에 많은 부담을 주고 있는 사람이라고 해도 과언이 아니다.

한편, 우리 몸 속에 염증 조직이 있으면 이를 제거해 주는 것이 치료 관점에서 보았을 때 일반적인 상식이라 할 수 있다. 그러나 치아는 그 기능의 중요성 때문에 염증이 있음에도 이를 살려서 씹는 작용과 안면의 구조를 유지시키려는 전략이 많은 사람들로부터 호응을 얻고 있다. 그래서 조직학적으로 이미 죽은 치아인데도 이를 제거하지 않고 통증을 유발하는 신경 조직만을 제거한 채 치아를 그대로 턱뼈에 보존시켜 사용하려는 치료가 널리 성행하고 있다. (치과에서는 이를 '신경치료'라고 부름) 그렇지만 병리적 차원에서 엄밀히 따져보았을 때 이런 치아는 혈액과 신경 조직이 없는 죽은 조직이라 할 수 있다. 그런데 그 속에는 아주 미세한 통로들이 존재하여 세균들이 숨어살 수 있는 은신처 역할을 제공하게 된다. 그래서 이런 치아가 혈액 속으로 꾸준히 세균들을 방출하여 나중에 혈관염은 물론 각종 자가면역질환을 일으키는데 기여한다는 주장도 만만치 않게 제기되고 있는 실정이다.

따라서 나는 모든 자가면역질환자들에게 그들의 치아 상태가 어떠한가 꼭 물어보고 있다. 만약 염증을 유발시키는데 기여하는 치아가 있다고 하면 나는 환자에게 반드시 치과적 치료를 먼저 받고 올 것을 지시하고 있다.

(**참고** : 치아 치료에 사용되는 각종 금속성 재료들은 감염성 미생물은 아니지만 역시 면역시스템을 자극하는 물질로 작용할 수 있다.)

## 부비동 및 인후두 림프조직

상악골의 부비동에 만성 염증이 있는 경우(만성 축농증)에도 세균들이 면역시스템을 자극하여 알레르기와 같은 문제를 야기시킬 수 있다. 그러나 아직 이로 인해 자가면역질환이 발생하게 된다는 조사 결과는 나와 있지 않은 상태다. 그렇지만 나는 그 기전으로 보아 만성 부비동염이 알레르기 반응 뿐 아니라 자가면역질환의 발생에도 틀림없이 기여할 것으로 생각한다.

또한 편도나 아데노이드와 같은 인후두 주변의 림프조직들 역시 숨은 만성 감염의 온상이 될 수 있다는 점을 알고 있어야 한다. 그래서 세균 덩어리인 편도석과 같은 것들이 림프 조직의 표면이나 내부에 박혀 있을 수 있다. 이런 경우 역시 면역시스템에 만성적인 부담을 주기 때문에 자가면역질환의 발생에 기여할 수 있다고 생각한다. 그러나 아쉽게도 역시 이런 나의 가설을 입증해주는 연구 결과들은 아직 나와 있지 않은 상태다.

이 밖에도 인체 내의 병원성 미생물들이 서식할 수 있는 장소가 있다면 이들은 모두 **숨은 감염증**의 원천이 될 수 있다.(**예** : 맹장의 충수돌기, 여성의 질 속 등) 그래서 나는 모든 자가면역질환자들에게 이런 **숨은 감염증**을 제거하기 위해서라도 "**몸속 대청소**"를 먼저 실시하라고 권하고 있다. "**몸 속 대청소**"를 하면 이와 같은 숨은 감염의 원천들이 다 밖으로 드러나 사라지게 된다.

여기서 우리가 배울 수 있는 점은 비록 처음에 아주 사소해 보이는 감염증이라도 이를 대수롭지 않게 여기거나 아니면 그에 대한 대처를 잘못하여 나중에 이를 **숨은 감염**으로 전환시켜 버리게 되면 그 후유증으로 더 큰 고질적인 만성 질환인 자가면역질환을 얻게 될 수 있다는 사실이다. 예를 들어 앞서 언급했듯이 간단한 염증을 치료하기 위해 항생제를 복용한 후에 몸을 제대로 회복시키지 못할 경우 자칫 그것이 계기가 되어 장내세균총의 구성에 있어 큰 변화를 일으킬 수 있다. 게다가 이 시기에 마침 이를 조장하는 다른 위험요인들이 가세하게 되면 장내세균이상증이 그대로 고착화되면서 자가면역질환으로까지 발전하게 되는 일도 생길 수 있는 것이다. (**참고** : 이 과정을 면역학적으로 설명하면 **몸에서** T-helper **세포들을 과잉으로 생산해 내고** T-regulator **세포들을 충분히 생산해 내지**

**못해서 그런 것이라 할 수 있다**. T-helper 세포들이 많아지면 살상 세포들과 항체를 만드는 세포들이 많아져서 이들이 외부에서 들어온 이물질들을 공격할 뿐 아니라 이와 유사한 자가 분자들도 공격하게 된다. T-regulator 세포들은 이런 T-helper 세포들의 작동을 멈추게 조절시키는 역할을 하는 세포인데 만약 이것이 부족하면 이런 작용을 충분하게 하지 못해서 몸 안에서 면역세포들에 의한 염증 반응이 과도하게 일어날 수 있게 된다.)

그렇게 되면 처음에 별 것 아닌 일이 나중에 돌이킬 수 없는 큰 후유증을 남기게 되는데 아마 대부분의 자가면역질환 발생 과정에서도 유전적 소양이 있는 사람에서 이런 코스를 밟기 때문에 자가면역질환이 쉽게 생겨나는 것이 아닌가 하는 추론을 해 볼 수 있다.

# 제14장

# 자가면역질환과 환경 독소

면역시스템을 자극하여 염증 반응을 일으키는 요인들 중에 또한 간과할 수 없는 큰 그룹이 있다. 그것은 외부 환경으로부터 몸 속으로 유입되는 환경 독소들이다. 이들은 면역시스템의 입장에서 보면 이물질이기 때문에 몸 안으로 유입되면 안되는 것들이다. 그렇지만 오늘날 우리가 사는 생활 환경 및 자연 환경 속에 이런 물질들이 너무나도 많이 증가하고 있기 때문에 안타깝게도 이런 독소들의 체내 유입의 기회도 역시 많이 늘고 있는 추세다. 그래서 현대 문명사회 속에서 각종 편의를 누리며 사는 대가로 우리는 이와 같은 환경 독소들과의 기분 나쁜 만남과 접촉을 완전히 피하지 못한 채 이를 최소화 시키려는데만 집중하며 살 수밖에 없는 안타까운 운명에 처하게 되었다.

나는 환경 독소를 중금속과 화학적 인공물질로 크게 구분하는 것을 좋아한다. 그리고 화학적 인공물질에는 다시 그 밑에 석유화학 기반의 물질, 농약 및 살충제, 대기 오염물질, 합성 처방약물, 플라스틱 등 여러 종류로 세분하는 방법을 선호하고 있다. 이들이 몸 속으로 들어오는 경로도 우리가 먹는 음식을 통해 들어오는 경로도 있지만 그에 못지않게 피부를 통해 들어오는 경로도 매우 크고 우리가 숨쉬는 공기를 통해 미세먼지 형태로 들어오는 경로도 있다. 따라서 자가면역질환자들은 먹는 것, 마시는 것, 피부에 바르는 것, 만지는 것, 코로 들이마시는 것 등 모든 것에 각별히 주의해야 한다.

## 중금속과 할로겐화물

우리 몸 속에는 미량으로 존재하며 대사 과정에 정상적으로 참여하는 아연, 구리, 크롬 같은 중금속들이 있다. 그러나 납, 수은, 카드뮴, 비소, 알루미늄 같은 중금속은 몸에 들어오면 대사 기능을 방해하고 면역시스템을 자극하기 때문에 몸에 들어와서는 안될 불필요한 중금속이라 할 수 있다. 또한 중금속은 아니지만 불소, 브롬 같은 할로겐화물(halides) 원소 물질들도 정상적인 요오드 원소와 경쟁하여 대사 장애를 일으키는 작용을 하고 있다. 따라서 이와 같은 중금속과 할로겐화물들이 몸 속으로 유입되지 않게 주의해야 한다. 특히 이미 자가면역질환을 가지고 있는 사람의 경우에는 이들과의 접촉을 피하기 위해 많은 공부와 실천적인 노력을 경주해야만 한다.

중금속 중에서 자가면역질환과 가장 많은 관련이 있는 것으로 알려진 것은 수은이다. 한 보고서에 따르면 지난 20세기보다 현재 21세기에 들어 생활환경 속에 퍼져 있는 수은의 양이 3배 이상 증가하였다고 한다. 그래서 우리는 현재 수은 중독이 점점 더 심해지는 세계에서 살고 있는 셈이다. 수은은 치과에서 사용하는 아말감, 화장품, 농약, 일부 백신들 속에 들어 있으며 산업 현장에서는 석탄을 태울 때 수은이 대기 중으로 방출되어 토양은 물론 강물, 호숫물, 바다물까지 오염시키고 있는 실정이다. 그래서 바다 속에 사는 해조류 속에 수은이 들어있고 이를 먹는 작은 물고기의 몸 속에도 수은이 들어가고 다시 이런 작은 물고기를 먹는 큰 물고기의 몸 속에 수은이 더 많이 축적되는 식으로 농축화 현상이 벌어지고 있다. 그래서 참치나 다랑어처럼 먹이 사슬의 상층부에 있는 생선 속에는 수은이 매우 높은 농도로 들어있게 된다.

인간은 다시 이런 큰 생선들을 잡아먹음으로써 자신의 몸 속에 수은을 축적시키는 원치 않는 기회를 얻고 있다. 실제로 이 경로가 현재 인체 속으로 수은이 들어가는 주된 통로로 자리잡고 있다. 그 다음으로 문제가 되는 것이 치과에서 사용하는 아말감 충전재다. 아말감 속에는 액체 금속성 수은이 약 50% 정도 들어있다. 따라서 치과에서 아말감 충전재를 사용할 경우에는 이를 만지고 처리하는 과정에서 환자는 물론 치과의사와 치기공사들까지 수은에 노출되게 된다. 보통 치과의사와 치기공사들은 마스크를 착용하고 있지만 환자들은 마스크를 착용하지 않는다. 그래서 환자가 입는 피해는 더 크다고 할 수 있다. 또한 환자는 음식을 씹고 양치질을 하고 뜨거운 음료를 마실 때마다 입 속의 아말감 충전재로부터 수은 가스가 방출되어 나오는 피해를 감내해야 한다. 그러면 환자는 이 가스를 들이마시고 그것이 폐를 거쳐 혈액 속으로 들어가게 된다. 이와 같은 사실을 뒷받침하듯 각종 연구에서도 입안의 아말감 충전재의 수와 혈액과 소변 속의 수은 농도 사이에는 밀접한 상관 관계가 있는 것으로 밝히고 있다.

납의 경우는 자가면역질환보다는 대사 이상을 일으키는 것과 더 많은 관련이 있는 것으로 알려져 있다. 예를 들어 납은 칼슘과 경쟁하여 이들을 결합자리에서 몰아내는 작용을 한다. 그래서 칼슘의 자리를 납이 대신 차지하기 때문에 세포의 생화학적 기능을 변하게 만드는 것이다. 만약 납이 뼈 속에 들어가 있을 경우에는 납이 칼슘을 몰아내기 때문에 골다공증이 심해지고 뼈가 약해지는 상황이 만들어지게 된다. 또한 납은 세포 표면에서 호르몬 수용체로부터 칼슘을 몰아내는 작용도 한다. 그래서 에스트로젠과 프로제스테론 그리고 테스토스테론과 인슐린 수용체의 정상적인 작용을 방해하는 효과도 가지고 있다. 이 밖에 여러 중금속들도 세포에서 칼슘, 마그네슘, 아연, 셀레늄 등과 경쟁을 하여 효소 및 대사 기능을 다양하게 저하시키는 작용을 하기도 한다.

불소, 브롬, 염소, 요오드 같은 할로겐화물 중 염소와 요오드는 정상적인 몸 안의 원소인 반면 불소와 브롬은 절대 몸 안으로 들어와서는 안될 물질에 해당된다. 이들은 몸 안에서 요오드와 경쟁하여 여러 문제를 일으키게 된다. 불소는 아주 강한 독소로 뇌조직의 손상은 물론 자가면역성 갑상선 질환, 남성 불임, 뼈 약화 등을 일으키는 것으로 알려져 있고 브롬은 갑상선 샘조직과 유방에서 각종 낭성 병변의 발생 등에 기여하는 작용을 한다고 알려져 있다. 또한 이들은 모두 갑상선 조직에서 요오드를 대체시켜 갑상선 호르몬의 기능을 무력화시키는 작용도 한다. 문제는 불소와 브롬이 우리 생활 주변에 많이 널려져 있다는 사실이다. 불소는 마시는 수돗물, 치약, 치과 치료재료, 주방기구 코팅제 등에 몰래 들어가 있고 브롬은 수영장이나 목욕탕에서 살균제로 사용되고 있으며 방염제의 원료 속에도 들어가 있다. 이 밖에 각종 전자기기, 카펫, 매트리스, 가구 등에서도 발견되고 밀가루로 만든 식품이나 씨리얼 같은 먹는 식품 속에도 널리 사용되고 있다.

중금속과 할로겐화물의 효과적인 제거 방법은 간 기능을 지원하는 것과 동시에 이들과 경쟁하며 킬레이션 하는 물질(예 : DMPS, EDTA등)을 사용하거나 또는 물리적으로 근적외선 사우나 같은 방법들을 사용하여 이들을 제거하는 것이 효과적인 것으로 알려져 있다. 이를 위해 나는 요오드와 양질의 소금도 적극 활용하고 있다.

## 화학적 인공물질

앞서 나는 수많은 화학적 인공물질들이 몸 안으로 들어오면 면역시스템을 자극하고 간 기능에 부담을 주는 독소 역할을 한다고 말한 바 있다. 이번에는 그 중에서 자가면역질환과 특히 관련이 있다고 알려진 몇 가지 독소들에 대해 살피보려 한다. 비록 현재 자가면역질환을 가지고 있지 않은 사람들도 이런 독소들에 자주 노출되면 언제든지 자가면역질환에 걸릴 수 있다는 점을 명심하고 이를 피하고 멀리하려는 노력을 경주해야 한다.

그럼 피해야 할 독소들에는 어떤 것들이 있는지 몇 가지 예를 들어보자

- 휘발유
- 자동차 매연
- 담배 연기
- 드라이 클리닝 용제
- 페인트
- 접착제
- 레진
- 얼룩제거제
- 의류 및 침구류
- 중금속 : 납, 수은, 비소, 카드뮴 등
- 각종 석유화학물질들 : PCBs(polychlorinated biphenyls), dioxins
- 농약 : organophosphates, organochlorides
- 각종 식품첨가물 및 방부제

- 마시는 물 : 각종 소독액, 중금속, 처방 약물 등으로 오염됨.
- 플라스틱 속의 독소들 : BPA
- 처방 약물들 : 항생제, 항우울제, 제산제, 진통소염제 등
- 환경호르몬(제노에스트로젠)들 : 몸 속에서 에스트로젠과 유사한 작용을 하는 화학물질들
- 각종 세제 및 청결제 : 개인용, 가정용, 사무실용 등
- 화장품, 향수, 염색약 같은 미용용품
- 주방용품, 식기, 조리기구 등 : 열을 가하는 후라이팬, 냄비 등
- 손으로 만지는 플라스틱 제품들 : 장난감 등
- 실내 인테리어 제품들 : 가죽, 쇼파, 카펫 등
- 미량 미네랄들 : 실리카, 요오드 등(소량일 경우에는 몸에 도움이 되지만 많은 양이 축적되면 몸에 해를 끼치게 된다.)

상기 목록들을 보면 우리 실생활에서 널리 사용되고 있는 것들이 너무 많아서 이들과의 접촉을 피해 과연 현대 생활을 할 수 있을까 라는 의문을 갖게 된다. 이들은 모두 그 동안 산업화와 문명화가 만들어낸 산물들로 현대인들에게 기술과 문명 발전의 혜택을 가져다 주는데 일조를 담당한 것들이다. 따라서 이들을 무조건 사용하지 말라고 하면 내가 이상한 사람이 된다. 그래서 나는 우리가 이런 물질들의 위험을 알고 가능한 이들의 사용을 자제하고 대체할 수 있는 것을 찾아 바꾸려는 노력을 하고 적어도 자신의 몸 속으로 들어온 것만큼은 자신이 책임지고 다시 배출시키는 방법을 강구해 보자는 입장에서 여러분께 조언을 드리고자 한다. 다시 말해 눈 앞의 편리성만을 따라 무분별하게 이런 물질들을 함부로 사용하는 것을 자

제하자는 의도에서 내가 상기 목록을 제시한 것이지 이를 전적으로 거부하라는 뜻으로 말하는 것이 아니란 점을 분명하게 이해해 주었으면 한다. 특히 이미 자가면역질환에 걸린 사람들은 이런 물질들에 민감한 반응을 보일 수 있으므로 자신의 몸 안에서 염증이 진정될 때까지 가능한 이런 화학물질들과의 접촉을 피하려 애써야 한다. 그리고 이런 환자들의 주변에 있는 사람들도 이런 자초지종을 이해하고 가능한 환자에게 피해가 되지 않도록 배려하는 행동을 해 주는 것이 성숙한 사람의 올바른 태도가 아닐까 생각한다.

최근 우리 사회에서도 이와 같은 인공 화학물질들에 대한 피해를 집단적으로 경험하면서 많은 사람들이 이에 대한 경각심을 갖게 되었다. 가습기 약품 파동, 달걀의 살충제 파동 등이 대표적인 예라 할 수 있다. 비록 대부분의 환경 독소들이 당장 큰 병을 일으키지 않는다고 해도 그것들이 누적되면 면역시스템을 자극하고 나중에 암, 당뇨, 심장병 등은 물론 각종 자가면역질환까지 일으킬 수 있다는 사실을 명심하고 이를 제거하려는 노력을 열심히 해야 한다.

이런 의미에서 나는 각자가 자신의 '**몸 속 환경**' 만큼은 스스로 책임진다는 차원에서 열심히 "**몸속 대청소**"를 할 필요가 있다는 점을 다시 한 번 강조해 두고 싶다.

## 해독 작업을 담당하는 간 기능 지원

환경 독소의 문제를 해결하기 위해서는

- 면역세포들과 간세포들의 부담을 덜어주고자 일상 생활에서 환경 독소들과의 접촉을 최대로 피해야 한다
- 일단 몸 안에 들어온 독소들이 면역시스템에 부담을 덜 주도록 가능한 빨리 이들을 분해시켜 밖으로 배출시켜야 한다.

여기서는 이 중에서 두 번째 사항에 대해 좀 더 설명하고자 한다.

우리 몸 속으로 들어온 독소들은 모두 간이란 필터에서 걸러진다. 그래서 간에서 이들을 신속하게 분해시켜 내보내게 되면 그로 인한 피해를 최소한으로 줄일 수 있다. 이런 의미에서 나는 모든 자가면역질환자들에게 간의 기능을 지원해주는 조치를 취해 주는 것이 반드시 필요하다고 주장하고 있다. 간 기능이 저하되어 있으면 몸에서 독소를 제거하는 능력이 현저히 저하된다. 그럴 경우 독소를 침입자로 간주하여 이를 몸에서 제거하려는 면역세포들에 의한 염증 반응이 더 활발히 그리고 많이 일어나게 된다. 그러므로 간 기능저하는 면역시스템의 건강한 균형 상태를 무너뜨리는 숨은 요인이 될 수 있다는 점을 결코 간과해서는 안된다.

간 기능을 지원해주는 방법에 있어서는 영양보충제를 사용하는 것과 같은 포지티브 전략도 있지만 금식이나 "**몸속 대청소**"처럼 몸을 청소할 수 있는 시간을 주는 네가티브 전략도 있다. 우리 몸에는

자가 청소(autophage) 능력이 있어서 금식이나 절식을 통해 간에 휴식을 주면 간이 몸 안에 쌓인 노폐물과 독소들을 모아서 분해시켜 배출하는 작업을 더 활발히 하도록 도와줄 수 있다. 이런 작업을 해독 또는 디톡스 작업이라 하는데 이 작업을 통해 우리는 몸 속의 독소들을 대부분 처리할 수 있다. (**참고** : 내가 말하는 "**몸속 대청소**"의 개념 속에는 해독 또는 디톡스의 개념이 모두 포함되어 들어가 있다. 단지 간 기능을 지원하는 것을 넘어서 모든 세포들의 청소까지 포함하고 더 나아가 몸 속의 염증을 말끔히 제거하고 관련 세포들의 재생까지 염두에 둔 더 넓고 포괄적인 개념이 "**몸속 대청소**"라는 점을 꼭 이해하여 주길 바란다.)

## 환경호르몬(내분비 교란 물질, 제노에스트로젠)에 노출되는 10가지 가장 흔한 통로 및 이를 피하는 방법

미국 내분비 협회의 분과인 호르몬 건강 네트워크에 따르면 현재 내분비 교란 작용을 하는 약 1,000여개의 인공 화학물질들이 시중에 나와 있다고 한다. 이들이 인체 속으로 들어오게 되는 통로 중에 다음 10가지가 가장 흔한 접촉 통로로 제시되고 있다. 그래서 나는 이들을 열거하면서 이런 독소들을 피하는 일반적인 방법들을 상식선에서 제공하고자 한다.

1. 개인 청결용 제품 : 샴푸, 컨디셔너, 모이스처라이저, 화장품 등 속에는 프탈레이트(phthalates) 같은 내분비 교란 물질이 들어있다. 프탈레이트는 북극곰, 사슴, 고래 등 여러 동물 등에서 고환암, 성기 기형, 정자수 감소, 불임 등을 일으키는 것으로 알려져 있다. 역시 이 그룹에 속하는 것으로 트리클로산(triclosan)도 있는데 이것은 항균작용을 강조하는 각종 제품들 속에 흔히 들어가 있는 성분이다.
   이것을 피하기 위한 방법에는 유기농 인증된 제품이나 또는 혼자 자기가 만든 개인 청결용 제품을 사용하는 것이 있다. 그리고 가능한 개인 청결용 제품의 사용 횟수와 그 양을 줄이도록 노력해야 한다. 또한 항균 비누나 겔 또는 티슈의 사용을 피해야 한다. 그럼 손을 어떻게 관리해야 하는가? 그것은 손을 따뜻한 물에 약한 비누를 사용하여 적절한 손세척 방법을 통해 씻으면 충분하다고 생각한다.
2. 마시는 물 : 우리가 마시는 물 속에는 atrazine, glyphosate, 비소, perchlorate, 방염 화학물질들 등이 들어있는데 이들 모두가 내분비 호르몬 교란 물질에 해당된다.
   이것을 피하기 위해서는 마시는 물과 샤워하는 물을 모두 필터로 여과시켜 양질의 물을 사용하도록 한다.

3. 캔 식품과 들러붙지 않는 식품 포장 방법 : 이런 제품 속에는 BPA, BPS, PVC 같은 물질들이 포함되어 있다.
이를 피하기 위한 방법에는 캔이나 플라스틱에 들어있는 식품을 사지 말고 유리병에 든 제품을 사도록 한다.
4. 농약을 사용한 농작물 및 공장식 사육 방식으로 기른 가축의 육류, 가금류, 유제품들 : 보통 농산물들은 농약, 제초제, 살충제 등을 사용하여 재배되고 있다. 가축들도 좁은 축사에 갇혀 곡물 사료와 항생제, 호르몬 주사 등을 맞으며 사육되고 있다. 이들도 모두 내분비 호르몬 교란 물질에 해당된다.
이를 피하는 방법은 유기농 농산물과 목초를 먹인 방목 가축의 육류를 구입해서 먹는 것이다. 유기농 제품은 일반 농산물에 비해 농약 성분이 약 30% 정도 낮게 나온다. 그 이유는 유기농 제품이라 해도 주변 농장에서 날아온 농약 성분들로 오염되어 있기 때문이다 그래서 나는 유기농 제품이라도 안심하지 말고 이를 먹기 전에 철저히 세척을 해서 먹을 것을 권하고 있다. 연구 결과 사과에 묻어 있는 농약을 제거하기 위해서는 1% 베이킹 소다를 푼 물 속에 사과를 담가 씻어서 먹는 것이 좋다고 한다. 즉, 물 2컵에 베이킹 소다 1차 숟갈 정도 섞어서 그 물에 과일이나 채소를 씻어서 먹으면 되는 것이다.
5. 수은이 많은 생선 : 오늘날 생선들이 수은 같은 중금속에 많이 오염된 상태다. 그리고 이런 중금속들이 몸안으로 들어가면 대사 작용을 방해하고 내분비 교란 작용까지 하는 것으로 알려져 있다.
특히 참치, 황새치, 킹고등어 같이 크기가 큰 생선들은 수은 함량이 높아 더 큰 문제가 되고 있다. 미국 환경 보호협회와 식약청(FDA)은 수은 레벨이 높아서 임산부의 경우 캔에 든 생선을 먹지 말 것을 권하고 있다.
또한 양식 생선의 경우에도 여러 오염물질들이 많이 증가하고 있으며 양식 연어는 이중에서 최악이라고 밝히고 있다.

이를 피하기 위해서는 수은이 많은 생선이나 특히 생선 캔에 들어 있는 양식 생선 식품 등을 먹지 않도록 해야 한다.대신에 자연산 생선을 먹도록 노력하고 가능한 먹이 사슬에서 낮은 곳에 위치한 작은 생선들을 먹도록 신경을 써야 한다.

6. 주방 용기 : 플라스틱 용기나 병 속에는 BPA가 들어 있다. 이것이 그 안에 담겨있는 식품 속으로 꾸준히 방출되어 인체 속으로 들어와 내분비계를 교란시키는 작용을 하게 된다. 특히 햇빛과 열을 받을 때 더욱 이런 물질들이 많이 방출된다. 또한 주방용기 중에 음식이 들러붙지 않고 물이 묻지 않고 때가 타지 않도록 내면을 코팅을 하는데 이 때 사용하는 PFAS(perfluoroakyl sulfonates)가 독성이 심하고 사람 몸에서는 물론 자연 환경 속에서도 분해가 되지 않는 성질을 가지고 있다. 이것으로 코팅된 용기가 열을 받으면 PFOA(perfluorooctanoic acid)를 방출하는데 이 물질이 갑상선 질환, 불임, 발달 장애, 생식기 질환 등을 일으키는데 기여하게 된다.

   이를 피하기 위해서는 주방 용기를 유리 제품, 세라믹 제품 또는 에나멜 처리한 주철 용기로 바꿔 사용하는 것이 좋다. 왜냐하면 이런 주방용품에서는 몸에 해를 끼치는 화학물질들이 방출되지 않기 때문이다. 만약 플라스틱 용기를 사용할 경우에는 절대 전자레인지를 사용해서는 안된다.

7. 세제 : 각종 집안 청소용 세제들( 욕실용, 마루용, 가구용, 창문용 등) 속에는 호르몬 교란 물질이 들어있다. 또한 방향제 속에도 이런 물질이 들어 있다.

   이를 피하는 방법은 식초, 베이킹 소다, 에센스 오일, 심지어 코코넛 오일 등을 사용하여 가능한 자연적인 물질로 청소하는 것이다. 방향제도 인공 화학물질로 된 것을 사용하지 말고 천연 에센스 오일을 사용하도록 한다.

8. 집안 (미세)먼지 또는 냄새 : 집안의 가구, 카페트, 매트리스 등에서 나오는 (미세)먼지나 냄새 속에는 방염 물질 성분이 들어있다.

이를 피하는 방법은 가구나 매트릭스, 카페트를 구입할 때 가능한 천연 제품을 골라야 한다. 그리고 집안에 공기 청정기를 설치하여 실내 공기 속의 (미세)먼지와 냄새를 제거해야 한다.

9. 사무용 제품 : 잉크 카트리지, 복사용 토너, 기타 사무실에서 사용하는 각종 용제들 속에도 환경호르몬 물질이 들어 있다.
   이를 피하는 방법은 이런 제품을 다룰 때 주의 깊게 조심하여 가능한 노출을 최대로 줄이는 길 밖에 없다.
10. 영수증 : 고열로 인쇄되는 영수증 용지에는 BPA가 들어 있다. 그래서 이런 용지를 많이 만지는 사람은 몸 속에 BPA 레벨이 증가되는 경향을 보인다. 영수증을 약 5초만 만지고 있어도 BPA가 피부를 통해 몸 속으로 들어갈 수 있다. 특히 손가락이 물에 젖어 있거나 로션 기름이 묻어 있을 때에는 그 양이 10배 정도 더 늘어난다. 또한 영수증을 지갑에 보관하면 지갑과 그 주변이 BPA로 오염될 수 있다.
    이를 피하는 방법은 영수증 용지를 사용하지 말고 전자 문자나 이메일로 대체하는 것이다. 그래서 꼭 필요하지 않다면 가능한 매번 영수증을 받지 않도록 한다. 특히 손에 로션을 바르고 나서 영수증을 만지는 일은 하지 말아야 한다. 영수증을 많이 만지는 사람은 장갑을 끼고 만지는 것이 좋고 특히 임산부나 가임 연령의 여성인 경우에는 그렇게 하는 것이 좋다.

### 아는 것과 실천하는 것

독소 문제를 해결하기 위해서는 우선 여러분이 독소가 건강을 해치는 연결 고리 역할을 한다는 점을 이해해야 한다. 그리고는 자신의 생활 주변에서 자신의 몸에 해를 주는 독소가 어느 곳에 존재하는지를 파악해야 한다. 그것이 자신의 몸 속에 있는지 아니면 자신이 먹고 마시는 것, 숨으로 들이쉬는 것, 피부에 접촉하는 것에 있는지 등을 파악해야 한다. 이것이 바로 지식 파트다. 지식은 여러분에게 실천할 수 있는 동기를 부여해 준다. 모르면 아무 행동도 할 수 없기 때문에 배워서 아는 것이 중요하다. 독소 문제에 있어서도 마찬가지다. 독소들이 몸 안에 축적되면 자가면역질환을 포함하여 각종 염증성 질환들을 일으키는데 기여하기 때문에 이를 막고 치유하기 위해 몸 속을 깨끗이 청소하여 독소부담을 줄이겠다는 생각을 먼저 가져야 한다.

알았다고 모든 것이 끝나는 것은 아니다. 그 다음으로 중요한 것은 바로 실천이다. 실제로 독소들을 피하거나 몸 안에 들어온 독소들을 제거하려는 노력을 해야만 한다. 실천 방법을 찾다 보면 왜 간 기능을 지원해주는 것이 필요한지도 여러분 스스로가 깨달을 수 있게 된다. 그리고 간에서 독소를 제거하는 능력을 원활하게 지원해주면 그것이 바로 면역력을 강화시키고 면역시스템의 균형을 회복하는 방법이 된다는 사실도 자연스레 알 수 있게 된다.

제15장

# 호르몬 변화와 자가면역질환

## 에스트로젠

호르몬 변화로 인해 자가면역질환이 발생할 환경이 조성될 수 있다. 가장 대표적인 것이 여성 호르몬인 에스트로젠이다. 앞서 자가면역실환의 75-80%가 여성에서 생긴다고 말한 것을 기억해 보자. 여성에서 이렇게 자가면역질환이 많은 이유는 아마도 에스트로젠의 영향이 기여한 것이 아닐까 생각된다. 모든 면역세포들은 에스트로젠 수용체를 가지고 있기 때문에 에스트로젠과 제노에스트로젠들이 면역세포들을 자극하여 더 많은 항체를 만들어 내게 자극하는 것이 아닌가 추정되고 있다. 또한 에스트로젠 중에는 건강한 에스트로젠이 있는 반면 독성 에스트로젠도 있다. 독성 에스트로젠이 작용할 경우 면역세포에 이상이 생겨서 자가항체를 만드는 쪽으로 형질변화가 잘 일어나게 되는 것이 아닌가 하는 가설도 제기되고 있다.

에스트로젠 중에 몸에서 만들어지는 것 말고 외부에서 들어오는 에스트로젠도 있다. 이 중에는 다른 동식물에서 발견되는 자연계의 천연 에스트로젠 말고 인간이 합성해서 만든 에스트로젠도 있다. 이와 같은 합성 에스트로젠을 우리가 제노에스트로젠(xenoestrogen)이라 부른다. 제노에스트로젠은 당연히 독성 에스트로젠 쪽에 속한다.

그러므로 에스트로젠과 제노에스트로젠은 분명히 면역시스템에 영향을 미치는 요인으로 간주하지 않을 수 없다. 특히 자가면역질환에서 에스트로젠의 역할은 루푸스를 지닌 여성 환자들에서 잘 연구되어 있다. 싱가폴 국립 건강시스템 대학의 연구진들이 자가면역질환에서 에스트로젠의 역할과 관련된 문헌들을 리뷰해 보았더니 피임약의 사용과 폐경 이후 여성 호르몬제의 보충 요법(HRT)이 루푸스 발생을 증가시킨다는 사실을 확인할 수 있었다고 말하고 있다. 일반적으로 루푸스는 사춘기 이후에 증가하고 폐경 이후에는 감소하는 경향을 보인다. 이는 에스트로젠이 면역시스템의 균형을 Th2쪽으로 편향되게 만들어 Th2가 우세한 상황을 만들기 때문에 그런 것이라 추정되고 있다. (**참고** : Th2는 항체를 만들어 내는 림프구를 지칭하는 것이다.) 그래서 루푸스에 걸린 여성들을 보면 Th2 면역세포들이 이미 우세한 상황을 점유하고 있는 것을 발견할 수 있다. 그러므로 이런 사람들에게 추가적으로 에스트로젠 또는 제노에스트로젠이 작용하는 상황을 조성시켜 놓으면 그것은 문제를 더욱 악화시키는 요인이 될 수밖에 없다. 실제로 루푸스 환자들에서 임신을 했거나 월경 중에 에스트로젠 레벨이 오르는 시기에 증상이 더욱 심해지는 것을 자주 목격할 수 있다.

### 제노에스트로젠(xenoestrogen)

각종 산업용 화학물질, 농약 등에는 에스트로젠과 비슷한 구조를 가진 제노에스트로젠이 들어 있다. 이들은 몸 안에서 에스트로젠 수용체와 결합하여 에스트로젠과 비슷한 작용을 하기 때문에 환경 호르몬 또는 내분비계 교란 물질이라 불리기도 한다. 그래서 여성에서는 유방이 커지고 만지면 아픔을 느끼거나 월경양이 증가하고 월경통이 심해지며 몸이 붓고 뱃속에 가스가 차는 등의 여러 증상들을 유발시킬 수 있고 남성에서는 유방 조직이 더 커지고 성욕이 감퇴하는 등의 부정적인 증상들을 만들어 낼 수 있다. 이들은 농약, 세제, 플라스틱 제품 등을 통해 우리가 살고 있는 환경 속의 토양, 공기, 물, 농산물, 식기 등 여러 곳에 존재하고 있다. 그리고 이들이 몸 속으로 들어오면 지방조직 속에 저장된다. 그래서 체중이 늘고 체중을 감량하려 할 때 이들이 다시 혈액 속으로 스며 나오기 때문에 대사 기능이 떨어지는 일 등이 발생하곤 한다.

문제는 이런 물질들이 자가면역질환의 발생과 진행에 있어 한 역할을 하게 된다는 점이다. 이탈리아의 밀라노 대학의 연구팀은 문헌 고찰을 통해 이런 환경호르몬과 자가면역질환의 관련성을 살펴보았다. 그랬더니 예상대로 농약과 같은 환경 오염물질에 노출되는 것과 류마티스 관절염, 루푸스 등의 자가면역질환 발생 사이에 상당한 관련성이 존재하고 그들의 혈액에 나타나는 ANA 항체 역가에 있어서도 마찬가지로 비례 관계가 존재함을 찾아냈다. 이들은 또한 PCBs에 노출되는 것 역시 류마티스 관절염 발생과 혈액 속에서 ANA 항체가 양성으로 나오는 것과 밀접한 비례 관계가 있다는 조사 결과도 발표하였다. 지금까지 우리 인간들은 외부적으로는 식물성 에스트로젠과 곰팡이가 방출하는 진균성 에스트로젠에 노출되는 환경 속에서만 살아왔다. 그런데 20세기 들어 산업화가 급속도로 진행되면서 이제는 새로운 합성 에스트로젠인 제노에스트로젠에 더 많이 노출되는 새로운 환경 속에서 살고 있는 것이다.

앞서 말했듯이 이런 제노에스트로젠은 플라스틱, 계면활성제, 표백제, 세제, 화장품, 농약 등 여러 화학제품 속에 모두 들어 있다. 또한 우리가 먹는 육류나 유제품 속에도 이런 물질이 들어 있다. 그 이유는 가축을 사육할 때 그들을 더 빨리 성장시키고 더 많은 우유를 생산하기 위해 호르몬제들을 사용하기 때문에 그렇다. 이런 이유에서라도 우리는 가능한 건강을 위해 유기농 제품들을 골라서 먹어야 한다. 불행하게도 오늘날 그런 제품들을 구하기 점점 더 어려워지고 있다. 동시에 우리가 살고 있는 지구는 이런 환경 오염물질들로 점점 더 오염되고 있는 실정이다. 게다가 인간이 만들어 낸 이런 제노에스트로젠들은 사라지지 않고 자연 환경 속에서 점점 더 쌓여만 가고 있다. 그런 놀라운 사실을 보여주는 한 예가 과거에 농약으로 사용하였던 DDT(dichlorodiphenyltrichloroethane)란 물질이 인간의 손길이 잘 미치지도 않는 북극에서 높은 농도로 발견되고 있다는 사실이다.

그리고 실제 우리 생활 속에서 제노에스트로젠에 의한 보복이 큰 문제가 되고 있다. 에스트로젠에는 여러 비슷한 종류의 것들이 있고 이들이 약간씩 다르게 작용하여 세포와 우리 건강에 많은 영향을 미치고 있다는 점은 앞서 언급한 바 있다. 어느 에스트로젠은 그 작용이 부드럽지만 일부 다른 에스트로젠은 독성이 매우 강하다. 그래서 암, 자가면역질환 등을 일으키는데 많이 기여하고 있다. 이 과정에는 간의 역할이 매우 중요한데 간의 상태에 따라 제노에스트로젠이 분해되어 부드러운 종류로 변할 것인지 아니면 독성이 강한 에스트로젠으로 바뀔 것인지 여부가 결정된다.

그럼 간이 에스트로젠 및 제노에스트로젠을 어떻게 대사시켜 분해하는지 알아보자. 우리 몸에서는 자연적으로 에스트로젠을 만들어 내고 있다. 여기에 추가적으로 피임약이나 호르몬 보충요법을 통해 합성 에스트로젠을 섭취하고 있으며 생활 환경으로부터도 각종 제노에스트로젠을 받아들이고 있다. 이 모든 종류의 에스트로젠이 몸 안에 들어와서 가만히 있는 것이 아니라 계속 돌아다니게 된다. 간은 이들을 붙잡아서 그 구조를 바꿔서 독성을 약화시키는 분해 작업을 진행한다. 그리고 이렇게 약화된 에스트로젠 대사물질들은 담즙을 통해 배출된다. 간이 에스트로젠을 해독하는 첫째 단계는 간 세포 속의 cytochrome P450이란 효소시스템에 의해 일어난다. 이 작업을 통해 에스트로젠이 비교적 부드럽고 선한 에스트로젠으로 될 것인지 아니면 아주 독하고 나쁜 에스트로젠으로 바뀔 것인지 여부가 결정된다. 그래서 이 작업을 알고 있는 것이 매우 중요하다. 왜냐하면 일반적으로 에스트로젠 과다 증상이 있다고 하면 그것은 바로 독성이 강한 나쁜 에스트로젠이 너무 많아서 그렇게 되는 것이기 때문이다. 보스톤 의과대학의 연구자들은 루푸스 환자에서 에스트로젠의 대사 과정을 살펴보았다. 그 결과 루푸스 환자들은 에스트로젠 대사로 인해 매우 독한 대사물질들을 많이 만들어 내는 것으로 확인되었다. 그래서 이런 사람들에서 루푸스 질병이 발생되고 또 그 질병의 상태가 악화되는 이유를 어렴풋이나마 짐작해 볼 수 있게 되었다.

몸에서 독성 에스트로젠이 많아지면 어떤 느낌이 들까? 유방의 압통이나 팽창감, 수분 저류, 부종, 불안감, 기타 기분 및 정서 변화, 불면증 등과 같은 월경전 긴장증후군 증상들이 나타나거나 또는 생리불순, 월경과다 등의 증상들이 나타나게 된다. 이렇게 독성 에스트로젠이 많은 상황을 우리가 흔히 **에스트로젠 우세 상태**(estrogen dominance)라고 부른다. 원래 에스트로젠은 프로제스테론에 의해 제지되어 그 균형 상태를 유지하도록 설계되어 있다. 그런데 에스트로젠 우세 상황이 조성되면 독성 에스트로젠 레벨은 높고 이를 저지하는 프로제스테론의 레벨은 낮은 상태가 된다. 이와 같은 상황은 만성 스트레스에 의해 흔히 조성되는데 이런 상황을 해결하기 위해서는 간 기능을 지원하여 독성 에스트로젠의 분해 능력을 향상시켜주는 방법 말고도 스트레스를 완화시키는 측면에서 프로제스테론의 생산을 늘려주거나 또는 이를 보충해주는 방법을 함께 강구해주면 많은 도움이 될 수 있다.

그럼 왜 사람마다 차이가 있어서 어느 사람은 간에서 독성 에스트로젠을 많이 만들고 어느 사람은 덜 만드는가? 그 차이는 유전자에 있는 것 같다. 그래서 어느 사람은 간에서 독성 나쁜 에스트로젠을 많이 만들어내고 부드럽고 선량한 에스트로젠은 적게 만들어내는 반면 다른 사람에서는 그 반대인 경우가 생기게 되는 것이다. 그렇다고 유전자가 전적으로 이 모든 결정을 단독으로 책임지는 것은 아니다. 환경적인 요소도 이 결정 과정에 관여한다. 음식이나 환경 독소들과 같은 요인들도 유전자가 발현되는 과정에 얼마든지 영향을 미칠 수 있기 때문에 우리는 유전자 이외에 후천적인 음식과 생활 환경이 간의 해독 효소시스템의 발현에 지대한 영향을 미친다는 점을 늘 잊지 말고 이를 명심하고 있어야 한다.

아무튼 내가 말하고자 하는 내용은 우리가 사는 환경 곳곳에 많은 화학물질들이 존재하고 있으니 이 점을 유념하여 이들이 몸 속에서 독소 역할을 하지 않도록 주의해야 한다는 점을 명심하자는 뜻이다. 그리고 몸 속의 독소부담이 증가하면 이를 처리하는 간 역시 부담을 받아 간이 본래 주어진 역할을 제대로 수행하지 못하여 그 결과로 면역시스템도 덩달아 부담을 받게 된다는 점을 우리가 기억하고 있자는 것이다. 그러므로 우리는 농약, 수은과 같은 중금속, 플라스틱, 환경호르몬 등과 같은 외부 독소가 결국에 면역시스템의 기능에도 영향을 주는 원인 물질이 된다는 사실을 다시금 깨닫고 이를 가능한 접촉하지 않도록 노력하며 살아야 한다. (**참고** : 제노에스트로젠 문제는 제14장 자가면역질환과 환경 독소에서 언급한 내용과 겹치는 부분이 많다. 그 이유는 제노에스트로젠이 호르몬 변화를 일으키는 환경 독소에도 해당되기 때문이다.)

## 스트레스 호르몬과 부신 기능저하

다음 장에서 설명하겠지만 각종 스트레스는 자가면역질환 발생의 확실한 유발 또는 기여요인이다. 그러므로 스트레스 호르몬인 코티졸의 작용과 자가면역질환과의 관련성도 분명 존재한다고 볼 수 있다. 그러나 코티졸 자체는 면역세포들의 기능을 억제시키는 역할을 하기 때문에 코티졸이 많이 분비되는 급성 스트레스 시기에는 문제가 생기지 않고 이런 시기를 거쳐서 부신 기능이 저하된 시기에 도달해서야 자가면역질환이 발생하게 된다고 보아야 한다. (**참고** : 급성 스트레스 시기에는 코티졸 레벨이 상승한다. 그렇지만 스트레스가 장기간 또는 반복적으로 일어나면 부신에서 코티졸을 생산하는 능력이 감퇴되어 부신 기능저하 상태로 빠지게 된다. 이 상태가 되면 매사 의욕이 사라지고 에너지가 떨어진 상태에서 피곤함 때문에 몸이 천근만근이 된 것과 같은 느낌을 받는다. **이 때 면역시스템을 자극하는 다른 추가적 유발요인들이 가세하게 되면 자가면역질환이 쉽게 발생할 수 있게 된다**.)

실제 임상에서 보면 대부분 자가면역질환자들은 부신 기능저하 상태를 동반하고 있음을 알 수 있다. 그래서 자가면역질환 발생의 원인이었는지 아니면 자가면역질환의 결과로 인해 몸이 만성적으로 망가져서 그렇게 된 것인지 구분하기 어렵다. 어찌됐든 이런 구분에 신경 쓰는 것보다는 이를 치유시키는 것이 더 중요한 문제이기 때문에 나는 모든 자가면역질환들이 만성적인 스트레스로 인해 부신 기능저하증을 가지고 있다고 가정하고 이를 회복시키는 치료를 항상 병행하고 있다. 그리고 추가적인 스트레스로 부신 기능이 더 악화되지 않도록 주의시키고 있다. 이 점에 대해서는 다음 장에 나오는 신체적 스트레스와 감정적 스트레스 부분에서 좀 더 자세히 다루기로 한다.

**부신 기능저하를 막는 방법(코티졸 레벨의 균형을 맞추는 전략)**

- 항염증 건강 식단
- 스트레스 조절 및 마음의 평안 찾기
- 잠을 잘 자기
- 깊은 심호흡
- 맨발로 땅 밟기
- 마그네슘 섭취
- 어댑토젠 약초 보충
- 기타

## 갑상선 호르몬의 변화

갑상선 호르몬의 기능도 부신과 비슷하다. 갑상선과 부신은 모두 외부 스트레스와 독소 유입에 가장 취약한 내부 조직이다. 그래서 독소가 유입되면 대부분 이 두가지 내분비 조직이 손상 받는 일이 흔하게 일어난다. 특히 갑상선 샘조직은 관련 자가면역질환이 잘 발생되는 것으로 너무나도 잘 알려져 있다. 자가항체에 의해 갑상선 호르몬 분비 세포가 자극받아 더 많은 양의 갑상선 호르몬을 분비하는 그레이브스병과 갑상선 분비 세포를 파괴시키는 하시모토 갑상선염이 그것들이다. 전자는 갑상선 기능항진증을 일으키고 후자는 갑상선 기능저하증을 일으킨다.

갑상선 호르몬의 기능저하가 일어나면 위산 분비 저하로 인해 소화기능이 약해지고 장내환경이 열악하게 변화되어 추가적으로 다른 자가면역질환에 걸릴 가능성이 높아지게 된다. 부신 기능저하증도 같이 동반되는 경우가 많다. 그러므로 모든 자가면역질환자들은 항상 갑상선 기능을 모니터링하며 그 기능을 잘 관리해 줄 필요가 있다.

## 나이에 따른 자연적인 호르몬 감소

나이를 먹으면 성장호르몬과 성호르몬 등 몸안에서 생산되는 호르몬들이 자연적으로 감소하게 된다. 이들도 면역세포의 기능에 영향을 주기 때문에 호르몬의 감소 현상도 자가면역질환의 발생에 영향을 준다고 보아야 한다. 실제 자가면역질환은 나이를 먹음에 따라 그 발생율이 증가하는 경향을 지니고 있다. 그래서 나는 자가면역 기전이 노화를 일으키는 또 하나의 주된 기전이라고 생각한다. 현재 노화 이론의 핵심은 산화 기전이다. 분자 레벨에서 진행되는 산화 작용으로 인해 세포들이 기능을 상실하고 노화가 된다는 이론이다. 그렇지만 세포 레벨에서는 면역시스템에 의한 자가면역성 염증 반응이 계속 일어나기 때문에 노화가 일어난다고 추론해 볼 수 있다. 물론 이와 같은 면역성 염증 반응이 줄기세포들에 의한 새로운 세포 재생과 균형을 이룰 때에는 자가청소 기능을 담당하는 긍정적인 역할을 하지만 나중에 새로운 세포 재생이 뒷받침되지 못하거나 너무 지나치게 과잉으로 진행될 때에는 노화를 촉진시키는 셈이 되는 것이다. 이런 관점에서 볼 때 각종 호르몬의 감소는 새로운 세포들의 수리와 재생을 지원하는 능력이 약화되고 있음을 의미하기 때문에 결과적으로 자가면역질환의 발생과 노화를 촉진시키는 요인이 된다고 말할 수 있다.

# 제16장

# 스트레스와 자가면역질환

## 스트레스 반응

스트레스는 몸 안에서 일련의 생리 반응들을 야기시키는 외부 및 내적 압력을 모두 일컫는 용어다. 그래서 이런 반응들이 얼마나 자주 그리고 얼마나 강하고 길게 작용하느냐에 따라 우리 몸 상태 전반에 걸쳐 큰 변화를 만들어 낼 수 있다. 왜냐하면 몸의 균형을 유지하는 것이 건강이란 관점에서 바라다 보았을 때 스트레스가 작용하지 않는 시기도 반드시 있어야만 몸의 균형을 유지할 수 있기 때문이다. 특히 자가면역질환 같은 만성질환을 가지고 있는 경우에는 스트레스가 작용하는 시간과 강도가 적고 대신에 몸이 회복할 수 있는 시간이 더 많이 길게 주어져야만 몸의 균형을 바로잡을 수 있는 치유의 기회를 얻을 수 있게 된다. 그래서 자가면역질환자들은 이런 기회를 잡기 위해 무엇보다도 우선적으로 자신의 실생활에서 스트레스의 실체가 무엇인지 직시하는 능력을 키워야 한다. 그리고 동시에 이를 줄이려고 하는 노력을 바로 실천으로 옮겨야 한다. 이는 스트레스가 면역시스템에 많은 영향을 주고 있기 때문에 그런 것으로 이 장에서는 과연 어떤 스트레스가 자신의 몸에 영향을 주고 있는지를 점검해 보면서 그 영향을 최소화시키는 방법에 대해 말해 보고자 한다.

먼저 스트레스의 원인은 신체적인 것과 정신/감정적인 것이 있다. 심한 운동이나 노동을 하거나 또는 급성 감염증으로 미생물과 싸우거나 호르몬 부족과 간 기능저하 등으로 인해 대사 기능이 바뀔 때에는 신체적 스트레스가 주된 역할을 한다고 할 수 있다. 한편 사랑하는 사람이 죽거나 그들과 헤어지게 된 경우, 남에게 배신이나 모욕을 당한 경우, 다른 사람과 경쟁해야만 하는 경우, 죽을 고비를 넘기고 나서 그 후유증을 앓고 있는 경우 등은 정신/감정적인 스트레스가 지배적으로 몸의 기능에 영향을 미치는 경우라고 할 수 있다. 어느 경우가 됐든 우리는 살면서 스트레스를 받지 않고는 살 수 없으며 아무리 사소한 것이라도 몸에서는 비슷한 스트레스 반응이 일어나게 된다는 점에 유념할 필요가 있다. 그래서 일단 몸 안에서 스트레스 반응이 일어나면 이를 조절할 능력이 거의 없기 때문에 처음부터 스트레스를 받지 않도록 미리 피하거나 그 양을 조절하는 것(예 : 망각, 무관심 등)이 우리가 할 수 있는 거의 유일한 방법이란 점도 함께 명심해 둘 필요가 있다. 이 말은 가능한 스트레스가 없는 시간대를 자신의 삶 속에서 많이 갖도록 노력해야 함을 의미한다.

스트레스에 대한 반응은 다음 두 가지 방식으로 일어난다. 하나는 신경시스템을 통한 반응이고 다른 하나는 호르몬 작용을 통해서 일어나는 반응이다. 호르몬은 부신에서 만들어지는 아드레날린과 코티졸 두 가지가 스트레스에 대한 반응으로 직접 방출되는 주된 호르몬들이라 할 수 있다. 면역시스템도 이 두 가지 자율신경과 호르몬의 영향을 직접 받고 있기 때문에 스트레스가 면역시스템에도 영향을 준다고 말할 수 있다. 그래서 이를 연구하는 분야를 이른바 '신경내분비면역학'(neuroendoimmunology)라 부른다고 말한 바 있다.

사람마다 스트레스 반응이 일어나는 역치가 조금씩 다르기 때문에 자신의 역치 수준을 잘 알고 항상 그 수위를 조절할 필요가 있다. 일부 예민한 사람들은 스트레스 원인이 작용하였을 때 신체적으로 두통, 복통, 심장 박동이 빨라지는 것과 같은 증상들을 경험하고 정서적으로는 불안, 짜증 등이 나고 피곤하며 달거나 짠 음식이 먹고 싶어지는 등의 반응을 느끼게 된다. 그렇지만 이런 반응들을 못 느끼고 사는 사람들도 있고 반대로 이런 스트레스 반응들을 즐기는 사람들도 간혹 있다. 이처럼 사람마다 그것을 느끼고 자각하는 정도에 있어서 차이가 있지만 공통적인 것은 스트레스가 음으로든 양으로든 몸에 분명히 생리적 반응을 일으킨다는 사실이다. 그리고 그렇게 되는 이유가 바로 우리가 살아있기 때문에 그런 것이라 할 수 있다.

크든 작든 간에 스트레스가 주어지면 몸에서는 교감신경이 흥분하고 코티졸 호르몬이 분비된다. 아래 표들은 교감신경이 자극받았을 때와 스트레스 호르몬인 코티졸이 증가할 경우 몸에서 일어나는 상황을 정리한 것이다.

### 교감신경 흥분에 따른 반응 효과

- 맥박이 빨라지고 혈압이 증가한다.
- 기관지가 확대되고 호흡수도 증가한다.
- 소화기관의 운동과 소화액 분비가 억제된다.
- 동공이 확대된다.
- 눈물샘이 자극받는다.
- 침샘에서 침의 분비가 억제된다.
- 방광 수축이 억제된다.
- 부신에서 아드레날린 분비가 촉진된다.

### 코티졸 레벨 증가로 인한 효과

- 식욕 증가 및 식탐 증가
- 체지방 증가
- 근육량 감소
- 골량 및 골밀도 감소
- 불안감 증가
- 우울증 증가
- 기분 및 감정 변화가 심함(짜증과 분노가 심함)
- 성욕 감퇴
- 면역시스템 기능 저하
- 기억 및 학습 능력 저하
- 월경전 긴장증후군 증가 (몸에 수분 저류와 짜증 증가, 안절부절 못함)
- 생리 불순
- 폐경기 증상이 심해짐 (얼굴 화끈거림, 밤에 식은 땀 흘림)

## 스트레스가 자가면역질환 발생에 미치는 영향

이처럼 스트레스는 면역시스템에 확실한 영향을 미친다. 급성 스트레스는 앞서 말한 스트레스 반응으로 대처할 수 있다. 그러나 그 정도가 큰 경우에는 후유증을 남기고 특히 만성적으로 가해지는 스트레스로 변하게 되면 몸 전체의 건강 균형에 확실한 변화를 일으키게 된다. 그래서 많은 전문가들이 기승전 "스트레스" 또는 '스트레스가 모든 만병의 근원'이라고 말하고 있는 것이다.

스트레스가 면역시스템에 미치는 영향을 이해하기 위해서는 먼저 스트레스가 호르몬 레벨에 미치는 영향을 잘 알고 있어야 한다. 나는 **제15장 호르몬과 자가면역질환**에서 모든 호르몬들은 면역조절자 역할을 하게 된다고 말한 바 있다. 왜냐하면 모든 호르몬들은 면역세포의 수와 그들의 활동성에 영향을 미칠 수 있기 때문에 그런 말을 한 것이다. 이는 마치 모든 음식이 면역시스템에 영향을 미칠 수 있기 때문에 음식이 면역조절자라고 말하는 것과 같은 이치다. 그러므로 우리는 다시 한 번 호르몬 변화가 면역시스템의 기능에 영향을 주는 주요 요소(면역조절자) 중 하나라는 사실을 분명하게 인지하고 있어야 한다.

면역시스템에 영향을 미치는 호르몬들에는 여러 가지가 있다. 이 중에는 테스토스테론, 에스트로젠 같은 성호르몬, 멜라토닌, 비타민 D도 포함된다. 그러나 뭐니뭐니 해도 코티졸과 아드레날린이 가장 강력한 면역조절 작용을 하는 호르몬이라 할 수 있다. 이들은 면역세포인 T세포의 생성과 성숙 과정에 영향을 미쳐서 면역시스템이 관여하는 반응의 균형을 어느 한 쪽으로 기울게 만들 수 있는 능력을 가지고 있다. 그래서 면역시스템의 불균형으로 인해 여러 염증성 질환들이 발생할 수 있는 기반과 환경을 제공하게 된다. 이 두 가지는 모두 스트레스와 관련하여 나오는 호르몬이라서 결국 스트레스가 면역력과 밀접한 관련이 있다고 말하게 되는 근거를 제공하고 있는 셈이 된다.

**일반적으로 자가면역질환을 가진 사람들에서는** T-**도움세포**(T-helper cell)**들은 너무 많고** T-**조절 세포**(T-regulator cell)**들은 상대적으로 적은 상태가 나타난다**. 면역시스템이 건강한 경우에는 이들 간에 균형이 잘 이루어져 있지만 스트레스 호르몬이 장기간 또는 반복적으로 작용하면 이 균형이 깨지면서 T-도움 세포들의 기능은 그나마 유지된 채 T-조절 세포의 수와 기능이 먼저 억제되어 자가면역질환이 잘 발생하게 되는 것이다. 이는 마치 자동차에 휘발유는 충분히 들어 있으면서 브레이크가 제 기능을 못해 속도를 줄일 수 없는 상태로 바뀐 상황과 비슷하다고 비유해 볼 수 있다.

또한 자가면역질환자들에서는 T 세포들 간의 균형에 있어서도 또 다른 불균형의 문제를 안고 있다. 즉, 직접 전투를 벌이는 킬러 T 세포와 항체를 생산하는 B 림프구 세포들 간의 균형이 깨져 있는 경우가 발생하게 된다는 말이다. 그 결과 킬러 T 세포의 수가 너무 많거나 또는 B 세포의 수가 너무 많아 불균형 상태가 조성되는 경우 중 어느 한 부류에 속하는 일이 생기게 된다. 만약 **킬러** T **세포가 너무 많고** B **세포가 생산하는 항체가 적은 상태에서 조직**

**손상을 일으키는 경우를** "Th1 **우세"라 하고, 킬러** T**세포가 적고** B **세포가 생산하는 항체가 많은 상태로 조직 손상을 일으키는 경우를** "Th2 **우세"라고 한다**. 그래서 우리가 면역 불균형을 바로잡을 때에는 면역세포들의 이와 같은 하부 불균형까지도 함께 바로잡아 주려는 노력을 함께 해야 한다.

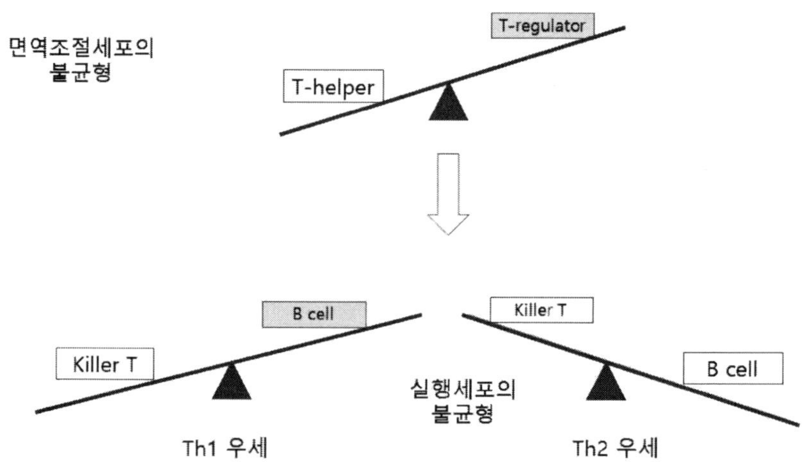


**그림. 자가면역질환에서 면역세포들의 불균형이 일어나는 예**

일반적으로 코티졸 레벨이 높은 경우에는 모든 킬러 세포들의 활동이 억제된다. 이 점은 단기적으로 나쁘지 않은 좋은 점에 해당된다. 왜냐하면 킬러 T세포들이 활성화될 때 많은 양의 염증성 분자(일명 사이토카인)들이 방출되기 때문이다. 그래서 이들의 방출을 줄인다면 손상이나 감염 등으로 유발된 염증 레벨을 줄일 수 있다. 이처럼 킬러 T세포들이 억제되고 천천히 작용하면 다음과 같은 두

가지 일이 일어나게 된다. 하나는 앞서 말한 대로 면역력이 저하되어 감염증에 잘 걸리게 되는 일이고 다른 하나는 킬러 세포의 억제가 항체 생산의 과잉과 연결되기 때문에 면역 균형과 조절력이 깨지면서 (자가)항체 생산이 늘어나 자가조직을 공격하는 일이 잘 일어나게 되는 것이다. 그 대표적인 예가 루푸스로 스트레스로 인해 킬러 세포들의 활동은 떨어진 상태에서 항체 작용이 우세하여 자가면역 반응이 생기는 경우라고 할 수 있다. (**참고** : 안타깝게도 아직까지 어느 호르몬의 작용으로 Th1 또는 Th2 우세가 생기는지 명확한 기전이 밝혀져 있지 못한 상태다.)

다음은 스트레스 호르몬인 코티졸이 면역 기능에 미치는 영향을 내 나름대로 정리해 본 것이다.

- 스트레스를 많이 받게 되면 부신에서 스트레스 호르몬 (예 : 코티졸)이 분비되어 면역세포들의 기능을 일시 억제시킨다. 특히 킬러 T세포들의 활동성이 억제됨.
- 스트레스가 사라지면 다시 면역세포들의 기능이 회복된다.
- 스트레스가 만성적으로 가해지면 면역력이 저하되어 감염, 암 발생에 취약해진다.
- 그러나 만약 부신 기능이 저하된 상태가 되면 면역세포들의 활동성이 상대적으로 증가하게 된다. 특히 상대적으로 B 세포들의 작용이 커진다.
- 부신기능이 약한 상태에서 스트레스가 가해지면 면역세포들의 기능 이상으로 자가면역질환이 발생하기 쉬워진다.

> ➢ 자가면역질환이 발생하는 경우에도 코티졸 분비가 어느 정도 뒷받침 되면 약해진 세포면역 대신에 항체를 생산하는 면역 기능이 우세하게 된다.(Th2 우세)
> ➢ 그러나 자가면역질환이 발생하는 경우인데도 코티졸 분비가 매우 약한 상태에서는 세포면역이 항체 면역보다 더 활발히 작용할 수 있다.(Th1 우세)

**표. 스트레스와 면역력의 관계**

| 스트레스 증가<br>코티솔 레벨 증가 ↑ | 부신기능 저하<br>만성피로<br>코티솔 레벨 ↓ |
|---|---|
| 면역력 저하<br>킬러 세포의 수와 활동억제 | 자가 조직 파괴 : 염증 증가<br>킬러 세포의 수와 활동 증가 |
| 감염증에 취약<br>(예 : 헤르페스 재발) | 자가면역질환<br>염증 레벨 증가 |

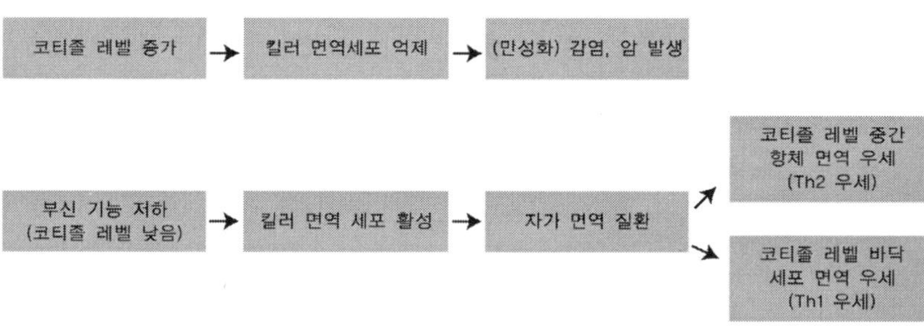


**그림. 스트레스 호르몬이 면역시스템에 미치는 효과**

## 신체(구조)적 스트레스

'정사각형 바퀴는 굴러가지 않는다'라는 말이 있다. 이 말은 신체적 구조의 문제가 기능을 지배할 수 있다는 것을 뒷받침해 주는 매우 소중한 격언이다. 비만, 척추 변형(측만증), 만성 통증을 일으키는 만성 근육 경직, 척추 부정열, 만성적인 손상, 골다공증, 위장관의 근육 톤이 약하고 위축되는 것 등은 모두 구조적인 문제가 스트레스를 일으키고 있는 상황에 해당된다. 그래서 이와 같은 구조적인 문제로 인해 고생하는 사람들은 그것을 먼저 해결해 주지 않으면 신체적 스트레스 문제를 해결할 방법이 없다. 그 결과 나중에 이것이 면역시스템의 기능에까지 부정적인 영향을 주는 일이 얼마든지 발생할 수 있다.

실제 이런 문제들은 신체의 이학적 검사 및 영상학적 검사를 통해 정확한 평가와 진단을 내리고 나서 접근해야 한다. 그래서 나는 의사가 환자의 몸을 만지는 일을 꼭 해야 한다고 주장한다. 환자의 몸을 만지기 싫어하는 의사는 진정한 의사가 될 수 없다고 믿는다. 그런 의미에서 나는 의사가 환자의 몸을 만져서 진단하고 치료하는 치료를 중요시하고 있다. 그렇지만 요즘 세태는 이상하게도 의사가 환자를 만지는 것보다 기계를 이용하거나 혈액 검사와 같은 것을 사용하여 진단하고 치료하는 것을 더 선호하고 있다. 이런 일은 의사의 능력을 저하시키는 처사일뿐 아니라 환자의 치유에 있어서도 매우 나쁜 결과를 가져올 수 있다는 문제점을 지니고 있다. 이 점에 대해서는 심신의학 분야에서 좀 더 자세히 말하기로 한다.

많은 의사들이 통증이나 근력 약화를 노화와 관련된 필연적 과정으로 간주하지만 실상은 그렇지 않은 경우가 더 많다. 나이 들었다고 병이 생기는 것이 아니라 우리가 운동을 안 하기 때문에 그와 같은 병이나 고통이 생기는 경우가 더 많다고 생각한다. 이렇게 되는 이유는 우리가 바쁘게 살다 보니 운동 대신에 앉아서 머리만 사용하는 일을 너무 많이 하기 때문에 그렇게 되는 것이다. 그래서 나는 현대인들의 운동 부족이 근육 위축과 퇴행을 가져와서 관절이 압박을 받고 구조적 변화가 일어나서 통증을 느끼게 되는 경우를 많이 보아왔다. 통증이 생기면 실제보다 관절이 더 빨리 닳고 망가지게 된다. 그러면 더 아프고 더 운동을 안 하게 된다. 그래서 근육이 줄어들고 관절이 변형되는 악순환의 고리가 만들어지게 되는 것이다.

그럼 이 문제를 어떻게 풀어야 하는가? 이 경우 대부분 의사들은 약만 준다. 그러나 진통제는 위장벽을 부식시키고 장누수를 일으키며 모든 종류의 독소들이 혈류 속으로 들어올 수 있게 문을 활짝 열어 놓는 역할만 한다. 그래서 이런 악순환에 빠지게 되면 의사들은 도리어 환자들에게 운동을 적게 하라고 충고한다. 나이가 들었으니 또는 몸이 약해졌으니 무리한 운동을 하지 않는 것이 좋겠다고 하면서 말이다. 내 생각으로는 이것이 모두 잘못된 주장이라고 생각한다. 우리는 나이가 들수록 운동을 더 열심히 해야 한다. 그래서 위와 같이 근육을 퇴행시키는 근육소모의 악순환 고리를 깨야 한다. 나이 들수록 더 꾸준히 운동을 해서 근육과 관절의 탄력과 기능을 유지시켜야 주어야만 하는 것이다.

그리고 여러분은 곡물 기반의 식사를 하면 이런 근육 퇴행의 길로 빨리 들어서게 된다는 점도 함께 알고 있어야 한다. 곡물은 염증 레벨을 올리고 코티졸 레벨을 증가시키는 작용을 한다. 코티졸은 이화작용을 하는 호르몬이다. 그래서 근육을 분해시키는 작용을 한다. 코티졸로 인해 근육이 분해되고 대사가 느려지면 그 끝은 체중이 증가하는 것이다. 그것도 복부 내장을 중심으로 체중이 증가하게 된다. 그러면 당연히 사지의 근육은 감소하고 복부와 몸통의 무게만 늘어나기 때문에 무게를 받는 관절들을 압박하여 통증을 더욱 증가시키게 된다. 그 결과 점점 더 운동을 안 하게 되는 생활습관을 갖게 되어 근육은 더욱 약화되어 가는 것이다. 그러므로 모든 사람들은 나이가 들수록 더 열심히 몸을 움직여야 하고 특히 신체적 구조 스트레스를 받고 있는  사람일수록 꾸준한 운동과 재활 치료를 받아야 한다.

운동은 근육량을 유지시켜주고 몸에 활력을 주어 면역시스템의 기능에도 긍정적인 영향을 미친다. 또한 수명을 연장시켜주는 데도 효과적인 역할을 하는 것으로 밝혀져 있다. 근육은 단순히 관절을 움직이는 역할만 하는 것이 아니라 면역시스템의 저장 창고 역할을 하기도 한다. 그래서 근육을 보존하여 면역력을 유지할 수 있도록 만들어 주어야 한다. **우리는 근육량이 많을수록 면역 기능이 더 강**

**해진다**는 사실을 알아야 한다. 근육의 움직임은 뇌와 다른 조직에서 산소 흡착을 더 많이 하게 만들어준다. 또한 림프 순환을 잘 되게 만들어 주는 역할도 한다. 그래서 면역시스템이 몸 속의 독소와 노폐물들을 잘 해독하고 배설하는 작업을 간접적으로 도와주는 작용을 한다. 이 밖에 근육의 정기적인 사용은 혈당 조절 및 인슐린 레벨을 조절하는 역할도 맡고 있다. 이처럼 운동은 여러 가지 장점을 제공하기 때문에 반드시 하루 일과로 포함시켜 자신의 생활스타일 또는 습관으로 만들어야 한다. 그렇게 함으로써 신체적 스트레스를 경감시켜주려는 노력을 꾸준히 해주어야만 건강해 질 수 있다.

## 정신 / 감정적 스트레스

자가면역질환과 같은 만성질환을 극복하기 위해서는 자신의 심리 상태를 솔직히 그리고 정확히 파악하는 것이 정말 중요하다. 그래서 이 영역은 내가 가장 마지막에 언급하지만 그것이 결코 덜 중요해서 그런 것이 아니라는 점을 꼭 명심해두길 바란다.

실제로 인간 사회에서 모든 사람들은 정신/감정적 스트레스를 받으며 살아가고 있다. 그 내용 중에 내가 제일 먼저 언급하고 싶은 것은 엄마 뱃속에 있을 때부터 쌓인 감정의 응어리 문제라고 할 수 있다. 나는 여러 가정에서 실제로 임신한 여성들이 자신의 임신에 대해 나쁜 감정을 가짐으로써 그 태아가 불안한 상태에서 성장하여 나중에 자신을 낳아준 엄마와 심한 갈등 관계를 맺고 스스로도 그로 인해 자가면역질환에 일찍 걸려 고생하는 경우를 여러 번 목격하였다. (**참고** : 나는 이 점에 대해 많은 어머니들 그리고 예비 어머니들에게 꼭 경고해 두고 싶다. 임신한 산모로서 자신의 나쁜 감정을 태아에게 전달하면 결국에는 그에 대한 대가를 반드시 자신이 그 자식으로부터 되돌려 받게 된다는 점을 꼭 기억해 주길 바란다.)

이렇게 태어난 사람들은 어린 시절부터 성장하면서 위장의 소화력이 약하고 장내환경이 좋지 않아 항상 불안염려증을 가지고 있는 상태로 성인이 된다. 그래서 매사에 자신감이 없고 불만이 많고 남의 탓을 많이 하며 아주 심한 불안증과 건강염려증을 심리적 기저에 깔고 있다. 그래서 대인 관계나 사회생활이 원만하지 못하고 특히 자신의 엄마와 끊임없는 갈등 및 대립 관계를 형성하며 성장하게 된다. 당연히 이런 사람들의 면역력은 소화 능력의 약화와 위장관의 기능저하로 인해 약한 상태로 유지될 수밖에 없고 만약에 외부에서 독소가 추가로 유입되는 상황에 처하게 되면 저항력이 약하기 때문에 쉽게 자가면역성 염증 반응을 일으키는 방향으로 몸이 기울게 된다.

출산 후 성장 과정에서 큰 정신/감정적 스트레스를 받은 사람의 경우에도 그 때의 안 좋은 기억과 불편한 감정의 응어리가 마음 속에 남아 정신심리적 문제를 일으킬 수 있다. 이런 경우에도 역시 뇌신경 및 호르몬 기능에 지장을 주어 소화 기능이 약화되고 장내환경의 상태 및 면역시스템의 기능도 비정상적인 상태로 쉽게 변하게 된다. 그래서 실생활에서 경험하게 되는 아주 사소한 스트레스조차 감당하지 못하고 자가면역질환에 걸려 평생을 고생하며 지낼 가능성이 매우 높아진다.

그러나 현행 주류의학은 이런 면을 전혀 고려하지 않고 치료하려 들고 있다. 그래서 면역시스템의 기능 이상을 최종적인 국면에 해당되는 염증 현상만으로 규정하고 이 부분만을 약물로 다스리려는 일만 하고 있는 것이다. 그 결과 이런 치료를 받은 사람들은 언제나 자가면역질환의 근본 문제가 해결되지 않은 채 증상의 호전과 악화가 반복되는 상황을 유지하며 살 수밖에 없는 애꿎은 운명의 길을 따르게 된다. 이에 나는 자가면역질환자의 정신/감정적 응어리까지 찾아내서 이를 녹여내는 치료 전략을 세워야 문제가 근본적으로 해결될 수 있다는 점을 항상 강력히 주장하며 모든 **양생 프로그램**을 하는 사람들에게 이 부분까지도 같이 협력해서 해결해 나가자고 말해주고 있다.

정신/감정적 문제를 풀기 위해서는 이런 스트레스 발생의 원발점을 찾아서 이를 다시 되새기며 풀어가려는 노력을 해야 한다. 자신이 부모나 또는 가해자에게 가지고 있는 나쁜 감정이나 원한의 응어리를 인정하고 이를 스스로 녹여내는 일종의 **용해 의식**을 혼자서 치뤄내야만 한다. 이 때 꼭 필요한 것은 과거의 기억을 용서하고 분해시켜 망각의 배편에 실어 멀리 떠나보내는 과정을 포함시켜야 한다.

그러면서 한편으로는 그 빈 자리를 항상 희망적인 생각들로 채워야 한다. 만약 희망적 사고로 채우지 않는다면 과거의 기억과 감정이 완전히 녹지 않고 그 조각들이 다시 응어리가 되어 뭉칠 수 있다. 그래서 자가면역질환과 같은 염증들이 치유되지 않고 다시 신체적 증상들을 만들어 낼 수 있기 때문에 나는 항상 새로운 희망적 생각과 전망을 갖추도록 모든 환자들에게 격려하고 있다.

이 때 필요하다면 의사, 성직자, 심리치료사 등 전문가의 도움을 받는 것도 좋은 방법이라고 생각한다. 그렇지만 그런 경우에도 감정적 응어리의 최종 용해자는 본인 자신이 되어야 한다. 다른 사람은 여러분의 그런 노력을 지원해주고 응원해줄 뿐 모든 것을 완전 대신해 줄 수는 없다. 그래서 나는 모든 환자들에게 주변 사람들과 항상 친하게 지내라고 충고해 주고 있다. 이 세상에 단 한 명만이라도 자신을 응원해주는 사람이 있다면 마음 속의 응어리를 풀고 잊어버리는 일을 한결 쉽게 해 낼 수 있다. 그리고 이 때 웃음, 명상, 저음으로 중얼거리기, 스트레칭, 기도 등과 같은 행동 요법을 보조 수단으로 활용하면 역시 많은 도움을 얻을 수 있다.

또한 나는 모든 환자들에게 좋아하는 취미 활동이나 여행, 개인과의 사적인 대화나 편지 등을 통해 마음 속 근심과 불안을 수시로 떨쳐버리고 긍정적인 생각을 갖으라고 말해주고 있다. 이런 소리를 듣는 사람들 중에는 이 말을 별 대수롭지 않은 우스갯 소리로 들을지 모르지만 실제로 여러분이 이런 방법들을 실천해 보면 그것들이 얼마나 큰 효과가 있는지 직접 체험해 볼 수 있을 것이다.

또한 여러분이 이 과정에서 느끼고 깨달은 것을 남에게 가르쳐주려는 노력과 행동을 하는 것도 매우 중요하다고 생각한다. 여러분이 치유 과정에서 느낀 지혜와 감정을 다른 환자들에게 진솔하게 알려주면 그들에게도 희망과 용기를 줄 수 있고 여러분 자신도 즐거움과 행복을 느낄 수 있다. 그리고 무엇보다도 여러분 자신이 지금 현재 올바른 길로 나아가고 있다는 확신을 얻을 수 있게 된다.

## 몸과 정신의 연결(심신 의학)

이제까지 스트레스가 몸에 손상을 주는 과정을 살펴보았다. 지금부터는 스트레스로부터 몸을 보호하는 방법에 대해 살펴보기로 한다. 이 때 중요한 개념이 몸과 마음은 하나라는 생각이다. 우리의 몸과 마음은 따로 떨어져 있지 않고 하나라는 생각을 해야만 무서운 스트레스의 억압으로부터 벗어날 수 있는 길을 찾게 된다. 그것이 바로 심신 의학(mind-body medicine)이 추구하는 목적이다.

따라서 심신 의학에서는 몸을 교감신경과 스트레스 호르몬의 작용으로부터 벗어나 최대로 이완시키는 일에 집중하게 된다. 그래야만 몸이 스트레스로 인해 파괴되는 것을 막을 수 있기 때문이다. 내가 여기서 말하는 몸의 이완 상태라 함은 교감신경의 신경전달물질들과 스트레스 호르몬들이 분비되지 않는 상태를 만드는 것이다. 이들은 필요할 때만 분비되고 그렇지 않을 때에는 대기 상태로 있어야만 한다. 자율신경은 의지와 상관없이 자동적으로 작동하기 때문에 이를 대기 상태로 만들려면 몸을 최대한 이완시키고 그에 합당한 몸 속 상태를 만들어 주어야 한다. 1930년대부터 시행된 자율신경에 대한 연구에서 생활 속의 조건 다시 말해 생활스타일과 먹는 식품 등에 의해 자율신경에 미치는 영향이 달라질 수 있고 이밖에 명상을 통해서도 자율신경의 상태를 교감신경 우위에서 부교감 신경 우위로 바꿀 수 있음이 알려지게 되었다. 예를 들어 불교에서 참선을 하는 스님들은 명상을 통해 혈관 수축을 이완 상태로 만들 수 있고 그 결과 혈액 순환이 증가하여 몸 속 내부 체온까지 올릴 수 있는 것으로 알려져 있다. 그래서 추운 날씨에 수행을 하더라도 그들이 따뜻함을 느끼는 이유가 바로 이런 비밀에 있다고 한다. 물론 이런 사실이 일반인들에게는 믿기지 않고 놀라운 일로 받아들여질 수 있지만 수행자들 사이에선 명상이나 참선 같은 수련 방법을 통해 혈압, 맥박수, 체온, 면역 기능과 같은 여러 생리적 기능들을 실제로 조절할 수 있는 것으로 알려져 있다.

심신 의학에서는 그 사람의 생각, 감정, 느낌이 신체 기능에 어떤 영향을 미치는지 살펴보고 반대로 신체적 문제가 정신 및 영적 안녕감에 어떤 영향을 미치는지를 관심있게 들여다본다. 그리고 몸과 마음을 연결하고 이들 간의 소통을 원활히 하기 위해 명상, 단계적인 이완법, 단계적인 상상법 같은 방법들을 사용하도록 권장하고 있다. 이런 방법들은 몸과 마음을 연결시켜주는 매우 강력한 효과를 가지고 있다. 그래서 이런 방법들을 사용하여 심신 수련을 하게 되면 다음과 같은 두가지 이점을 얻을 수 있다. 첫째, 몸이 같은 상황에 처하더라도 서로 다른 반응을 할 수 있게 만들 수 있다. 그래서 스트레스 호르몬 같은 물질이 몸에 손상을 주는 작용을 멈추게 만들 수 있고 대신에 자신의 내면 세계에 있어서의 균형 회복을 통해 만성 질환의 발생을 막고 심지어 이를 역전시킬 수 있는 계기를 만들어 낼 수 있다. 특히 이 점은 면역시스템에서의 기능 회복을 유도하는데 있어서도 많은 도움을 준다. 둘째는 이 수련을 통해 자신에게 주어지는 스트레스의 양을 이해하고 이를 자각할 수 있는 기회를 얻을 수 있다. 자신에게 가해지는 스트레스의 양과 정도를 자각한다는 것은 그 사람으로 하여금 인생을 어떻게 살아야 하고 어느 정도까지 일을 해야만 자신의 몸에 해가 되지 않는지를 깨닫게 해준다는 의미라고 이해하면 된다. 심신 의학은 이런 분야의 목표 달성하고 심신의 균형을 유지시키는데 필요한 수단들을 제공해 주는 역할도 담당하고 있다.

물론 이런 기술은 보통 사람들이 쉽게 배울 수 없는 문제점을 가지고 있다. 그러나 나는 그럴수록 이 기술들이 소중하여 자가면역 질환자들은 가능한 모두 이 기술을 배우려고 노력해야 한다. 너무 어렵고 현실에 맞지 않는다고 하더라도 그 중 일부만이라도 배워서 이를 자신의 생활에 꾸준히 적용시켜 나가야 한다고 생각한다. 그러면 자신에게 가해진 스트레스로부터 빠져나오는 법을 터득하고 스트레스가 자신에게 가져다준 또 다른 의미를 깨닫을 수 있게 된다. 그래서 오히려 인생을 더 긍정적으로 바라보고 삶에 대한 애착을 더 많이 느끼고 이렇게 살아있음에 감사하는 마음을 갖게 될 것이라 확신한다. 그 사이에 몸에서는 이미 치유의 과정이 시작되면서 스트레스 모드가 사라지고 새로운 재생 모드가 시작된다고 할 수 있다.

이런 이유로 우리는 심신의학을 통해 자신의 몸 속에 또 다른 세계가 있음을 느끼는 기회를 가져볼 수 있다. 그래서 앞으로 더 즐겁고 행복하며 불만이 없는 삶을 살기 위해 자신에게 어떤 변화가 필요한지를 스스로 생각하게 되고 이를 실천하고자 하는 강한 동기를 부여받을 수 있다.

이런 기술을 배우는 곳은 여러 군데가 있다. 주변에 명상법, 심호흡법, 근육이완법, 시각화 훈련, 요가, 기체조 등을 가르치는 곳을 찾아 상담을 받아보길 권한다.

부록
01

# 자가면역

# 항체 목록

| 자가항체(Autoantibody) 이름 | | 항체 목표물 (Antibody target) | 질환(Condition) |
|---|---|---|---|
| Antinuclear antibodies | Anti-SSA/Ro autoantibodies | ribonucleoproteins | 전신 홍반성 난창(루푸스), 신생아 심방실차단, 쇼그렌 증후군 |
| | Anti -La/SS-Bautoantibodies | | 쇼그렌 증후군 |
| | Anti-centromere antibodies | centromere | CREST 증후군 |
| | Anti-dsDNA | double-stranded DNA | 전신 홍반성 난창(루푸스) |
| | Anti-Jo1 | histidine-tRNA ligase | 염증성 근염 |
| | Anti-RNP | Ribonucleoprotein | 혼합결합조직 질환 |
| | Anti-Smith | snRNP core proteins | 전신 홍반성 난창(루푸스) |
| | Anti-topoisomerase antibodies | Type I topoisomerase | 전신 경화증(anti-Scl-70 antibodies) |
| | Anti-histone antibodies | histones | 전신 홍반성 난창(루푸스)와 약물에 의한 루푸스 |
| | Anti-p62 antibodies[5] | nucleoporin 62 | 일차 담즙성 간경화증 |
| | Anti-sp100 antibodies[6] | Sp100 nuclear antigen | |
| | Anti-glycoprotein-210 antibodies[7] | nucleoporin 210kDa | |

<table>
<tr><td rowspan="2">Anti-transgluta minase antibodies</td><td>Anti-tTG</td><td></td><td>셀리악병</td></tr>
<tr><td>Anti-eTG</td><td></td><td>포진성 피부염</td></tr>
<tr><td colspan="2" rowspan="3">Anti-ganglioside antibodies</td><td>ganglioside GQ1B</td><td>Miller-Fisher 증후군</td></tr>
<tr><td>ganglioside GD3</td><td>급성운동축삭신경병(증)</td></tr>
<tr><td>ganglioside GM1</td><td>전도 차단을 동반한 다초점운동신경병(증)</td></tr>
<tr><td colspan="2">Anti-actin antibodies</td><td>actin</td><td>셀리악병(소장 손상의 정도에 비례함)</td></tr>
<tr><td colspan="2">anti-CCP</td><td>cyclic citrullinated peptide</td><td>류마티스 관절염</td></tr>
<tr><td colspan="2">Liver kidney microsomal type 1 antibody</td><td></td><td>자가면역성 간염</td></tr>
<tr><td>Lupus anticoagulant</td><td>Anti-thrombin antibodies</td><td>thrombin</td><td>전신 홍반성 난창(루푸스)</td></tr>
<tr><td colspan="2">Antiphospholipid antibodies</td><td>phospholipid</td><td>항인지질 증후군</td></tr>
<tr><td rowspan="2">Anti-neutrophil cytoplasmic antibody</td><td>c-ANCA</td><td>proteins in neutrophilcytoplasm</td><td>다발혈관염을 동반한 육아종성 림프종</td></tr>
<tr><td>p-ANCA</td><td>neutrophil perinuclear</td><td>현미경성 다발혈관염, 다발혈관염을 동반한 호산구성 육아종성 림프종, 전신 혈관염 (비특이적)</td></tr>
</table>

| Rheumatoid factor | | IgG | 류마티스 관절염 |
|---|---|---|---|
| Anti-smooth muscle antibody | | smooth muscle | 만성 자가면역성 간염 |
| Anti-mitochondrial antibody | | mitochondria | 일차 담즙성 간경화증 |
| Anti-SRP | | signal recognition particle | 다발근염 |
| | | exosome complex | 경화성 근염 |
| Anti-AChR | | nicotinic acetylcholine receptor | 중증근무력증 |
| Anti-MUSK | | Muscle-specific kinase (MUSK) | 중증근무력증 |
| Anti-VGCC | | voltage-gated calcium channel (P/Q-type) | Lambert-Eaton myasthenic syndrome |
| Anti-thyroid autoantibodies | Anti-TPO antibodies | Thyroid peroxidase (microsomal) | 하시모토 갑상선염, 그레이브스병 |
| | Anti-thyroglobulin antibodies (TgAbs) | Thyroglobulin | 하시모토 갑상선염 |
| | Anti-thyrotropin receptor antibodies (TRAbs) | TSH receptor | 그레이브스병 |

| | | |
|---|---|---|
| Anti-Hu (ANNA-1) | Neuronal nuclear proteins | 방종양성 소뇌 퇴행, 변연계 뇌염, 뇌척수염, 아급성 감각신경병증, 무도병 |
| Anti-Yo | Cerebellar Purkinje cells | 방종양성 소뇌 퇴행 |
| Anti-Ma | | 뇌척수염, 변연계 뇌염 |
| Anti-Ri (ANNA-2) | Neuronal nuclear proteins | 안구간대경련-근간대경련 증후군 |
| Anti-Tr | glutamate receptor | 방종양성 소뇌 퇴행 |
| Anti-amphiphysin | amphiphysin | 강직인간 증후군, 방종양성 소뇌 퇴행 |
| Anti-GAD | Glutamate decarboxylase | 강직인간 증후군, 제1형 당뇨 |
| Anti-VGKC | voltage-gated potassium channel (VGKC) | 변연계 뇌염, 아이작 증후군 (자가면역성 신경근긴장증) |

| | | |
|---|---|---|
| Anti-CRMP-5 | Collapsin response mediator protein 5 | 시신경병(증), 무도병 |
| | basal ganglia neurons | 시드남 무도병, 소아 자가면역성 연쇄상구균과 관련된 소아신경정신질 (PANDAS) |
| Anti-NMDAr | N-methyl-D-asparta te receptor (NMDA) | 항-NMDA 수용체 뇌염 |
| NMO antibody | aquaporin-4 | 시속척수염 (데빅 증후군) |

부록 02

# 자가면역질환 발생에 대한 패러다임 전환 : 미생물 모델설

## 자가면역질환 발생에 있어 미생물의 역할

자가면역질환은 면역시스템이 자가 조직에 대한 면역 관용을 상실하여 자가 조직의 일부를 항원으로 인식함으로써 과도하게 염증반응을 일으키는 질환을 말한다. 물론 처음에 이런 질환을 인정하고 받아들이는 과정에서 많은 의심과 격론이 있었던 것도 사실이다. 그래서 처음에는 외부 침입자를 처리하는 면역시스템이 어떻게 자가 조직을 파괴시킬 수 있는가 하는 의문에 대한 답을 제대로 구할 수 없었다. 그럼에도 불구하고 1970년대 이후부터 많은 연구자들이 자가면역질환의 이런 정의에 먼저 합의한 채 그 기전을 설명하려고 애써 왔다. 그래서 그 당시 연구자들이 자가면역질환으로 진단 내리기 위한 최소한의 조건으로 내세운 것이 바로 혈액 속에 자가 조직에 대한 항체 이른바 **자가항체**(autoantibodies)가 존재해야 한다는 것이었다. 그래야만 이것으로 자가항원-자가항체 결합이 있고 그에 대한 면역 반응을 자연스레 설명할 수 있었기 때문이었다. 물론 이 조건은 아직도 유효한 상태로 남아있다. 다만 이런 식의 정의 과정에는 선천성 내재면역 기전은 빠져 있고 림프구가 관련하는 후천성 획득면역의 기전만이 그 핵심을 이루고 있다는 문제점도 있음을 우리가 알아야 한다.

최근 DNA 염기서열 분석법이 발달하면서 자가면역질환에서 미생물의 역할이 새삼 조명을 받고 있다. 그래서 그동안 자가면역질환의 발생 기전에서 이해가 되지 않았던 부분의 실체가 하나씩 벗겨지고 있다. 나는 이를 자가면역질환의 미생물 모델설이라 칭하기로 했다. 그리고 나는 이런 변화가 매우 중요하다고 판단하여 이제 의료계에서 자가면역질환에 대한 새로운 패러다임을 설정해야 할 단계가 되었다고 판단하여 이 점을 중점적으로 소개하고자 한다.

지금까지 자가면역질환 이론은 인체가 아주 깨끗한 멸균 상태에 가깝다고 믿었던 시절에 나온 이론이었다. 그래서 자가항체의 존재를 인정하면서도 그 유발 항원을 미생물이 아닌 다른 외부 단백질에서 찾으려 했다. 그 결과 실제 글루텐과 같은 식물성 단백질(렉틴)을 잠재적 항원 물질로 찾아내는 성과를 거두기도 했다. 그러나 이 방식에는 한계가 있어 여러 의문에 대한 모든 답을 제공해주기에는 항시 부족함이 있었다. 그렇지만 21세기 들어 앞서 언급한 DNA염기서열 분석법이란 진단 기술이 보편화되면서 이런 난관들을 극복할 수 있게 되었다. 이 기술은 유전자 염기 분석을 통해 작은 항원 분자들의 원천이 어디인지 추적해 나가는 것을 가능하게 만들어 주었다. 그 결과 우리 인체 속에 존재하는 수많은 미생물들이 이런 자가항원 단백질을 제공하는 주요 공급원이라는 사실을 알게 되었다. 그러고 보니 그동안 우리가 인체 속에 사람의 세포수보다 많은 각종 미생물들이 존재하고 이들과 함께 공존하며 살고 있다는 엄연한 현실을 잠깐 무시하고 있었다는 사실을 이를 통해 새삼 깨닫는 계기가 되었다고 할 수 있다.

만약 우리가 인체 속에 존재하는 수많은 미생물들과 그들의 대사산물들이 몸 속으로 유입되어 잠재적 항원 역할을 할 수 있다고 가정한다면 그동안 여러 의문으로 휩싸였던 자가항체의 생성 및 존재

그리고 자가면역질환의 발생 기전에 대한 해답을 쉽게 얻을 수 있다.

실제 우리가 인체 속을 들여다보면 몸 속의 여러 곳에 각종 미생물 집단들이 서식하고 있으며 이들이 숙주 역할을 하는 인체와 더불어 공생하며 살아가고 있다는 사실을 확인할 수 있다. 그래서 이들을 인체의 **미생물총**(microbiome)이라 부른다. 가장 대표적인 것이 장내미생물총(gut microbiome)이다. 그렇지만 이 밖에 구강 속, 호흡기도 속, 여성의 질 속, 비뇨기관 속, 피부 속 등에도 세균, 바이러스, 진균 등과 같은 여러 미생물들이 상존하고 있다. 심지어 최근에는 조직이나 혈액 속에도 이런 미생물들이 군락을 만들 수 있다는 놀라운 보고들까지 나오고 있는 실정이다.

이처럼 인체가 완전 멸균 상태가 아니라 수많은 미생물들과 공존하며 살고 있는 불완전한 평화 또는 휴전 상태라는 것을 인정한다면 이런 상황에서 자가면역질환이 발생되는 과정에 미생물들의 참여가 어느 정도 관여할 것이라는 추측을 자연스럽게 해 볼 수 있다. 그리고 실제 이런 추론을 뒷받침하듯 최근 발표되는 이 분야의 연구들을 들여다보면 자가면역질환을 인체내 미생물총의 불균형 또는 이상증(dysbiosis)의 결과로 해석하려는 경향을 강하게 보이고 있다. 즉, 자가 조직에 대한 면역 반응이 생기는 이유를 설명하기 위해 그 중간에 인체내 공존하는 병원성 미생물들의 감염 역할을 중요한 개입 요소로 언급하고 있는 것이다. 그렇다면 자가면역반응이 생기는 과정을 만성적으로 병원성 미생물들이 몸 속으로 유입되어 그에 대한 대응으로 몸 안에서 항체를 만드는 과정에서 변이가 일어나 자가항체가 생성되었다는 식으로 해석해 볼 여지가 생기게 된다. 이를 좀 더 자세히 말하자면 몸 속으로 침입한 미생물 항원의 일부가 자가 조직을 구성하는 구조 단백질의 일부와 구조적으로 분자 레벨에서 유사성(molecular mimicry)을 갖고 있어서 피곤한 면역세포가 항체 생산에 있어 약간의 변이를 일으킬 경우 이들이 자가 항체를 생산하여 자가 조직에 대한 동반 손상(collateral damage)을 일으킬 수 있다고 주장하는 내용이 완성될 수 있게 되는 것이다. 그렇다면 결국 **자가면역질환은 미생물에 의한 감염증이 만들어낸 지연성 후유증**이라고 판정해도 틀린 말이 아니라는 생각이 든다.

## 자가항체에 대한 재평가

20세기 초반에 디프테리아, 소아마비 같은 급성 감염성 질환에서 항체가 처음 발견되었다. 그 때부터 우리는 면역시스템이 외부에서 들어온 병원성 단백질에 효율적으로 대항하기 위해 항체를 만든다는 사실을 알게 되었다. 이런 과학적 발견에 근거하여 각종 감염성 질환의 진단 및 그것을 예방하기 위한 백신 기술 등이 꾸준히 발달되어 왔다. 그렇지만 그 당시 미생물 배양 기술로는 급성 감염성 질환에서만 미생물을 발견할 수 있었고 그레이브스병, 하시모토 갑상선염, 류마티스 관절염 등과 같은 만성 염증성 질환에서는 미생물을 매번 발견하지 못하였다. 그래서 이런 질환들을 미생물 감염과 관련된 질환으로 생각하지 못하고 그저 단순히 면역시스템이 제 기능을 잃고 다른 이유로 자가 조직에 대해 항체를 만드는 이상한 질환이라고만 생각해 왔던 것이다. 그러나 이제 21세기 들어 미생물 확인 기술이 그들의 유전자와 단백질 구조까지 추적하여 그 원천을 찾아낼 수 있을 정도로 발달하였기 때문에 많은 자가면역질환에서 자가항체의 형성 과정에 인체내 여러 병원성 미생물들이 개입하고 관여한다는 사실을 알 수 있게 된 것이다. 이는 우리 인체가 항상 깨끗한 무균 상태로 존재하다가 급성 감염이 있을 때에만 병원성 미생물과 접촉하게 된다고 생각해온 기존의 통념이 전부가 아니고 실제로는 수시로 몸 속으로 들어오는 여러 미생물들과의 보이지 않는 전쟁을 통해 우리가 '**몸 속 환경**'을 지켜내고 있다는 점도 추가로 진실된 현상 속에 포함시켜야 한다는 사실을 확실하게 입증해주는 증거라고 할 수 있다.

(**참고** : 21세기로 들어오면서 DNA 염기서열을 분석하는 기술이 보급되면서 인체 속의 각종 미생물들과 그들의 흔적을 찾아내고 구분하는 능력이 한껏 높아졌다. 이런 분자생물학의 기술 발달은 놀라워서 그 이전에 배양을 통해 미생물의 존재를 확인하던 수준과는 확연히 달라진 모습을 보여주고 있다. 그래서 거의 모든 미생물의 DNA 염기서열의 특성을 확보하는 수준에 도달하고 있다. 인간 세포의 유전자 수가 약 2만 5천개 수준인데 반해 이런 미생물들이 제공하는 비인간 유전자의 수는 수천만개가 넘는다. 따라서 우리 인간은 자신의 유전자보다도 더 많은 미생물들의 유전자와 항상 교류하며 살고 있다. 그래서 우리는 인간으로서의 고유한 유전자의 수

보다 비인간 미생물 유전자의 수가 더 많은 환경 속에 살면서 항시 그들과 서로 소통하면서 대사를 포함하여 여러 생명 활동을 공유하고 있다는 점을 깨닫고 이 점에 있어 숙연함을 느껴야 한다.)

자가면역질환의 발생 기전을 설명하던 초기에는 미생물과 관련하여 자가항체의 발생을 설명하기 위해 이른바 "**치고 달리기**(hit-and-run)" 이론이 대두되었다. 이것은 면역시스템이 자가 조직에 대한 면역 관용을 잃는 과정을 설명하기 위해 나온 이론으로 특정 병원성 미생물이 몸 안으로 들어와 면역시스템을 자극하고 자신은 그대로 빠져나갔음에도 불구하고 면역시스템이 이를 기억하고 그에 대한 항체를 만들어 그와 분자적으로 유사한 자가 조직을 찾아 평생 계속해서 그것을 공격하게 된다는 이론적 가설이다.

그렇지만 인체 미생물총이 상존한다는 사실을 알고 난 다음부터는 이런 "치고 달리기" 주장은 급성 감염증에서나 가능한 일이고 **만성 염증성 질환에서는 병원성 미생물들의 지속적인 감염이 이어지고 이에 대한 항체가 다각도로 다양하게 만들어지는 과정 중에 자가항체가 만들어지게 된다는 주장이 더 설득력을 얻고 있다. 특히 이런 자극이 반복되어 항체를 만드는 B 세포가 노화 과정을 겪을 때 전사인자(예 : T-bet)가 등장하여 유전자 발현에 영향을 줌으로써 자가항체를 만들게 된다는 보다 구체적인 연구 결과까지 나오고 있다.**

실제 이런 주장을 뒷받침하듯 인체 속에는 다양한 항체를 만들 수 있게 자극원 역할을 하는 미생물들이 매우 많이 존재하고 있다. 자가항체는 이렇게 많은 병원성 미생물들에 대한 정상적인 면역 반응 과정에서 만들어진 것이다. 그래서 실제 자가항체들이 자가면역질환이 아닌 감염성 질환에 걸린 사람들에서도 정기적으로 발견되고 있다. (**참고** : 세균, 바이러스, 기생충, 리케치아(rickettia) 감염 환자들의 혈청을 분석해 보면 anti-annex in-V, prothrombin, antinuclear antibodies (ANA), anti-(ASCA),andantiphospholipidantibodies(Anti-PL)같은 자가항체들의 역가가 매우 높게 나온다.)

또한 바이러스 감염증을 앓고 난 뒤에 대부분의 병원성 바이러스 입자들은 그대로 생존하여 그 환자의 몸 세포 속에 영구적인 형태로 존재한다는 사실이 알려졌다. 예를 들어 EBV는 인간에서 급성 단핵구증을 일으키고 난 뒤에는 B 세포 속에 그대로 남아 지속적으로 림프구 증식을 유도하는 작용을 한다. 마찬가지로 CMV 바이러스에 감염되면 평생 이 바이러스가 그 사람 몸 속에 존재하게 된다. 그러므로 이들이 재활성화 되지 않도록 항상 주의하며 관리해 줄 필요가 있다. 이런 경우 만약 해당 바이러스에 대한 항체를 생산하는 B 세포가 변이를 일으키게 되면 자가항체를 생산하는 단계로 넘어가 자가면역질환을 일으키게 되는 것이라 해석할 수 있다.

## 자가면역질환에서 미생물총 이상증(microbiome dysbiosis)의 역할

인간의 몸 속에서 발견되는 대부분의 세균들과 바이러스들은 면역억제 상태가 될 때 또는 그들의 군락이 불균형 상태가 될 때 언제든지 건강에 해를 끼칠 수 있는 병원성 미생물로 변할 수 있다. 예를 들어 평소 숙주와 공생하는 대장균(E. coli)도 환경이 바뀌면 500 차례 미만의 분열 과정을 통해 대식세포의 공격을 피할 수 있을 정도로 강력한 병원성 세균으로 변하게 된다. 이처럼 몸안에서 지속적으로 존재하는 핵심미생물들은 환경에 따라 자신의 유전자 발현을 변화시켜 병원성을 가질 수 있고 그들만의 세계에서 불균형을 일으켜 미생물총 이상증(microbiome dysbiosis)을 일으킬 수 있다. 그래서 이들을 **기회병원성 공생미생물**(pathobionts)이라고 부르고 있다.

일단 체내 미생물총의 이상증이 발생하게 되면 미생물 군락의 구성이 크게 변하고 동시에 그 다양성도 파괴되어 군락의 구성이 단순화되는 특징을 갖는다. 그리고 이런 미생물총의 이상증을 주도적으로 일으키는 병원성 미생물들이 지배적으로 등장하여 대식세포, 별아교세포(astrocyte), 기타 면역시스템을 구성하는 다른 세포들의 내부 속까지 침투하여 그곳에 존재할 수 있게 된다.

오늘날 점점 더 많은 자가면역질환들이 이런 미생물총의 이상증(dysbiosis) 발생과 관련이 있는 것으로 알려지고 있다. 특히 장내세균 이상증은 제1형 및 제2형 당뇨병, 류마티스 관절염, 다발성 경화증, 건선 및 건선 관절염, 사르코이도증, 루푸스 등과 같은 자가면역질환들과 깊은 관련이 있다고 한다. 또한 크론씨병과 대장성 궤양염 환자들에서는 건강한 사람들에 비해 장내세균 미생물총의 다양성이 크게 감소되어 있다. 이는 병리적 반응을 주도하는 세균들의 과잉 증식으로 말미암아 장내세균총을 구성하는 다른 핵심적이고 다양한 미생물 군락들이 파괴되어 줄어들어 있음을 말해주는 소견이라 할 수 있다. 실제 크론씨병 환자들의 장내미생물총을 보면 시간이 경과할수록 병원성 세균들의 비중이 증가한다. 한 연구에서는 E.coli, Klebsiella, Clostridium perfringens 같은 병원성 세균들의 비중이 건강한 사람의 14%에 비해 크게 증가한 51% 정도를 차지한다고 밝히고 있다. 자가면역질환에서 미생물총의 이상증 또는 불균형 문제는 장내세균들만의 범위를 벗어나서 다른 곳의 세균 이상증과도 깊은 관련이 있다. 2011년 한 연구에서 당뇨나 비만이 없는 3,280명의 참여자들을 대상으로 혈액에서 세균의 16S rDNA를 측정하고 이들을 추적하여 나중에 조사해보니 당뇨병이 발생한 사람들에서 16S rDNA 농도가 더 높았다는 연구 결과를 밝히고 있다. 이는 몸 속에 세균 침입이 많은 사람들이 나중에 각종 만성 염증성 질환에 더 잘 걸린다는 의미로 해석되기 때문에 매우 중요한 소견이라 생각된다.

기관지폐포 세척액 속의 미생물총 구성의 변화도 만성 염증성 질환과 관련이 있다. 예를 들어 사르코이도증 환자에서 기관지 계통의 미생물을 조사해본 결과 Atopobium과 Fusobacterium이 크게 증가되어 있음이 발표되었다.

게다가 이런 병원성 세균들과 그들이 만들어내는 대사물질들은 자가면역질환과 관련된 대사경로에 영향을 미쳐서 이를 교란시키는 역할을 하기도 한다. 예를 들어 포도상구균(S. aureus)의 대사 단백질인 eLatS는 인슐린이 올바른 수용체와 결합하는 것을 방해하는 작용을 한다. Epstein-Barr virus (EBV), Mycobacterium tuberculosis, Cytomegalovirus (CMV)같은 병원성 미생물들도 인간의 VDR nuclear receptor의 활동성을 교란시킬 수 있다. 그렇게 되면 자가면역질환과 관련이 있는 유전자의 발현에 충분히 영향을 미칠 수 있게 되는 것이다.

## 분자 단위에서의 구조적 유사성(분자 양태;Molecular Mimicry)

자가항체가 인간의 조직에 손상을 입히는 과정을 설명하는 이론이 분자 양태(molecular mimicry) 이론이다. 이것은 미생물 모델에도 그대로 유효하게 적용될 수 있다. 미생물의 단백질 또는 그 대사산물의 구조 일부가 숙주 조직 세포의 발현된 단백질의 일부와 동일하거나 유사하여 면역세포가 만든 자가항체들이 이들 모두에 다 같이 교차반응할 수 있다는 설명은 미생물 모델에서도 그대로 적용된다. 특히 항체는 그 자체가 특이성이 없는 것으로 너무나도 유명하다. 항체 반응을 유도하는 T세포 자체도 특이성(specificity) 측면에서 유연한 측면을 지니고 있다. 그래서 병원성 물질을 목표로 그것에 대응하기 위해 만들어진 항체들도 사람 세포의 비슷한 모양의 단백질이 나타나면 그것에 반응하여 동반 손상(collateral damage)과 염증 반응을 일으킬 수 있다.

실제로 이와 같은 분자 양태는 생명계에서 매우 흔히 볼 수 있는 현상이다. 우리가 사용하는 각종 약물들이 그 효과를 발휘하는 것도 실은 해당 수용체와 분자적으로 맞기 때문에 그런 것이다. 이런 경우 원래의 것이 아닌 유사한 것이 결합하여 반응을 일으키는데 이를 교차반응(cross reaction)이라고 부른다. 그러므로 교차반응이 일어나는 경우는 분자 레벨에서 구조적으로 유사성을 갖고 있기 때문이라 생각하면 된다.

실제 자연계의 산물인 인간과 미생물들간에도 이런 단백질 구조의 중복성은 매우 흔해서 인간의 면역시스템이 그들을 정확하게 구분하지 못하는 일이 자주 일어나고 있다.

## 만성 면역성 / 미생물총 질환 vs. 자가면역질환

이상의 증거들을 종합하면 기존 자가면역질환의 이론과 자가항체의 개념에서 지금까지 우리가 알고 있던 것보다 더 많이 미생물들의 개입이 관련되어 있음을 알 수 있다. 그래서 자가면역질환을 가지고 있는 사람들에게 항상 기회병원성 공생 미생물들의 만성적인 감염 가능성을 체크해 볼 필요가 있다. 그래서 나는 그레이브스병, 류마티스 관절염, 다발성 경화증 같은 자가면역성 질환을 가지고 있는 사람들을 볼 때마다 항상 그들 몸 속에 서식하는 공생 미생물들이 몸 속으로 침투하여 자가항체를 만드는데 기여하였을 가능성을 염두에 두고 있다. 이는 **항체를 만드는 기준이 외부 침입자이지 내부 분자가 아니라는 사실을 굳게 믿고 있기 때문에 그런 것이다.**

**자가면역질환의 발생 과정에서 항체들이 이처럼 병원성 미생물들의 만성적인 침입에 의해 발생된다는 주장을 나는 자가면역질환의 '미생물 모델(microbiome model)'이라고 부른다. 그렇다고 내가 모든 자가면역질환의 발생 전체에 이 모델이 적용될 수 있다고 섣불리 단정지어 말하는 것은 아니다. 그렇지만 상당히 많은 부분에서 자가항체의 생산과정에 미생물의 역할이 관여하고 있다는 점은 우리가 새롭게 깨달아야 할 매우 중요한 내용이라 생각된다. 이렇게 본다면 자가면역질환도 일종의 저강도 만성 감염성 질환의 지연성 후유증이라고 간주해 보는 것도 크게 잘못된 일은 아닐 것이라고 조심스럽게 주장해 보고 싶다.**

만약 우리가 이와 같은 패러다임 변화를 갖는다면 그동안 자가면역질환과 관련하여 이해가 되지 않았던 여러 현상들에 대한 설명이 가능해질 수 있다고 믿는다. 예를 들어 자가항체들이 해당 염증성 질환이 완전 발현되어 본 모습을 드러내기 몇 달 또는 몇 년 전부터 그 사람의 몸에서 발견되는 이유를 이것을 통해 이해해 볼 수 있다. 이는 질병 발현 이전의 단계에서부터 몸 안에서 미생물총의 점진적인 불균형과 이상증이 진행되고 있었음을 알려주는 내용으로 시간이 가면서 숙주의 면역력이 떨어져 감에 따라 관련 미생물들이 더욱 병원성을 띠는 방향으로 진화하여 그렇게 되었음을 말해주는 소견으로 해석해 볼 수 있다.

**또한 만성 염증성 질환은 본질적으로 단일 미생물이 아니라 여러 미생물들에 의해 복합적으로 발생하는 질환이라는 점도 알 수 있게**

**해준다.** 그래서 특정 만성 질환의 발생에 어느 한 미생물만 기여하지 않고 여러 다른 미생물들이 동시에 또는 순차적으로 기여하여 관련 질환을 만들 수 있다는 사실도 깨우쳐 가고 있는 중이다. 가령 류마티스 관절염을 일으키는 균의 종류가 한가지 균만 제시되고 있는 것이 아니라 10여개가 넘는 균들이 제시되고 있는 것이 그 단적인 예라 할 수 있다. 이는 한 집단 속의 여러 미생물들이 동일한 생화학적 기능을 수행할 수 있기 때문에 비록 다른 병원성 미생물들이 만성 염증을 일으킨다고 해도 그 임상적 패턴은 비슷하게 나타날 수 있음을 말해주는 증거라고 할 수 있다. 또한 서로 비슷한 증상들이 나타나는 경우에도 모든 환자에서 동일한 자가항체들이 나타나는 것은 아니고 서로 다른 자가항체들이 나타나고 그 패턴이 다를 수 있다는 점도 시사해 주는 내용이라 생각한다.

## 미생물 모델에 근거한 자가면역질환의 치료법

현대 주류의학은 자가면역질환을 치료하기 위해 면역억제제를 표준으로 사용하고 있다. 잘 알다시피 이런 약들은 일시적으로 염증 증상들을 진정시켜 주는 효과를 지니고 있다. 그러나 계속 사용하면 나중에 병원성 세균들이 더 쉽게 자랄 수 있는 길을 열어주는 셈이 된다. 예를 들어 자가면역질환과 관련된 미생물총의 불균형 및 이상증을 더욱 심하게 조장시키는 상황이 만들어질 수 있는 것이다. 또한 면역억제제를 투여 받는 환자들에서는 나중에 자가면역질환의 재발율이 높고 다른 병을 합병하게 될 가능성도 증가하게 된다.

만약 인체 속 미생물에 대한 반응으로 몸에서 자가항체가 발생한다는 미생물 모델을 인정한다면 면역억제제를 사용하는 치료는 더 이상 자가면역질환을 치료하는 표준이 될 수 없다고 생각한다. 굳이 약을 사용하려고 한다면 차라리 항생제를 사용하는 것이 더 맞는다고 생각한다. 그러나 항생제도 역시 많은 부작용을 지니고 있는 약물이라서 함부로 사용하면 안되기 때문에 나는 약물 대신에 다른 치료법을 대안으로 제시하고자 한다. **그것은 바로 우리가 '몸 속 환경'을 바꿔서 몸 속에서 병원성 미생물들이 과도하게 증식하는 일을 막는 방법이라 할 수 있다.** 그렇게 하면 몸 속 미생물의 불균형 또는 이상증을 예방하고 면역시스템의 부담을 줄여줄 수 있기 때문에 이 문제를 보다 근본적으로 해결하는 방향이 된다고 생각하는 것이다. 이런 점에서 나는 '**몸 속 환경**'을 개선하여 인체 미생물총의 균형을 바로잡아주는 "**몸속 대청소**"를 정기적으로 실시하는 것이 자가면역질환 분야에서 가장 확실한 예방 및 치료법이라 주장하고 싶다.

또한 이를 보조하는 차원에서 자가면역질환에서 미생물총의 불균형과 이상증을 해결하기 위해 프로바이오틱스의 사용, 분변 이식과 같은 방법들도 사용해 볼 수 있다. 다시 한 번 말하지만 **숙주가 자신의 몸 속에 존재하는 병원성 미생물총에 대한 확실한 우위를 유지하지 못하는 상황이 발생하게 되면 언제든지 자가면역질환에**

**걸릴 수 있다는 점을 분명하게 인식하고 이를 관리하고 조절하기 위해 정기적인 "몸속 대청소"가 매우 중요하다는 점을 분명하게 언급해 두고자 한다.**

## 종합(결론)

인체 미생물총의 역할에 대한 이해가 자가면역질환에 대한 패러다임을 바꿔놓고 있다. 인간은 수많은 미생물들과 공존하는 슈퍼 생명체다. 인간의 몸 속 어느 곳이든 이런 공존 미생물들의 흔적이 미치지 않는 곳은 없다. 매일 새롭게 수많은 미생물들과 기회병원성 공존미생물들이 인체 속에서 발견되고 있다. 그래서 인간의 몸 속에는 아주 거대한 미생물들의 생태 환경이 조성되어 있다고 말해도 틀린 말이 아니다.

그러나 우리는 아직도 이런 미생물들의 유전체 정보를 전부 알고 있지 못한 상태다. 예를 들어 현재 지구상의 고작 2%에 해당되는 바이러스들만이 그들의 염기 서열이 밝혀져 있는 상태라고 한다.

이런 전제가 맞는다면 자가항체는 만성적으로 몸 속으로 침투한 병원성 미생물들에 대한 반응으로 몸에서 만들어졌을 가능성이 높다. 그리고 이런 상태에서는 분자 양태 또는 분자 단위에서 병원성 미생물과 숙주 단백질간의 구조적 유사성으로 말미암아 교차반응이 일어나 숙주 조직의 동반 손상을 일으킬 가능성이 항상 존재한다고 말할 수 있다. 실제로 많은 연구들에서 이와 같은 가설이 맞는다고 밝히고 있다. 이 때 병원성 미생물들은 그저 한 때의 유발요인으로 작용하는 정도가 아니라 복잡한 미생물총의 변화 및 불균형을 주도하는 지속적인 요인으로 작용하게 된다.

이렇게 되면 **우리도 자가항체에 대한 기존 개념을 바꿔서 이것이 미생물과의 관계속에서 (미생물들의 건강 상태, 다양성 그리고 그들 간의 균형 관계 등) 발생하는 것이란 새로운 패러다임을 가져야 한다**. 그리고 자가면역질환을 인간 미생물총과 관련된 다른 염증성 질환들과 구분할 필요도 없어지게 된다.

아울러 이런 새로운 패러다임을 이해하였다면 자가면역질환의 치료에 있어서도 패러다임이 바뀌어야 한다. 현재 사용중인 면역억제제 치료는 비록 증상을 일시적으로 완화시켜주지만 미생물총의 구성에서 병원성 미생물들이 더 쉽게 증식할 수 있는 기회를 제공하기 때문에 그 사용을 제고해 보아야 한다. 현재까지 면역억제제의 사용 결과를 보면 각종 약물 부작용은 물론 사용 중단시에 기존 자가면역질환의 상태가 다시 재발되고 새로운 자가면역질환이 합병되는 등의 기대보다 못한 성적을 보여주고 있다. 그래서 나는 이런 약물 사용 대신에 새로운 패러다임에 입각하여 '**몸 속 환경**'을 정화시켜 면역시스템을 지원하는 "**몸속 대청소**" 치료법을 우선적으로 선택하는 것이 올바른 치료법이라 주장하고 싶다. 이는 자가면역질환에서 문제의 뿌리에 위치하고 있는 병원성 미생물들을 몸 속에서 제거하거나 통제하는 목표를 무리없이 효과적으로 잘 달성할 수 있는 수단이기 때문에 가장 적합하고 효율적인 치료법이 될 수 있다고 주장하는 것이다.

물론 이런 변화된 치료 지침을 환자들에게 모두 적용하기에는 앞으로도 더 많은 세월이 걸릴 것이라 생각된다. 그렇지만 그 때까지 마냥 기다릴 수만은 없다. 더구나 현재 우리가 사는 세상에서는 만성 염증성 질환들이 계속 증가하고 있는 추세다. 전세계적으로 대유행 수준이라 할 수 있다. 현대인들 중 성인의 60% 이상이 만성 염증성 질환을 가지고 있어 약을 복용 중이며 그 중 약 12%는 5가지 이상의 병발증 또는 합병증을 가지고 있다는 통계도 나와 있다. 이와 같은 총체적 난국을 타개하기 위해서는 우리가 인간 미생물총에 대한 올바른 시각과 견해를 갖고 이들의 상태를 치료 계획에 반드시 포함시키는 일을 해야만 한다. 그렇지 않고 약물만 사용하는 현행 치료 방식으로는 의료비를 포함한 각종 사회적 비용 부담이 너무 커서 향후 더 큰 사회 문제가 발생할 수밖에 없다는 점을 분명히 경고해 두는 바이다.

# 부록 03

# 자가면역질환이 대유행하는 이유

오늘날 자가면역질환에 속하는 여러 질병들이 급속하게 늘어나고 있다. 특히 지난 20-30년 사이에 알레르기 질환(기관지 천식, 알레르기성 비염)을 포함하여 각종 자가면역질환들이 빠르게 증가하고 있다. 그래서 **만성질환의 유병율 측면에서 암, 심혈관질환, 당뇨를 제외하고 그 다음으로 많은 위치를 차지하고 있다.**

우리 인간의 유전자는 매우 천천히 변하기 때문에 이렇게 빨리 급속도로 자가면역질환이 증가하는 상황을 유전적 요인에서 찾을 수는 없다. 그래서 우리는 환경적 요인에서 그 답을 찾아야 한다. 게다가 최근에 등장하는 자가면역질환의 경우 대부분이 가족력이 없는 상태에서 나타나는 것들이 더 많은 실정이다. 그러므로 우리는 자가면역질환의 증가 원인을 다음과 같은 환경적 요인에서 찾아보는 것이 더 타당하다고 생각한다.

### 1. 글루텐이 많은 식사

오늘날 글루텐은 모든 곳에 있다고 해도 과언이 아니다. 과거 우리 조상들이 상상하지 못할 정도로 우리가 먹는 먹거리 전반에 글루텐이 만연되어 있는 상태다. 게다가 오늘날 우리가 접하는 글루텐은 과거 우리 조상들이 접하던 글루텐과 그 종류가 달라서 인간의 건강에 더 나쁜 영향을 주는 형태라고 말할 수 있다.

## 2. 장누수(Leaky Gut)

불량한 식사, 외부 환경 독소, 스트레스, 각종 처방 약물들이 모두 장점막의 투과성을 증대시키는데 기여하고 있다. 이로 인해 소화가 덜 된 단백질 분자들과 장내 유해한 세균 독소들이 몸 속으로 들어와 우리 몸의 면역시스템을 계속 자극하고 있다. 장누수는 자가면역질환이 발생하는데 가장 기본적인 필요조건이기 때문에 오늘날 자가면역질환이 증가하게 된 이유 중 하나가 바로 장누수 현상이 증가했기 때문이라고 말할 수 있다. 그러므로 자가면역질환을 줄이고 이를 치유하기 위해서는 장누수 현상을 먼저 치유하는 것이 필요하고 또한 중요하다.

## 3. 환경 독소의 부담 증가

과거 우리 조상들이 살던 지구 환경보다 오늘날 현대인들이 살고 있는 지구 환경과 생활 환경이 더욱 많은 독소로 가득 오염되어 있는 상태다. 따라서 현대인들은 먹는 음식, 마시는 물, 숨쉬는 공기, 접촉하는 피부를 통해 매일 많은 양의 환경 독소들과 만나고 있다. 이들이 점막이나 피부를 통해 우리 몸 속으로 들어오면 역시 면역시스템에 부담을 주게 되므로 이를 줄이거나 피하는 노력을 많이 기울일 필요가 있다.

## 4. 현대인들의 스트레스가 많은 생활 패턴

과거 우리 조상들과 오늘날 현대인들의 스트레스를 직접 비교하는 것은 잘못된 일이다. 왜냐하면 스트레스가 매우 주관적인 것이기 때문에 현대인들만 스트레스를 더 많이 받고 있다고 말할 수는 없기 때문이다. 그러나 시간적으로 보면 현대인들이 과거 우리 조상들에 비해 더 쫓기고 있는 것만은 분명하다. 게다가 현대인들은 만나는 사람들의 수가 과거 보다 더 많다고 할 수 있다. 그래서 많은 사람들과의 관계 속에서 일종의 보이지 않는 경쟁을 하다 보니 더 많은 스트레스를 받고 있다고 말을 해도 틀린 말은 아닐 것이라 생각한다. 여러 연구에서 입증하듯 스트레스가 면역시스템에 영향을 주는 것만은 확실하기 때문에 오늘날 자가면역질환이 이렇게 대유행하는 배경에는 역시 현대인들이 증가된 스트레스를 받고 있다는 사실이 분명 기여하고 있다고 판단해 볼 수 있다.

(**참고 : 감염의 개입 여부 또는 후유증 문제**. 감염증은 최근에 자가면역질환의 유발요인으로 많은 인정을 받고 있다. 그러나 감염증은 현대보다 과거에 더 많았기 때문에 이것이 오늘날의 자가면역질환의 대유행을 설명해 주는 이유가 될 수는 없다고 생각한다.)

# 부록 04

# 자가면역질환의 잠재적 유발요인 5가지

오늘날 현대 산업사회 속에서 자가면역질환의 환자수가 날이 갈수록 증가하고 있다. 그럼 왜 자가면역질환이 증가하고 있으며 도대체 무엇이 자가면역질환을 이처럼 폭발적으로 증가시키고 있는가 하는 의문이 생기게 된다. 그래서 나는 자가면역질환을 일으킬 수 있는 잠재적 유발요인들 중에 가장 큰 5가지 요인들을 찾아 이들을 여러분께 확실하게 각인시켜 드리고자 여기서 다시 한 번 이들에 대해 언급하고자 한다.

1. 식이적 요인 : 현대식 식사의 문제점
2. 스트레스
3. 환경 독소들
4. 장내 환경 및 장내세균이상증
5. 감염증

이상 5가지 큰 원인을 바라보고 이를 해결하는 관점으로 접근하면 여러분은 자가면역질환을 예방하고 치유하는데 있어 유리한 고지를 점할 수 있을 것이다.

## 잠재적 유발 요인 1 : 현대 식사의 문제점

### 글루텐 같은 불소화성 단백질

현대 농경은 식물들 간의 교합을 통한 육종 사업은 물론 유전자 조작과 변형을 통한 새로운 품종 개발로 인해 과거와 많이 다른 실질적인 변화를 추구해 왔다. 그래서 밀, 대두콩, 옥수수 같은 농작물들의 씨앗 속 유전자들이 과거 농작물들의 그것과 많이 다른 상태로 변했다고 할 수 있다. 이렇게 된 이유는 병충해에 강하고 더 많은 수확을 안겨줄 수 있는 품종을 얻고자 함이었다. 그렇지만 그 결과루 인간들은 새롭게 개발된 품종의 단백질들을 잘 소화시키지 못하는 부작용을 경험하게 되었다. 이는 실제 동물 실험을 통해서도 분명하게 입증되고 있다. 그래서 이런 농작물을 섭취하면 식후에 속쓰림, 가스 참, 헛배 부름, 위-식도 역류증 같은 소화장애의 증상들이 두드러지게 나타난다. 또한 이런 식물 속의 단백질들이 장에서 면역시스템을 자극하여 자가면역질환의 발생을 촉발시키는 역할을 할 수 있다는 증거들도 계속 나오고 있다.

식이적 문제 중에서 가장 대표적인 것이 글루텐 같은 불소화성 단백질이다. 글루텐은 곡물 속에 들어 있는 단백질의 일종으로 인간이 이를 소화 분해시키기 힘든 단백질에 해당된다. 밀, 보리, 호밀, 카무트, 스펠트 같은 곡물 속에 들어 있는데 최근에 품종 개량 사업으로 인해 이들의 양과 농도가 더욱 증가된 채 현대인들에게 공급되고 있다. 그로 인해 글루텐으로 인한 면역시스템의 자극이 더욱 증가하여 식품 알레르기와 민감성 반응은 물론 자가면역질환도 많이 증가하고 있다. 그래서 나는 글루텐의 섭취 증가가 오늘날 자가면역질환이 증가하고 그 양상도 다양해지는 이유 중 가장 크게 기여하는 요인이 아닐까 생각해 본다.

본래 우리 조상들은 수렵과 채집을 통해 먹을 것을 구해 왔다. 그래서 곡물보다는 동물성 식품, 견과와 씨앗, 베리류 과일들, 채소 등을 더 많이 먹었다. 그러나 인구가 늘면서 지금부터 약 만년 전쯤부터는 정착을 하여 농경과 가축을 기르기 시작하였다. 그러나 그 때만해도 계절의 순환에 맞춰 재배 가능한 곡물, 과일, 채소들을 돌아가면서 먹는 식생활을 유지하여 왔다. 이런 식사법의 장점은 계속해서 한 가지 식품만 먹지 않고 여러 종류의 식품들을 바꿔가면서 먹는다는 것이다. 반면 일년 내내 같은 종류의 식품만을 먹을 경우 알레르기 반응과 같은 염증성 질환들이 발생할 위험성이 증가하게 된다.

**가공식품 산업의 성장과 면역시스템을 지원하는 영양소들의 부족**

여기에 현대 산업사회로 넘어오면서 식품 가공산업이 발달하게 되었다. 그래서 오늘날 우리는 우리가 키운 농작물과는 전혀 다른 형태의 가공된 음식들을 먹고 있다. 대부분의 가공식품 속에는 본래 식재료 속에 들어 있어야 할 식이섬유와 각종 영양소들이 제거된 채 우리의 식탁위에 오르고 있다. 게다가 식품을 가공하는 사람들은 경제적인 이유로 가공식품의 유통기한을 늘리고 더 많은 소비를 촉진시키기 위해 각종 첨가물들을 집어넣고 있다. 이들은 영양학적으로 전혀 도움을 주지 않을 뿐 아니라 도리어 우리 몸의 면역시스템을 자극하는 역할만 한다. 이런 이유로 오늘날 우리 현대인들이 먹는 가공식품이나 이들로 만든 음식을 지속적으로 섭취하면 우리 몸의 면역시스템이 과잉으로 반응하거나 또는 본래의 기능을 상실하고 기능이상(dysfunction)에 빠지는 일이 쉽게 일어난다.

글루텐 말고 음식 속의 다른 성분들도 면역시스템을 자극할 수 있다. 유제품, 달걀, 가공 육류나 태운 고기 등이 장내 염증을 일으키고 장내세균의 균형을 깨뜨릴 수 있다. 그러므로 장내세균의 균형을 유지시켜 이들의 부작용을 차단시키는 것이 무엇보다 중요하다. 이를 위해 식이섬유가 많은 채소의 역할이 중요하다. 식이섬유는 장내세균들의 먹이가 될 뿐 아니라 간에 영양을 주어 간으로 하여금 독소들을 효과적으로 몸에서 배출할 수 있도록 도와주는 작용도 해주기 때문이다. 그러나 안타깝게도 오늘날 많은 사람들이 과거에 비해 식이섬유를 충분히 먹지 못하고 있다.

또한 건강한 면역시스템을 만들기 위해서는 몇 가지 영양소들을 섭취할 필요가 있다. 이에 속하는 것이 비타민 A, 비타민 D, 셀레늄, 아연 그리고 건강한 지방 등이다. 문제는 현대인들이 먹는 식사 속에 이런 영양 성분들이 많이 부족하다는 점이다. 예를 들어 보자. 현대인들이 먹는 가공식품 속에는 면역시스템에 손상을 주면서 염증을 조장하는 나쁜 지방들이 가득 들어 있다. 그러므로 이와 같은 영양 불균형으로 인해 면역시스템이 제 기능을 하지 못하기 때문에 자가면역 반응이 일어나는 것을 제대로 막지 못하는 것이라 생각할 수 있다.

### 잠재적 유발 요인 2 : 만성 스트레스와 호르몬 불균형

사람들 중에는 자신이 감정적으로 스트레스를 받고 있다는 것을 크게 느끼지 못하는 사람들이 종종 있다. 이들은 식사를 불규칙하게 먹고 건너뛰기도 하고 잠도 충분히 자지 않고 과도하게 몸을 혹사시키는 등의 행동을 하는 사람들이다. 그렇지만 이런 행동들은 몸에 부담을 주어 부신에서 스트레스 호르몬을 과도하게 분비하게 만들고 생체시계를 교란시키는 작용을 한다. 이에 반해 항상 자신의 몸을 염려하고 걱정하며 몸을 사리는 사람들도 많이 있다. 이들은 사소한 일에도 근심 걱정이 많고 쉽게 화를 내고 감정적으로 우울함을 잘 느끼는 성향을 지니고 있다. 그렇지만 이런 사람들도 부신에서 부담을 느끼는 것은 전자의 사람들과 다르지 않다. 다만 부신 기능이 이미 약한 상태라서 충분한 양의 스트레스 호르몬을 제때 분비하지 못한다는 차이만 가지고 있을 뿐이다. (**참고** : 부신은 신장 위에 고깔모자 모양으로 얹혀 있는 작은 분비샘 조직으로 코티졸과 같은 스트레스 호르몬을 분비하는 작용을 한다.)

여기서 잠깐 스트레스에 대한 올바른 생각을 갖고 잘못된 오해를 불식시키는 차원에서 내가 모든 스트레스가 나쁘다고 말하는 것이 아님을 확실하게 밝혀두고자 한다. 예를 들어 산 속에서 호랑이를 만나는 것과 같은 응급 상황에서는 부신에서 분비하는 아드레날린과 코티졸 같은 스트레스 호르몬들이 몸에 강력한 에너지를 공급하여 재빨리 그 상황에서 벗어날 수 있게 도와주는 역할을 한다. 또한 중요한 시험을 앞두고 그 일에 몰두하고 집중할 수 있게 해주는 것도 역시 스트레스 호르몬의 역할이다. 이런 경우에는 스트레스 호르몬이 매우 유익한 작용을 한다고 보아야 한다. 따라서 우리는 스트레스 호르몬이 모두 나쁜 것이 아니라 위급한 상황이나 도전적 상황 속에서는 우리 몸을 살리고 잠재 능력을 배가시켜주는 등의 유익한 작용을 하기도 한다는 점을 알고 있어야 한다.

그러나 문제는 이런 상황이 만성적으로 오래 지속 또는 자주 반복되는 경우라 할 수 있다. 이렇게 만성적으로 스트레스 호르몬들이 증가되어 있으면 그것의 영향으로 면역시스템의 기능이 약화되고 몸에서 각종 수리와 치유 반응들이 충분히 일어나는 것을 방해하게 된다. 그래서 만성 스트레스는 이른바 '**부신 피로**'라고 하는 현상을 초래하게 된다. '**부신 피로**'라 함은 부신이 계속해서 부담을 받은 결과 자신이 해야 할 각종 호르몬들을 만드는 일을 더 이상 원활하게 하지 못하고 몸이 스트레스 상황에 처해 있을 때 이를 적절히 지원해 주지도 못하고 회복과 치유에도 도움을 주지 못하는 곤란한 상태에 처한 경우를 일컫는 말이다. 그래서 이런 사람들에서는 부신에서 생산되는 호르몬인 코티졸, 아드레날린, DHEA, 테스토스테론 등과 같은 각종 기능성 호르몬들이 매우 낮은 상태를 보이게 된다.

내가 스트레스가 나쁘다고 말하는 것은 이처럼 부신의 기능까지 저하시키는 스트레스가 나쁘다고 말하는 것이다. 부신 기능이 저하되면 면역력 저하와 기능이상으로 감염증은 물론 자가면역질환도 잘 발생하게 된다. 그래서 자가면역질환이나 만성 염증을 앓고 있는 사람들은 만성 스트레스가 자신의 몸에서 이와 같은 영향을 미쳐서 그런 결과가 초래되었다는 사실을 간과해서는 안된다. 또한 반대로 만성 염증이나 자가면역질환으로 인해 몸이 신체적으로 만성 스트레스를 받아 이차적으로 부신 기능이 저하되는 경우도 있을 수 있다. 그래서 닭이 먼저냐 달걀이 먼저냐의 경우처럼 자가면역질환과 만성 스트레스(부신 기능저하) 사이에는 서로 밀접한 관련이 있음을 알아야 한다. 그래서 나는 항상 만성 스트레스가 자가면역질환의 잠재적 유발요인이 될 수 있다고 생각하고 있는 것이다.

스트레스가 부정적인 방향으로 작용하는 기전을 좀 더 확실히 이해하기 위해서는 그 중간에 장내세균들과 장내환경의 변화가 개입되어 있음을 깨달아야 한다. 특히 만성 스트레스는 위장관 속에 서식하고 있는 장내세균들의 구성에도 나쁜 영향을 주어 유익한 세균들의 수를 줄어들게 만드는 작용을 한다. 그 결과 장내환경이 열악해지면서 자가면역질환이 더욱 잘 발생하게 된다. 특히 여러분이 아주 피곤한 상태에 있거나 질병으로 고생하고 있을 때 또는 몸에서 호르몬 변화가 일어나고 있을 때 (예 : 월경 중, 폐경기, 남성 갱년기 등) 심한 스트레스가 가중되면 이것이 장내환경 및 '**몸 속 환경**'에 나쁜 영향을 미쳐서 면역시스템을 교란시킬 수 있기 때문에 자가면역질환이 발생하는데 더욱 충분한 조건을 제공해 준다고 할 수 있다.

## 잠재적 유발 요인 3 : 환경 독소

여기서 말하는 독소란 우리가 살고 있는 환경 속에 존재하는 각종 독소들을 모두 말하는 것으로 이들은 원래 우리 몸 속에 들어와서는 안되는 이물질들이다. 그렇지만 복잡한 현대 사회에서는 이들이 우리가 생활하는 환경 속 도처에 널려 있어 수시로 우리 몸 속으로 들어와 면역시스템을 자극하는 일을 하고 있다. 이에 속하는 것으로는 각종 화학물질들, 중금속, 방사선, 환경 속의 곰팡이들 등 여러 가지가 있다.

이런 독소들에 노출되면 면역시스템에 손상을 줄 뿐 아니라 그로 인해 기능이상이 발생하여 자가면역질환이 발생하는데 기여하게 된다. 문제는 오늘날 우리가 살고 있는 환경이 과거와 달라 자연적인 것이 사라지고 인공적인 것이 늘어나면서 이와 같은 독소들과의 접촉이 엄청나게 늘고 있다는 사실이다. 실제 한 연구에서는 일상생활에서 많이 사용되는 200여가지 화학물질들의 인체내 존재 여부를 조사하였더니 그것들이 모두 사람의 혈액과 소변에서 검출되고 있다는 충격적인 내용을 발표하였다. 이만큼 우리는 생활환경 속에서 식품 첨가물, 농약, 수질 및 공기 오염, 각종 산업폐기물과 중금속, 독소 등과 계속 접촉하며 살고 있는 위험한 처지에 놓여 있는 것이다. 이런 독소들 중에는 유전 물질인 DNA와 RNA 그리고 단백질의 구조까지 변경시킬 수 있는 것들도 있다. 이들은 면역시스템을 자극하는 것은 물론이고 세포나 조직의 구조까지 변경시킬 수 있기 때문에 이로 인해 변형된 세포나 조직 또는 그 일부분들이 다시 이물질로 인식되어 자가면역질환을 일으키는데 추가로 기여하게 된다.

독소와 관련하여 여러분이 꼭 이해하고 있어야 할 사항은 간 기능과 관련된 부분이다. 간은 몸 속에서 독소를 중화시켜 이를 배출시키는 매우 중요한 작용을 하는 장기다. 그러므로 몸 속에 너무 많은 독소를 가지고 있을 때에는 이를 해독하는 간이 많은 부담을 느껴 그 기능을 잠시 잃어버릴 수 있다는 점을 알고 있어야 한다. 그래서 나는 이것을 일종의 간 피로 상태라고 부른다. 그래서 독소와 관련하여서는 독소 접촉을 피하는 것에 못지않게 간 기능을 충분히 지원해주는 조치를 취하는 것을 잊어서는 안된다. 간은 각종 효소들의 도움을 받아 독소를 해독하는 복잡한 생화학 과정을 가지고 있다. 그러므로 간의 해독 기능을 지원하기 위해서는 이런 과정에 필요한 충분한 영양소들을 갖추고 있어야 한다. 만약 이런 영양소들이 충분하지 못할 경우에는 간에서 독소들을 충분히 해독하지 못해 이들이 몸 안에 체지방 형태로 축적될 수 있다. 또한 간은 자연적으로 몸에서 만들어진 호르몬들이 분해되는 곳이기도 하다. 그래서 간이 독소부담으로 지친 상태가 되면 호르몬들을 분해하는 작업도 함께 지연되게 된다. 특히 에스트로젠과 같은 호르몬이 간에서 분해되어야 하는데 이 작업이 느려지게 된다. 그래서 간이 독소부담으로 과로한 업무 부담을 받게 되면 몸 안에 에스트로젠이 축적되고 이들이 더욱 독성이 강한 형태로 바뀌게 된다. 심지어 DNA 손상을 일으키고 강한 면역 반응을 야기시킬 수도 있다. 실제로 에스트로젠은 루푸스와 류마치스 관절염 발생 과정에서 매우 중요한 역할을 하는 것으로 알려져 있다.

## 잠재적 유발 요인 4 : 장내세균이상증(불균형)

면역세포들은 자가면역질환의 발생 과정에서 중심적인 역할을 담당한다. 특히 킬러 T세포와 항체는 해로운 세균들이나 바이러스 그리고 암세포들과 싸울 때 아주 꼭 필요한 면역세포들이다. 그러나 이들이 외부 침입자들만 공격하고 자가 세포나 조직을 공격하는 일은 원칙적으로 하지 말아야 한다. 만약 자가 세포나 조직을 공격하면 내 몸의 정상 세포나 조직, 장기들이 염증 반응으로 손상을 입어 그 기능을 잃게 된다. 그러므로 면역세포들이 적정선에서 멈춰서 자가 세포나 조직들을 공격하지 않는 면역 관용을 베풀 필요가 있다. 면역세포들이 면역 관용을 베푸는 과정을 이해하기 위해서는 이들이 어떻게 생겨나고 성장하는지 먼저 이해할 필요가 있다.

면역세포들은 골수에서 만들어져서 성인이 되면서 흉선, 림프절, 장관련 림프조직(GALT; gut-associated lymphoid tissue)등으로 이동하는 양상을 보여준다. 흉선은 태아가 엄마의 자궁 속에 있을 때 활발하게 작용하기 시작하여 출생 직후에 면역세포들의 성숙에 가장 크게 기여하는 조직이다. 그래서 어린 시절에는 흉선이 면역세포들을 성숙시키고 발달시키는데 중요한 작용을 하지만 나이를 먹으면 점점 그 역할이 줄어들게 된다. 대신에 나이가 들면서는 유익한 장내세균들과 장관련 림프조직(GALT)이 이런 역할에 더 많이 기여하게 된다. 그 이유는 이들이 항상 서로 교감하면서 상호 작용을 하고 있기 때문에 그렇다. 장 속에 있는 장내세균들은 장점막하 조직에 위치한 장관련 림프조직 속의 면역세포들을 훈련시켜 이들을 성숙한 면역세포들로 만드는 역할을 한다. 면역세포들이 잘 성숙하게 되면 자가 세포나 조직을 공격하는 일을 하지 않는다. 이런 이유로 장내환경 속에 서식하는 미생물 환경이 자가면역질환의 발생을 예방하는데 있어 매우 중요한 역할을 하게 되는 것이다. 만약 장내세균들이 유익한 균을 중심으로 건강한 상태를 이루고 있지 않는 상황이라면 면역세포들의 건강한 발달 과정에 지장을 줄 수밖에 없다. 그렇게 되면 면역세포들이 면역 관용을 학습하지 못해 자가 세포나 조직들을 공격할 가능성이 증대하게 된다. 이런 점에서 우리는 장 속에 유익한 장내세균의 번식을 유도하고 이를 잘 관리하는 것이 얼마나 중요한 일인지 새삼 깨달을 수 있다.

그럼 유익한 장내세균들이 잘 번식하게 만드는 방법에는 어떤 것이 있을까? 앞서 말한 대로 스트레스가 유익한 장내세균들의 번식에 나쁜 영향을 미치기 때문에 이를 줄이고 조절할 필요가 있다. 이밖에 다른 요인들로는 항생제 복용, 제산제 사용, 소염진통제의 복용, 술과 지나치게 많은 구운 육류의 섭취 등을 들 수 있다. 이들이 장내세균들의 불균형(이를 **'장내세균이상증'**이라고 함)을 초래하여 해로운 세균들에 의한 감염증을 증가시키며 장점막 방어벽의 통합성을 파괴시켜 몸 안으로 들어와서는 안될 이종 단백질과 세균 독소들이 장점막을 뚫고 들어와(이를 '**장누수**'라고 함) 장점막하 조직층에 위치한 장관련 림프조직(GALT) 속의 면역세포들을 쉴 틈 없이 자극하게 만든다. 그러면 이런 림프조직 속에 머물고 있던 면역세포들이 활동하면서 외부 침입자들에 대항하게 되는데 이 과정에서 면역세포들이 자기(self)와 비자기(non-self)를 구분하는 능력을 키우게 되는 것이다. 그러나 만약 장내세균이상증과 장누수가 있는 상황에서는 너무나도 많은 양의 침입자가 들어오고 계속되는 염증 반응으로 인해 면역세포들이 충분히 성숙되지 못한 상태에서 일선으로 방출되어 나가버리기 때문에 제대로 된 면역 관용을 배우지 못할 수 있다. 그렇게 되면 당연히 자가면역질환이 발생할 가능성도 따라서 증가하게 되는 것이다.

이를 좀 더 자세히 설명하면 유익한 장내세균들은 장점막에서 T-helper 세포들이 발달하는 것을 도와주는 작용을 한다. T-helepr 세포들이 정상적으로 발달하면 세균이나 바이러스 또는 소화가 안 된 음식 단백질 같은 외부 이물질들과 자가 세포나 조직들을 구분할 줄 알게 된다. 바로 이 점 때문에 우리가 몸 속의 염증불을 끄고 조직의 치유를 유도하기 위해 장내 유익균의 증식을 돕고 장점막 방어벽을 복원시키는 일을 매우 중요시 여기고 있는 것이다. 그리고 실제로 이 방법이 면역시스템을 건강하게 만들고 안정화시키는 가장 핵심 사항이라 할 수 있다. 그렇게 해서 우리가 장내환경을 건강하게 유지시켜 놓으면 자가면역질환을 예방하는 것은 물론이고 이미 기존에 존재하는 자가면역질환이나 그로 인한 증상들의 치료 및 손상된 조직들을 수리하고 재생하는 일까지도 가능하게 된다.

### 잠재적 유발 요인 5 : 감염증과 복합될 때

지금까지 언급한 4가지 잠재적 유발 요인들은 예전부터 잘 알려져 온 내용이다. 최근 여기에 자가면역질환에서 미생물들의 감염 효과가 실제 자가항체 발생에 큰 역할을 하고 있음이 속속 드러나고 있다. 그래서 나는 **자가면역질환이 감염에 대한 지연성 후유증으로 발생하게 되는 질환이 아닌가** 하는 극단적인 생각까지 하게 되었다. 그래서 내가 **부록 2.자가면역질환 발생에 대한 패러다임 전환 : 미생물 모델설**에서 이에 대한 최신 지견들을 따로 모아 소개한 것이다.

최근에는 세균 말고 바이러스의 감염으로 인해 이들이 몸 속에서 면역시스템에 만성적인 부담을 주어 자가면역질환을 일으킬 수 있다고 주장하는 연구 논문들도 속속 나오고 있다. 바이러스 감염으로 인한 증상은 일반적인 몸살, 피로감, 얼굴과 손발이 부음, 관절이나 근육이 뻣뻣하고 아픔, 정신 집중이 잘 안됨 등과 같은 비특이적인 것들이다. 이런 증상들은 예를 들어 독감 바이러스에 감염되었을 때도 나타나지만 자가면역질환에서도 전신 증상으로 자주 나타난다. 특히 자가면역질환과 가장 관련이 깊은 바이러스 감염인 단핵구 바이러스 감염증일 때 더욱 특징적으로 나타난다. 단핵구 바이러스 중 하나인 엡스타인-바 바이러스(Epstein-Barr virus)는 우리 몸에 한 번 들어오면 영구적으로 존재하면서 조용히 숙주와 함께 사는 경우도 있고 때론 자가면역질환과 같은 면역질환을 일으키는 경우도 있다. 후자의 경우 혈액 검사에서 엡스타인-바 바이러스 반응이 양성으로 나오는 사람들에게 과거 단핵구 바이러스에 감염되었던 적이 있느냐 또는 상기 비특이적인 증상들을 경험한 적이 있었냐고 물어보면 대부분 그런 사실을 제대로 기억하지 못한다고 말한다. 그래서 자신이 단핵구 바이러스에 감염된 사실도 모른 채 살다가 자가면역질환의 진단을 받게 되는 사람들이 의외로 많이 있는 것이다.

이처럼 인체에 감염을 일으키는 미생물들이 나중에 자가면역질환이 발생하는 과정에 참여하는 주요 요인이 될 수 있다는 사실이 최근 이 분야에서 화두가 되고 있다는 점을 기억하면서 이를 무조건 어쩔 수 없다는 식으로 바라만 보지 말고 적극적으로 '**몸 속 환경**'을 개선하여 신규 감염의 기회를 최대로 줄이고 몸에 상존하는 숨은 감염의 기회마저 모조리 제거하는 혁명적인 조치들을 취해 주어야 한다. 나는 이것이 내가 주장하는 "**몸속 대청소**"를 통해 가능하다고 수차례 역설해 왔다. (**참고** : '**몸속 대청소**' 프로그램을 통해 몸 속의 바이러스를 청소할 수 있다.)

미생물들이 자가면역질환을 유발시킨다고 해도 상기 언급한 여러 요인들이 함께 작용하지 않는다면 자가면역질환은 쉽게 발생하지 않는다. 따라서 우리는 나무만 보는 시야에서 벗어나 전체 숲을 보는 큰 시야를 갖고 이 문제에 종합적으로 대처하는 자세를 가질 필요가 있다고 생각한다. 즉, 자신의 식생활 개선과 스트레스 완화 그리고 독소부담의 경감, 장건강의 회복 등을 통해 면역시스템을 안정화시키는 조치들을 다방면으로 취해주면 인체에서 일어나는 감염증도 줄어들 뿐 아니라 함께 공생하는 미생물들의 구성 상태도 좋아져서 이들이 적군이 아니라 우군 역할을 하게 변화시킬 수 있다는 점을 깨달아야 한다. 그래서 나는 건강을 생각할 때 각 개별 요소들이 중요한 것이 아니라 전체 **'몸 속 환경'**이 훨씬 중요하다고 말하는 것이다.

## 맺음말

이 책은 자가면역질환자들에게 희망을 전해주기 위해 10년을 벼른 끝에 쓴 책이다. 내가 흉부외과를 전공하고 이 책을 먼저 냈다면 많은 사람들이 내 말을 믿지 않았을 것이다. 그러나 나는 이미 20여년을 "**몸속 대청소**"란 방법을 통해 많은 사람들을 치유시켜 온 경험을 가진 사람이 되었기 때문에 이제 여러분이 안심하고 내 말을 믿어도 된다고 생각한다.

내가 이 책에서 하고 싶은 말은 비단 자가면역질환자들에게만 적용되는 것이 아니다. 모든 만성질환자들에게도 그대로 적용되는 내용이다. 그리고 노화를 미연에 방지하고 건강한 삶을 누리고 싶은 사람들에게도 역시 적용될 수 있는 내용들이다.

그러므로 많은 사람들이 내가 만든 전략 상황판을 참조하여 자신만의 치유 전략을 짜고 이를 실천에 옮기길 바란다. 여러분이 여러분 몸 속의 환경과 건강을 지키는 진정한 사령관 또는 작전 지휘관이라고 생각하고 모든 결과를 책임지는 자세로 좋은 전략을 짜서 그 작전을 성공시키길 기대해본다.

다시 한 번 말하지만 꼭 써보고 싶은 책을 벼르다가 썼기에 속이 후련한 느낌이 들면서도 다른 한편으로는 아직도 부족한 점이 많이 있다고 느껴지는 책이라서 나중에 좀 더 많은 것을 배우게 되면 추가로 이들을 모아 후속편을 발표할 것을 약속하며 일단 이 책을 마무리하고자 한다.

**양생 의사 정윤섭**

양생의원 **정윤섭** 박사의

# 몸속 대청소 시리즈

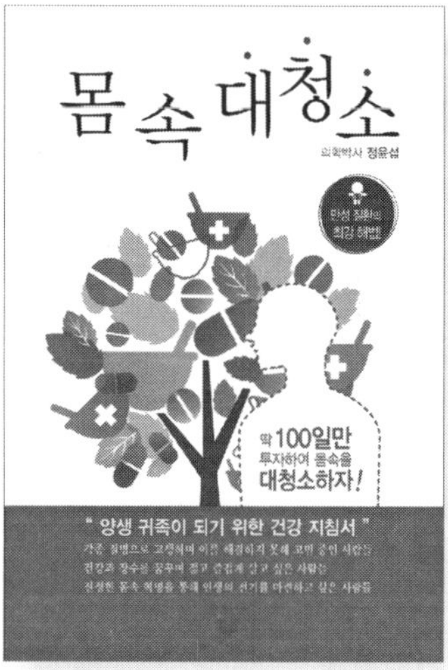

## 몸속 대청소

딱 100일만 투자하여
몸속을 대청소하자!

만병의 근원인 염증을 일으키는 유발요인은 당분, 트랜스지방, 산화된 지방, 화학첨가물 등과 같이 음식을 통해 들어가는 것이 가장 많다. 평소 이런 음식들을 주의해야 하지만 이렇게 할 수 없다면 특정 기간을 정해 놓고 주기적으로 염증 물질과 노폐물을 제거해주어야 한다.

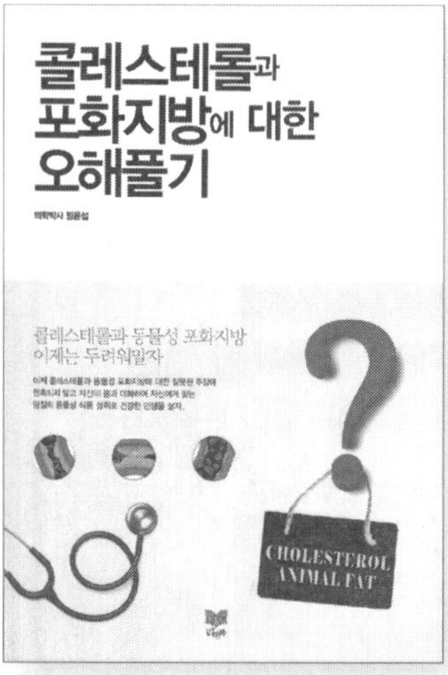

## 콜레스테롤과 포화지방에 대한 오해 풀기

콜레스테롤과 동물성 포화지방,
이제는 두려워 말자!

이제 콜레스테롤과 동물성 포화지방에 대한 잘못된 주장에 현혹되지 말고 자신의 몸과 대화하여 자신에게 맞는 양질의 동물성 식품 섭취로 건강한 인생을 살자.

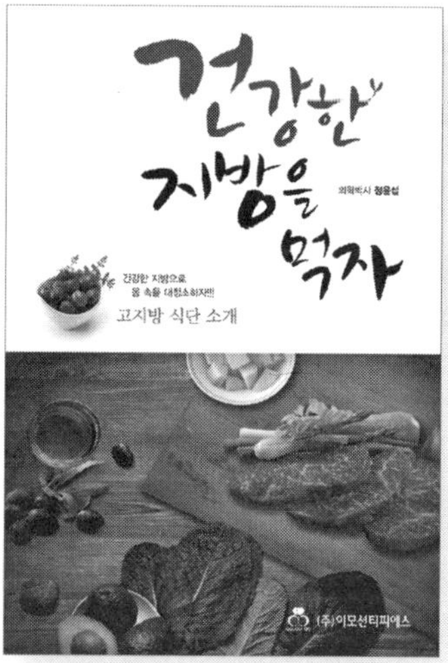


## 건강한
## 지방을 먹자

### 건강한 지방으로 몸 속을 대청소하자!

지방은 생명의 원천이다!
우리 몸은 유익한 지방을 섭취하길 열망하고 있다!
그러려면 건강한 지방과 나쁜 지방이 무엇인지 구분할 줄 알아야 한다.
양생의사 정윤섭 박사가 지방을 이용하여
몸을 청소하고 치유시키는 방법을 알려준다!

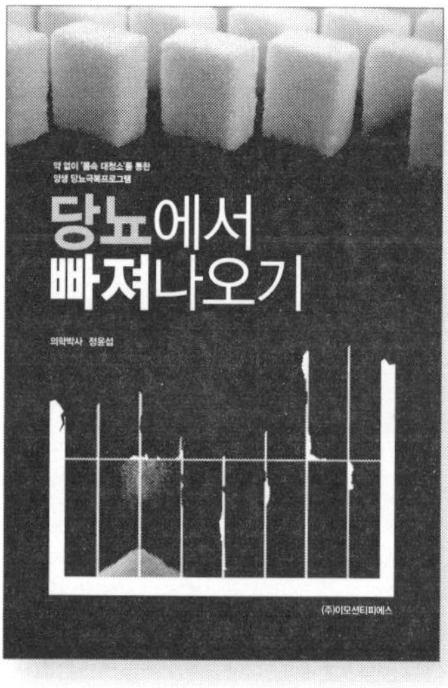


## 당뇨에서
## 빠져나오기

### 약 없이 '몸속 대청소' 를 통한 양생 당뇨극복프로그램

양생 의사 정윤섭 박사가 "몸속 대청소"를 통해
여러분을 당뇨에서 빠져 나와 새롭게 태어나는 법을 알려준다.
당뇨를 약으로 치료하겠다고 하는 것은 매우 어리석은 생각이다!
그것은 절대 이길 수 없는 게임을 하는 것과 같다.

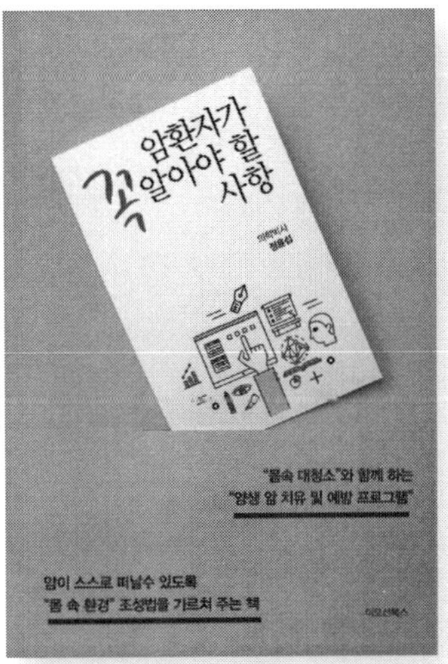


## 암환자가 꼭
## 알아야 할 사항

"몸속 대청소"와 함께 하는
"양생 임 치유 및 예빙프로그램"

양생 통합의학적 접근법으로
새로운 개념의 암 치유법을 소개하는 책.
우선 100일만이라도 이 프로토콜을 실천해 보라.
그리고 판단하라.

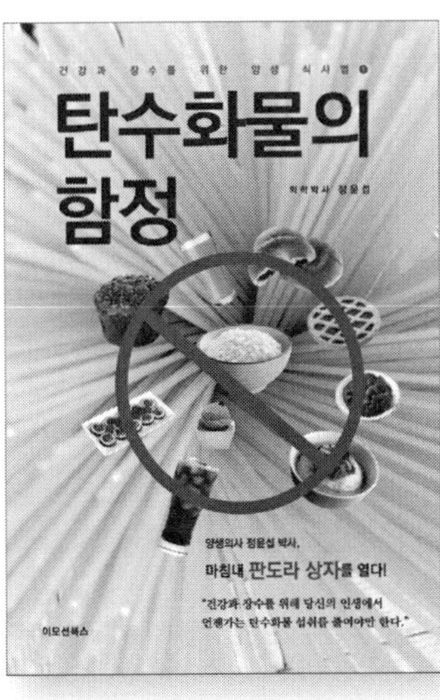


## 탄수화물의
## 함정

건강과 장수를 위한 양생 식사법 ①

탄수화물 과잉 섭취의 함정에서 빠져 나오는 실질적인
전략들을 알려주는 책
건강과 장수를 위한 양생 식사법의 기본을 알려주고 이
를 실천하도록 도와주는 책

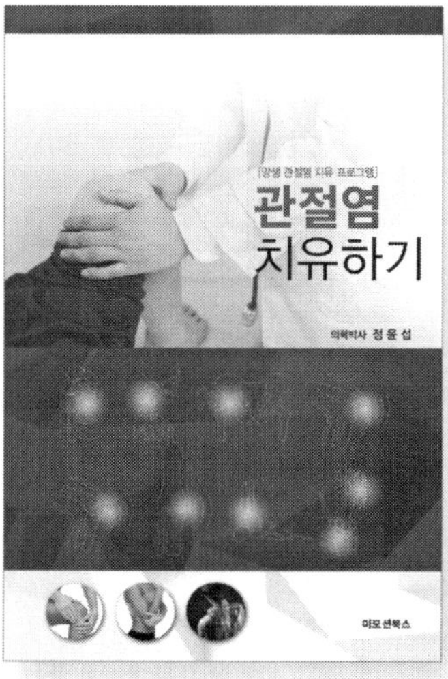


**관절염**
**치유하기**

양생 관절염 치유 프로그램

지긋지긋한 관절의 통증과 염증
약물이나 수술이 아닌 "몸속 환경"의 개선을 통해
자연스레 치유할 수 있다!

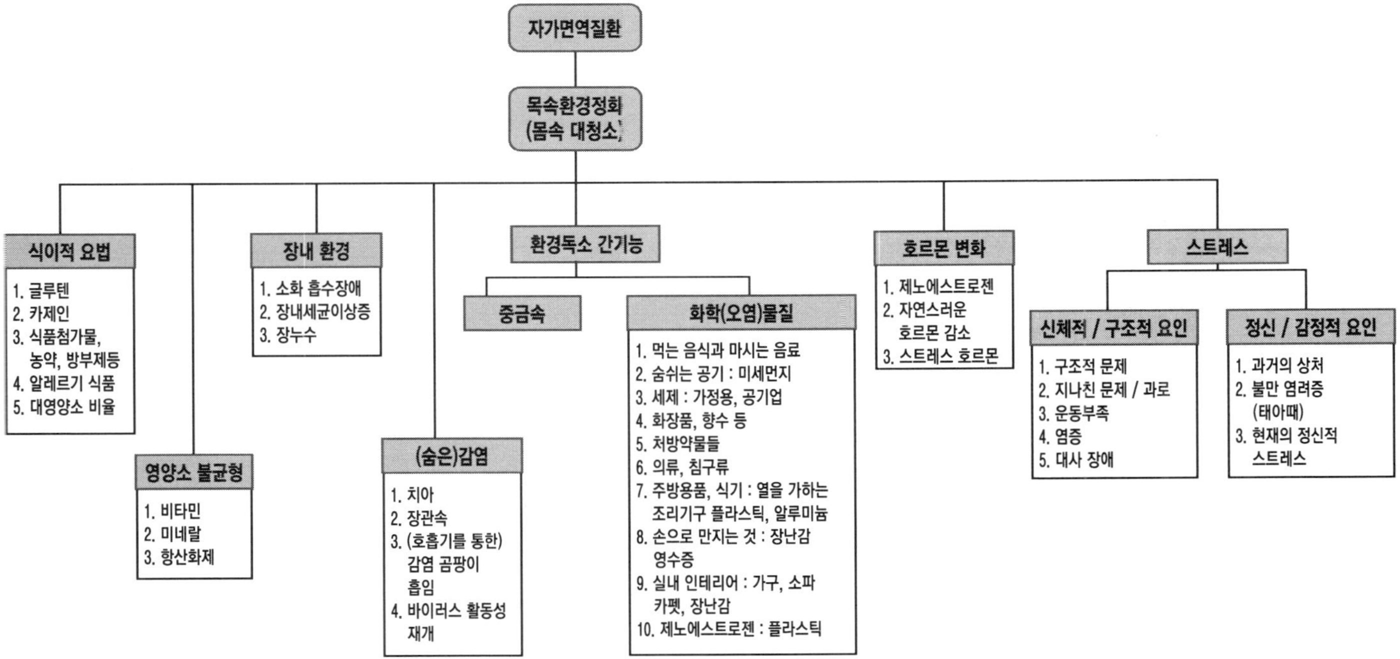


그림. 몸 속 환경 개선을 위한 치유 전략 상황판(자가면역질환자용)

(참고 : 이 상황판에는 유전적 소양은 제외되어 있음을 알아야 한다.)